国家重点研发计划项目——恶性肿瘤姑息治疗和护理关键技术研究
（2017YFC1309200）资助项目

营养筛查与评估

Nutrition Screening and Assessment

第 2 版

主　编　石汉平　李　薇　齐玉梅　曹伟新

副主编　王昆华　丛明华　李增宁　李素云

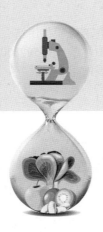

人民卫生出版社

·北 京·

图书在版编目（CIP）数据

营养筛查与评估 / 石汉平等主编 . —2 版 . —北京：
人民卫生出版社，2021.6

ISBN 978-7-117-31755-9

Ⅰ.①营… Ⅱ.①石… Ⅲ.①临床营养 —评估 Ⅳ.
①R459.3

中国版本图书馆 CIP 数据核字（2021）第 111144 号

人卫智网	www.ipmph.com	医学教育、学术、考试、健康，
		购书智慧智能综合服务平台
人卫官网	www.pmph.com	人卫官方资讯发布平台

营养筛查与评估

Yingyang Shaicha yu Pinggu

第 2 版

主　　编：石汉平　李　薇　齐玉梅　曹伟新

出版发行：人民卫生出版社（中继线 010-59780011）

地　　址：北京市朝阳区潘家园南里 19 号

邮　　编：100021

E - mail：pmph @ pmph.com

购书热线：010-59787592　010-59787584　010-65264830

印　　刷：北京顶佳世纪印刷有限公司

经　　销：新华书店

开　　本：787×1092　1/16　　印张：16

字　　数：389 千字

版　　次：2014 年 4 月第 1 版　　2021 年 6 月第 2 版

印　　次：2021 年 9 月第 1 次印刷

标准书号：ISBN 978-7-117-31755-9

定　　价：138.00 元

打击盗版举报电话：010-59787491　E-mail：WQ @ pmph.com

质量问题联系电话：010-59787234　E-mail：zhiliang @ pmph.com

编 者

（以姓氏汉语拼音为序）

巴 一　　曹伟新　　陈 伟　　陈春霞　　陈公琰　　陈俊强　　陈梅梅　　陈亚军
陈永兵　　陈玉英　　陈志康　　陈子华　　丛明华　　董 明　　方 玉　　冯晓慧
龚昆梅　　郭增清　　贺 源　　胡 雯　　吉琳琳　　贾云鹤　　江 华　　金 迪
李 涛　　李 薇　　李素云　　李增宁　　梁晓坤　　林 宁　　林 源　　刘 明
刘晓倩　　刘英华　　罗 琪　　牛 杨　　潘 勤　　齐玉梅　　饶本强　　施琳琳
石汉平　　石英英　　束永前　　所 剑　　唐 蒙　　陶晔璇　　王 欣　　王 晔
王昆华　　王新颖　　韦军民　　翁 敏　　吴 江　　伍晓汀　　肖慧娟　　徐 玉
徐东平　　徐鹏远　　许红霞　　杨 桦　　姚 颖　　姚庆华　　于吉人　　于恺英
袁凯涛　　张 明　　张 琪　　张 西　　张慧平　　张康平　　张片红　　张骁玮
张晓伟　　张展志　　郑 平　　郑锦峰　　朱翠凤　　朱明炜　　朱乾坤

3

主编简介

石汉平

医学博士,教授,主任医师,博士研究生导师。美国外科学院院士。首都医科大学肿瘤学系主任,首都医科大学附属北京世纪坛医院胃肠外科主任、临床营养科主任,肿瘤代谢与营养北京市国际科技合作基地主任。国家重点研发计划项目首席科学家。发表专业论文420篇,主编专著23部,创作散文215篇,出版散文集5本。获省部级科技进步奖一等奖2项(第一作者)。获"全国优秀科技工作者""科学中国人(2017)年度人物""全国优秀科普工作者""全国首席科学传播专家""健康中国(2019)年度十大人物"荣誉称号。

兼任 *Journal of Nutritional Oncology*、《医学参考报——营养学频道》《肿瘤代谢与营养电子杂志》创刊主编,中华医学会肠外肠内营养学分会及中国抗癌协会肿瘤营养专业委员会主任委员,中国营养保健食品协会副会长。

李　薇

吉林大学二级教授、博士研究生导师、肿瘤学系主任,吉林大学白求恩第一医院肿瘤中心主任。享受国务院政府特殊津贴专家。

作为项目负责人承担国家自然科学基金4项,国家重点研发计划子课题2项,卫生部临床学科重点项目2项,吉林省重大科技攻关项目等省级课题20余项。以第一或通讯作者发表SCI文章75篇,累计影响因子270.4。兼任吉林省医学会血液学分会主任委员、吉林省健康管理学会临床肿瘤学专业委员会主任委员、中国抗癌协会肿瘤营养专业委员会副主任委员、中华医学会血液学分会常委、中国医师协会血液科医师分会常委、中国临床肿瘤学会(CSCO)理事、《肿瘤代谢与营养电子杂志》第二主编、*Journal of Nutritional Oncology* 副主编、卫生部"十二五"规划教材《肿瘤学概论》副主编等。培养博士研究生35人、硕士研究生72人。

齐玉梅

教授,主任医师,天津市第三中心医院营养科主任,天津医科大学硕士研究生导师,国家临床营养专业质控中心主任,中国医师协会营养医师专业委员会主任委员,世界华人医师协会临床营养专委会副主委,国家食品安全标准审评委员会委员,中国营养学会理事,天津市临床营养质控中心主任,天津市营养学会理事长,天津市特殊医学用途配方食品临床应用专家委员会主任。长期从事临床营养专业工作,对常见疾病、危重症、手术后、代谢综合征、老年病等营养不良患者不同时期的代谢调理和代谢支持原则有独到的见解和较深造诣,完成了近万例与营养代谢相关疾病患者的救治。曾多次参加国家应急事件的救治工作。对临床营养学科的发展建设有其独到的见解与建树。发表论文 50 余篇,主编、参编多部专业书籍。承担国家级及天津市重点攻关课题,已培养硕士研究生 20 余名。

曹伟新

教授,主任医师,博士研究生导师。曾任职于上海交通大学医学院附属瑞金医院,从事普外科工作近 20 年;1995 年创建国内首个临床营养科并任科主任 20 余年。曾任上海交通大学医学院营养系副主任。兼任中华医学会肠外肠内营养学分会常委、中华医学会肠外肠内营养学分会老年营养学副组长、上海市医学会肠外肠内营养学专科分会荣誉主任委员、上海市临床营养质控中心顾问。曾担任中华医学会外科学分会营养支持专业学组委员、中国抗癌协会肿瘤营养专业委员会副主任委员和中国中西医结合学会营养学专业委员会副主任委员。

长期从事围手术期、危重症和肿瘤患者的肠外肠内营养应用和研究。承担国家自然科学基金、卫生部基金和上海市科委科研基金等研究项目;发表论文百余篇。获上海市、卫生部和教育部科技进步奖二、三等奖等多个奖项。享受国务院政府特殊津贴,获"上海市三八红旗手"荣誉称号。主编《临床营养新概念和新技术》等多部学术专著。

前　言

没有营养诊断，就没有营养治疗

　　随着科学技术的不断发展以及临床医学的日益进步，医院营养科，一个通常隶属于后勤部门、曾经被认为无足轻重、经常被认为与医院食堂没有区别的单位，已经升级成为独立的临床一线学科，享有与内科、外科、妇产科、儿科等临床骨干科室同等重要的地位。伴之而来的是，传统意义上的辅助治疗手段——营养支持（nutrition support）发展成为一种核心的、基础的临床治疗手段——营养疗法（nutrition therapy）。目前，营养疗法已经成为理论扎实、基础深厚、体系完备、效果显著的专门治疗手段，包括营养筛查、营养评估、综合评价、营养方案制订、营养制剂制备、营养通道建立、营养输注管理、疗效评价、并发症监测及营养护理等一系列内容。就体系完整性来说，与其他治疗方法一样，包括诊断、治疗、疗效评价与监测三个阶段；就临床重要性而言，是疾病的一线治疗，与手术、药物、物理等疗法并驾齐驱、不分伯仲。

　　有的才能放矢，辨症才能施治。疾病治疗，诊断为先。精准的营养治疗始于精准的营养诊断。没有营养诊断就没有营养治疗。营养状况与人类的密切关系不仅是生理的、心理的，而且是社会的、经济的、政治的。临床上，营养状况决定了疾病发生与否、决定了治疗效果好坏、决定了疾病预后喜忧、决定了并发症多少、决定了住院时间长短、决定了医疗费用高低。据此，我们认为营养状况是患者的基本生命体征之一，即便不是更加重要的生命体征，至少也是与体温、脉搏、呼吸、血压同等重要的生命体征，因而，所有患者入院时应该予以常规调查并记录。传统的称重固然经典，但是与体重下降的速度、下降的成分相比，体重下降的绝对值要逊色得多。而且，单纯的体重测定远远不能反映营养不良的病理生理学特征。营养不良需要更好的分类器（classifier），即诊断工具。传统营养不良的诊断为二级诊断，即营养筛查与营养评估。营养不良是一种全身性疾病，几乎涉及所有的器官和系统，甚至心理和社会角色。传统的二级诊断难以发现营养不良的全部严重后果，而且营养不良的部分后果，如生殖系统功能紊乱、心理障碍、神经/精神异常，已经超出了营养评估的定义和范畴，因此需要在营养评估后进一步实施综合评价，即三级诊断。2015年中国抗癌协会肿瘤营养与支持治疗专业委员会提出营养不良的三级诊断，欧洲肠外肠内营养学会、美国肠外肠内营养学会也先后分别提出了类似的三级诊断。我国的营养不良三级诊断为营养筛查—营养评估—综合评价,美国的三级诊断为营养筛查—营养评估—诊断,欧洲的三级诊断为营养筛查—营养评估—延续评估。通过比较不难发现,我国的营养不良三级诊断更加合理、更加明确。我们不必妄自菲薄、照搬他人,更不要崇洋媚外,而是应该相信我们善于学习、勇于创新。

工欲善其事,必先利其器。营养诊断的重要性已经为绝大多数临床医护人员所认识、所认同。然而,由于营养诊断的方法较多,不同方法的适用人群及临床背景各不相同,临床医护人员在具体实施过程中常常感到力不从心,究其原因与缺乏系统性、专业性的参考书籍有关。有鉴于此,编写一本专门介绍各种营养诊断方法的专著的想法油然而生。2013年7月29日《营养筛查与评估》第1版编写工作正式启动,从近百种营养筛查与评估的方法中挑选出临床上应用较多的17种进行介绍,2014年4月正式出版。本书出版后,受到广大读者的高度评价,四川省人民医院江华教授说"一经开卷,即不能释卷,一再阅读、受益匪浅"。《营养筛查与评估》第1版出版至今,虽然只有短短的6年,但是这期间,临床营养学的发展几乎超越了过去的60年。突出表现在营养基础研究的进步、临床营养意识的提高、营养学术交流的活跃、营养名词定义的规范。我国临床营养事业的进步更加显著,营养与健康提升为国家战略,《"健康中国2030"规划纲要》和《国民营养计划(2017—2030年)》的制定、颁布及实施就是最好的证明。为了及时宣传临床营养诊断上的发展,2019年10月3日我们正式启动《营养筛查与评估》的再版工作。尽管营养筛查与评估已经不足以反映营养诊断的内涵,但是本书没有更名为《营养诊断》,而是仍然采用了《营养筛查与评估》,目的是为了更好地传承,避免频繁更名导致类似学生毕业后找不到母校的尴尬。如果将来本书继续更新,我们希望仍然采用此书名。老瓶新酒,旧屋新人,书名虽旧,内容新颖。与第1版的18章相比,此次修订分为26章,不仅仅是章节的增加、字数的增多,更是内容的更新、体系的完善,如营养不良三级诊断、全球领导人发起的营养不良(global leadership initiative on malnutrition,GLIM)、最新营养学名词与定义、常见肿瘤营养相关状况诊断标准等。尽管内容全面更新,但是本书仍然保留了第1版的写作风格,传承了第1版的实用秉性。在系统梳理历史起源、演变过程及方法评价的同时,更加强调实际应用、操作方法及注意事项。不再是框架性文件,避免了读后仍然不知所云的诟病,具有很高的学术水平及实用价值。本书以临床医师、营养师、研究人员、护士、学生为读者对象,广泛适用于不同等级医院及相关机构,是一本难得的实用型参考书。

本书是国家重点研发计划项目"恶性肿瘤姑息治疗和护理关键技术研究(2017YFC1309200)"的重要组成部分,是中国抗癌协会肿瘤营养专业委员会集体智慧的结晶。主编单位为首都医科大学附属北京世纪坛医院、吉林大学第一医院、天津市第三中心医院、同济大学附属第十人民医院。由于水平所限、个人倾向,本书一定存在许多不足、遗漏乃至错误,恳请广大读者批评指正,以利下一版更新和完善。

2021年4月16日

目　录

第一章 | 名词与定义

随着营养的研究和应用空前地深入而广泛,新的名词术语不断涌现,旧的观念不断被更新,由此带来了很多名词的诞生、更新,也带来了很多名词的混乱、冲突和矛盾。为了更加方便交流、研究和应用,避免歧义,有必要使用统一的、规范的、更新的专业术语。本章从营养科学、营养诊断、营养相关状况与营养治疗四个方面,介绍了若干新名词和部分老名词的定义和更新,并对部分名词提出新的见解。

第一节　营养科学

营养科学(nutrition science)是关于食物与营养素、生命、健康、疾病相互作用,以及机体消化、吸收、运输、利用、排出食物物质(food substances)过程的科学。

人类营养学(human nutrition)是研究人体内营养相互作用的科学,包括预防营养学(preventive nutrition)及临床营养学(clinical nutrition)(图 1-1-1)。

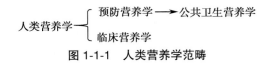

图 1-1-1　人类营养学范畴

预防营养学是研究人群或个体食物输入和营养素如何影响疾病(如心血管疾病、肥胖、2 型糖尿病、老年痴呆症、肿瘤)发生风险的科学。公共卫生营养学(public health nutrition)是在人群层面上采取行动,以减少营养相关性重要非传染性疾病的科学。

临床营养学是研究能量和营养素不足或过多导致的与急性、慢性疾病和状况相关的营养和代谢改变的预防、诊断和治疗的学科。包括患者的营养治疗、食物过敏、不耐受和先天性代谢障碍。与公共卫生营养学不同,临床营养学的关注对象是个体。

病死率与死亡率:病死率是表示一定时期内,患某病的全部患者中因该病死亡者所占的比例。死亡率是指在一定时期内,在一定人群中,死于某病的频率。他们的主要区别在于,

病死率用于描述某种特定疾病的严重程度,而死亡率则指某时间死于某病的频率。计算公式如下:

$$病死率 = \frac{某时期内因某病死亡人数}{同期患某病人数} \times 100\%$$

$$死亡率 = \frac{某时期内因某病死亡人数}{同期平均人数} \times 100\%$$

从以上公式中可看出,病死率与死亡率的分母不同。病死率的分母是同期患某病的人数;死亡率的分母则是可能发生死亡事件的总人口(往往使用年平均人口)。前者仅为患某病者,而后者包括正常人。当某病的发病和病程处于稳定状态时,病死率与死亡率有以下关系:

$$病死率 = \frac{某病死亡率}{某病患病率} \times 100\%$$

第二节 营养诊断

三级诊断(three-level diagnosis)是 2015 年中国抗癌协会肿瘤营养与支持治疗专业委员会提出的一种营养状况分级诊断方法:一级诊断,营养筛查;二级诊断,营养评估;三级诊断,综合评价。三级诊断的目的、对象、时间、方法、实施人员及后续处理各不相同。三级诊断法提高了营养诊断效率,规范了营养诊断流程。

营养筛查(nutritional screening)是采用合适工具、快速识别受试者是否存在营养不良风险的过程,对象为所有患者,尤其是住院患者。欧洲肠外肠内营养学会(European Society of Parenteral and Enteral Nutrition,ESPEN)建议使用营养风险筛查 2002(nutritional risk screening 2002,NRS 2002)和营养不良通用筛查工具(malnutrition universal screening tool,MUST),老年患者推荐使用微型营养评定(mini-nutritional assessment,MNA)或简捷版 MNA(MNA short form,MNA-SF,简称简版 MNA)。其他如营养不良筛查工具((malnutrition screening tool,MST)和简短营养评估问卷(short nutritional assessment questionnaire,SNAQ)也是合适的工具。营养筛查与营养不良风险筛查、营养风险筛查同义。营养筛查目的是发现营养不良风险(risk of malnutrition)。

营养评估(nutritional assessment)是为确立营养诊断以及进一步行动包括营养治疗提供依据的过程,对象为所有营养风险筛查阳性患者,工具为主观全面评定(subjective global assessment,SGA)、患者参与的主观全面评定(patient-generated subjective global assessment,PG-SGA)及 MNA。营养评估的目的是发现(诊断)营养不良及其严重程度。

综合评价(comprehensive investigation)通过营养评估,患者的营养不良及其严重程度已经明确,临床上为了进一步了解营养不良的原因、类型以及后果,需要对患者实施进一步调查。通过病史采集、膳食调查对营养不良的原因进行分析;通过能耗水平、应激程度、炎症反应、代谢状况对营养不良进行四维度分析;通过人体组成、体力活动能力、器官功能、心理状况、生活质量对营养不良的后果进行五层次分析；这些措施统称为综合测定。综合评价的目的是了解营养不良的原因、类型及后果。

体重指数（体质指数，body mass index，BMI），是一个以体重为主的营养状况判断指标，

$$体重指数（kg/m^2）= \frac{体重（kg）}{身高（m）\times 身高（m）}$$。1835 年比利时数学家 Lambert Adolphe Jacques Quetelet（奎特雷）在其著作 *A Treatise on Man and the Development of His Faculties*（ISBN 0820110612）中首次描述 BMI 的计算方法，所以 BMI 有时又称 Quetelet 指数。20 世纪 80 年代 BMI 逐渐引起公共卫生机构的关注，1995 年 WHO 正式提出并推荐 BMI 的体态分级标准。目前中国人的正常范围为 18.5~23.9kg/m²，24~27.9kg/m² 为超重，≥28kg/m² 为肥胖，<18.5kg/m² 为低体重。

NRS 2002 是 2003 年 ESPEN 特别工作组提出的一种营养筛查方法，NRS 2002 总分值≥3 分提示患者存在营养不良风险。2013 年 4 月 18 日发布的中华人民共和国卫生行业标准《临床营养风险筛查》（WS/T 427—2013）规定：NRS 2002 的适用对象为年龄 18~90 岁、住院过夜、入院次日 8 时前未进行急诊手术、神志清楚、愿意接受筛查的成年住院患者。中华医学会肠外肠内营养学分会推荐在住院患者中使用 NRS 2002 作为营养筛查的首选工具。

MUST 由英国肠外肠内营养协会（British Association for Parenteral and Enteral Nutrition，BAPEN）多学科营养不良咨询组（malnutrition advisory group，MAG）开发，于 2004 年正式发表。最初是为社区应用设计的，但是 MUST 适用于不同医疗机构的营养风险筛查工具，适合不同专业人员使用，如护士、医师、营养师、社会工作者和学生等，适合不同年龄诊断营养不良及其发生风险的筛查。该工具得到英国营养师协会、英国皇家护理学院、注册护士协会、肠外肠内营养协会的支持，主要用于蛋白质热量营养不良及其发生风险的筛查。

MNA 是专门为老年人开发的特异性营养筛查与评估工具，目前临床上使用的 MNA 有全面版 MNA（full MNA，简称全版 MNA）及 MNA-SF。前者又分为传统版 MNA 及新版 MNAᴿ，后者也分为新旧两个版本。传统版 MNA 是瑞士 Guigoz Y 等于 1994 年创建的，并于 1996 年进行完善，从而形成了现在的传统版 MNA。传统版 MNA 由人体测量、整体评估、饮食评估及主观评估 4 个方面，共 18 个问题（参数）组成，内容较多，实际操作比较费时。为了节省时间，也为了使 MNA 更加简洁、方便，美国 Rubenstein LZ 等人对传统 MNA 进行了改造，在传统 MNA 基础上筛选出最为重要的 6 个条目：① BMI；②最近体重下降；③急性疾病或应激；④卧床与否；⑤痴呆或抑郁；⑥食欲下降或进食困难。由此组成了 MNA-SF。

SGA 是通过询问病史与非常简单的临床检查来进行营养状况评估的一种方法。它是加拿大多伦多大学 Baker JP 及 Detsky AS 等于 20 世纪 80 年代初期建立的一种简单而有效的临床营养评估工具，文献报告最早可以追溯到 1982 年，而不是 1987 年。通过提问来了解体重与进食、消化功能的改变，通过主观评判来了解疾病应激、肌肉消耗、脂肪消耗及活动能力等情况。不用生化检查，也不做身高测量和体重测量。SGA 出现后迅速得到了美国、加拿大及其他国家与地区的广泛应用，得到美国肠外肠内营养学会（American Society for Parenteral and Enteral Nutrition，ASPEN）专家的高度认可与专门推荐，是目前临床上使用最

为广泛的一种通用临床营养状况评价工具，是目前临床营养评估的金标准，广泛适用于门诊及住院、不同疾病及不同年龄患者的营养状况评估。

PG-SGA 是在 SGA 的基础上发展起来的。最先由美国 Ottery FD 于 1994 年提出，是专门为肿瘤患者设计的营养状况评估方法。临床研究提示，PG-SGA 是一种有效的肿瘤患者特异性营养状况评估工具，因而得到美国营养师协会（American Dietitian Association，ADA）等单位的广泛推广与应用，是 ADA、中国抗癌协会肿瘤营养专业委员会推荐的肿瘤患者营养评估首选工具。PG-SGA 具体内容包括体重、进食情况、症状、活动和身体功能、疾病与营养需求的关系、代谢需求、体格检查等 7 个方面，前 4 个方面由患者自己评估，后 3 个方面由医护人员评估，评估结果包括定性评估及定量评估两种。定性评估将患者分为营养良好、可疑或中度营养不良、重度营养不良 3 类；定量评估将患者分为 0~1 分（无营养不良），2~3 分（可疑或轻度营养不良）、4~8 分（中度营养不良）、≥9 分（重度营养不良）4 类。定量评估更加方便，已经成为国家卫生行业标准。

第三节　营养相关状况

营养相关状况（nutrition-related conditions，NRC）是指与营养或营养治疗密切相关的疾病的总称，主要包括营养不良（营养不足）、肌肉减少症、衰弱、超重和肥胖、微量营养素异常和再喂养综合征（图 1-3-1）。

营养紊乱（nutrition disorder）：2015 年 ESPEN 专家共识提出了全新的营养紊乱概念，并将营养紊乱分为营养不良（malnutrition）、微量营养素异常（micronutrients abnormalities）及营养过剩（overnutrition）3 类（图 1-3-2），把微量营养素异常（不足及过多）、营养过剩从以前的营养不良定义中剥离开来。营养紊乱是指营养物质摄入不足、过量或比例异常，与机体的营养需求不协调，从而对细胞、组织、器官的形态、组成、功能及临床结局造成不良影响的综合征，涉及摄入失衡、利用障碍、消耗增加三个环节。这个营养紊乱的概念是以前的营养不良概念，传统的营养不良定义包括营养不足和营养过剩（图 1-3-3）。

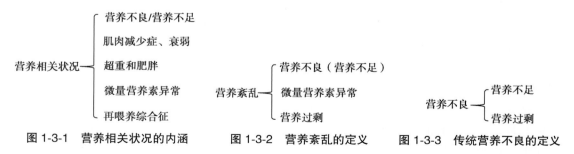

图 1-3-1　营养相关状况的内涵　　　图 1-3-2　营养紊乱的定义　　　图 1-3-3　传统营养不良的定义

营养不良：与营养不足（undernutrition）同义，是营养摄入（intake）或摄取（uptake，吸收）不足导致的人体成分（无脂肪块减少，decreased fat free mass）和体细胞块（body cell mass）改变，进而引起体力和智力下降，疾病临床结局受损的状态。特指三大宏量营养素（糖类、脂肪及蛋白质），即能量或蛋白质摄入不足或吸收障碍造成的营养不足，也就是通常所称的

蛋白质 - 能量营养不良（protein-energy malnutrition，PEM）。可由饥饿、疾病或衰老单独或联合引起。最新营养不良定义不再包括原来的微量营养素异常（不足或过剩）及营养过剩。GLIM 提出了一个非常简便的营养不良诊断方法，即体重丢失 + 肌肉减少 + 病因（饥饿或疾病）。

疾病相关营养不良（disease-related malnutrition，DRM）是并存病（concomitant disease）引起的特殊类型营养不良，根据有无炎症分为有炎症的 DRM（如肿瘤营养不良）和无炎症的 DRM（如神经性厌食营养不良）（图 1-3-4）。

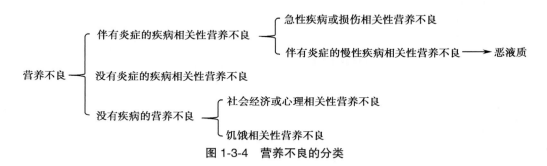

图 1-3-4　营养不良的分类

肿瘤相关营养不良（cancer-related malnutrition）简称肿瘤营养不良，特指肿瘤本身或肿瘤各相关原因如抗肿瘤治疗、肿瘤心理应激导致的营养不足，是一种伴有炎症的营养不良。

伴随炎症的慢性疾病相关营养不良（chronic DRM with inflammation）与恶液质（cachexia）同义，二者可以互换。

恶液质是潜在性疾病相关的、以骨骼肌量持续下降为特征的多因素综合征，伴随或不伴随脂肪组织减少，不能被常规的营养治疗逆转，最终导致进行性功能障碍。恶液质与伴随炎症的慢性 DRM 同义，二者可以互换。

急性疾病或创伤相关性营养不良（acute disease or injury-related malnutrition）指 ICU 急性病或创伤如严重感染、烧伤、闭合性脑损伤患者或大手术患者，由于严重应激代谢导致的营养不良。

营养过剩包括超重（overnutrition）和肥胖（obesity），指脂肪异常或过多沉积，可能导致健康受损。根据 BMI 可以将超重和肥胖分为肥胖 Ⅰ 级、肥胖 Ⅱ 级和肥胖 Ⅲ 级，不同国家和地区的切点值不同。肌肉减少性肥胖和中心性肥胖是肥胖的两个特殊类型，具有重要的临床意义，需要特别关注。

微量营养素异常指一种或多种维生素、微量元素或矿物质缺乏或过多。其原因包括食物摄入、吸收、丢失、需求的变化和药物的影响。微量营养素缺乏常常伴随营养不良，所以对微量营养素异常患者也应该常规实施营养诊断。

衰弱（frailty），尽管目前没有一致性定义，但一般认为主要器官系统的脆弱和有限储备能力的非回弹性（恢复）状态。衰弱主要是高龄的后果，但是包括营养因素，与肌肉减少有关，生活方式干预可以改善衰弱。

再喂养综合征（refeeding syndrome，RS）是一段时间摄入不足的营养不良患者激进性喂养（口服、肠内或肠外营养）后发生的严重电解质或液体平衡紊乱，表现为四低一高：低钾血症、低磷血症、低镁血症、低维生素及高血糖症。常见于开始喂养后第4天,特征性表现是低磷血症,主要死亡原因是低钾血症。

肌肉减少症(sarcopenia),2010年欧洲老年人肌肉减少症工作组(European working group on sarcopenia in older people,EWGSOP)提出了一个肌肉减少症的定义和诊断标准,2018年该工作组更新了肌肉减少症的定义和标准。新的专家共识将肌肉减少症定义为一种急性或慢性肌肉疾病(肌肉衰竭),常见于老年人,也可见于生命早期。以肌肉力量下降为关键特征,检测肌肉数量和质量下降可以确立肌肉减少症的诊断,体力活动能力下降为严重肌肉减少症表现。

第四节 营 养 治 疗

一、营养团队

营养指导委员会(nutrition steering committee,NSC)是医院或医疗机构内,由院长、职业经理、医疗专业人员及餐饮工作人员组成的跨学科团队。主要职责是为临床营养学的架构、流程及管理制定标准,同时监督营养管理、应对营养事故(nutritional incidents)。

营养支持小组(nutrition support team,NST)是一个由医师、营养师、护士和药师组成的多科性团队,其他专业人士如物理治疗师、语言治疗师等也可能是NST的成员。NST的主要职责是帮助临床医师实施营养治疗,满足患者的营养需求,使用最新营养治疗知识和技术预防和治疗营养不良。

营养治疗室(nutrition care unit,NCU)也称营养支持单元(nutrition support unit,NSU)或营养支持病房(nutrition support wards,NSW),是医院或医疗机构内专门负责指导、实施营养治疗、处理营养治疗并发症(如导管感染)的独立行政管理单元,由医师、护士、营养师和药师组成的多学科团队管理。

二、营养管理与治疗类型

营养管理(nutritional care)是适用于预防营养学和临床营养学的总体术语,包括确立营养类型、营养输注通路和膳食营养教育,治疗营养相关性状况(nutrition-related conditions)。

营养管理计划(nutritional care plan)是一个基于营养评估结果的营养治疗规划或方案,包括说明理由、解释营养治疗、提供疗效检测建议和再评估四个方面的内容。具体包含①能量、营养素及液体需要量;②可衡量的营养目标;③营养治疗类型或形式;④合适的营养治疗通路和方法;⑤营养治疗疗程;⑥检测及评估参数;⑦出院计划和家庭培训。

营养治疗(nutrition therapy)是指通过营养诊断,对患者进行针对性营养教育/咨询,和/或以口服(普通膳食、治疗膳食如强化食品、特殊医学用途配方食品)、管饲(tube feeding)或静脉给予营养素以预防和治疗营养不良和某些疾病的个体化医疗过程,包括改善患者营养状况和改善临床结局。

肿瘤营养疗法(cancer nutrition therapy,CNT)是计划、实施、评价营养干预,以治疗肿瘤及其并发症,从而改善肿瘤患者预后的过程,包括营养诊断、营养治疗、疗效评价 3 个阶段。肿瘤营养疗法是肿瘤的基础治疗或一线疗法,它贯穿于肿瘤治疗的全过程,融会于其他治疗方法之中。营养疗法是在营养支持(nutrition support)的基础上发展起来的,当营养支持不仅是补充营养素不足,而是被赋予治疗营养不良、调节代谢、调理免疫等使命时,营养支持则升华为营养治疗。

安宁营养(palliative nutrition)是为疾病晚期患者提供的营养管理和治疗,主要目标是改善生活质量。为了防止应激,不限制食物或营养素,不进行营养监测类操作,不限制营养治疗途径。此时,营养的目标不是提供能量和营养素,而是减轻患者和亲属的应激,提供社会及心理支持。

五阶梯治疗(five-ladder approach),中国抗癌协会肿瘤营养与支持治疗专业委员会提出营养不良的规范治疗应该遵循五阶梯治疗原则:首先选择饮食 + 营养教育,然后依次向上晋级选择饮食 + 口服营养补充(oral nutritional supplement,ONS)、全肠内营养(total enteral nutrition,TEN)、部分肠内营养 + 部分肠外营养(partial parenteral nutrition,PPN),最后选择全肠外营养(total parenteral nutrition,TPN)(图 1-4-1)。参照 ESPEN 指南建议,当下一阶梯不能满足 60% 目标能量需求 3~5 天时,应该选择上一阶梯。

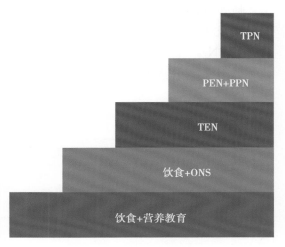

图 1-4-1　五阶梯营养治疗

TPN. total parenteral nutrition,全肠外营养;PEN. partial enteral nutrition,部分肠内营养;PPN. partial parenteral nutrition,部分肠外营养;TEN. totalenteral nutrition,全肠内营养;ONS. oral nutritional supplements,口服营养补充;营养教育包括营养咨询、饮食指导与饮食调整。

三、营养治疗手段与方法

医学营养治疗(medical nutrition therapy,MNT)是包括口服营养补充、肠内管饲营养及肠外营养的专有名词,管饲和肠外营养以前称人工营养(artificial nutrition),现在建议以医学营养取代原来的人工营养。经胃肠道途径(口服及管饲)给予的营养产品在欧盟被称为FSMP。

肠内营养(enteral nutrition,EN):特指经消化道途径(口服及管饲)给予 FSMP(肠内营养剂)。ESPEN 现在将肠内营养的定义特别局限于特殊医学用途配方食品(foods for special medical purposes,FSMP)管饲,食物匀浆膳管饲则不属于肠内营养。本文建议以营养产品作为区别肠内营养与日常膳食的界限,凡以 FSMP 实施的经消化道(口服及管饲)营养定义为肠内营养;以任何形式的食物实施的经消化道(口服及管饲)营养仍然为膳食营养。

全肠内营养(total enteral nutrition,TEN):以 FSMP 取代食物提供全部所需能量及营养素,途径包括口服和管饲。

管饲:经过任何消化道插管和造口提供能量及营养素,能量及营养素来源可以是食物,也可以是 FSMP。

人工营养（artificial nutrition，AN）：指营养来源和营养途径均为非日常膳食的营养方式，临床上特指肠内营养（包括 ONS 及管饲）及肠外营养。

ONS：2006 年 ESPEN 指南将 ONS 的英文全称统一为"oral nutritional supplements"，并定义为"除了正常食物以外，补充性经口摄入特殊医学用途（配方）食品"。顾名思义，ONS是以 FSMP 经口服途径摄入，补充日常饮食的不足。ONS 产品形式包括口服液体、乳冻剂、固体和粉剂，产品类型可以是全营养配方，也可以是非全营养配方。

肠外营养（parenteral nutrition，PN）：是经静脉为患者提供包括氨基酸、脂肪、糖类、维生素及矿物质在内的营养素。所有营养素完全经肠外获得的营养支持方式称全肠外营养（TPN）。经肠外途径提供部分营养素的营养支持方式称部分肠外营养（PPN），也称补充性肠外营养（supplemental parenteral nutrition，SPN））。表 1-4-1 比较了不同营养治疗方法。

表 1-4-1　不同营养治疗方法

营养治疗方法	经口		经管道		经静脉
	食物	FSMP	食物	FSMP	
肠内营养	√			√	
EEN	√			√	
ONS		√			
管饲			√	√	
人工营养		√	√	√	√
医学营养治疗	√	√	√	√	√
肠外营养					√

注：EEN. early enteral nutrition，早期肠内营养；ONS. oral nutritional supplements，口服营养补充；FSMP. foods for special medical purposes，特殊医学用途配方食品。

ω-3 或 ω-6 多不饱和脂肪酸（ω-3 polyunsaturated fatty acids，ω-3 PUFA；ω-6 polyunsaturated fatty acids，ω-6 PUFA）：从甲基端的碳原子算起，第一个碳碳双键位于第 3 碳位或第 6 碳位的长链多不饱和脂肪酸。

治疗膳食（care catering）/ 医院膳食（hospital catering）指为医疗机构内患者提供的餐饮服务，这种餐饮服务可以是医疗机构内部自身提供的，也可以是外来服务。基本要求是提供适合于所有不同患者的不同能量 / 营养素密度的不同膳食。任何时候，还要充分考虑特殊膳食、食物质构（food texture）、过敏和患者文化背景。要求 24 小时服务，随时提供制作精良、色香味俱全、卫生、经济、营养丰富的食物。对营养风险和营养不良患者，要提供小包装、高能量密度的食物。

FSMP 即肠内营养剂，是为了满足进食受限、消化吸收障碍、代谢紊乱或特定疾病状态人群对营养素或膳食的特殊需要，专门加工配制而成的配方食品。

参 考 文 献

［1］ CEDERHOLM T, BARAZZONI R, AUSTIN P, et al. ESPEN guidelines on definitions and terminology of clinical nutrition [J]. Clin Nutr, 2017, 36 (1): 49-64.

［2］ 李立明．流行病学 [M]．北京：人民卫生出版社，2008: 2.

［3］ 石汉平，赵青川，王昆华，等．营养不良的三级诊断 [J]．肿瘤代谢与营养电子杂志，2015, 2 (2): 31-36.

［4］ KONDRUP J, RASMUSSEN H H, HAMBERG O, et al. Nutritional risk screening (NRS 2002): a new method based on an analysis of controlled clinical trials [J]. Clin Nutr, 2003, 22 (3): 321-336.

［5］ 中华人民共和国卫生行业标准：临床营养风险筛查 (WS/T427—2013).

［6］ 中华医学会．临床诊疗指南：肠外肠内营养学分册 (2008 版)[M]．北京：人民卫生出版社，2009.

［7］ STRATTON R J, HACKSTON A, LONGMORE D, et al. Malnutrition in hospital outpatients and inpatients: prevalence, concurrent validity and ease of use of the 'malnutrition universal screening tool'('MUST') for adults [J]. Br J Nutr, 2004, 92 (5): 799-808.

［8］ GUIGOZ Y, VELLAS B J, GARRY P J. Mini-nutritional assessment: a practical assessment tool for grading the nutritional state of elderly patients [J]. Facts Res Gerontol, 1994, 4 (suppl 2): 15-59.

［9］ RUBENSTEIN L Z, HARKER J O, SALVÀ A, et al. Screening for undernutrition in geriatric practice: developing the short-form mini-nutritional assessment (MNA-SF)[J]. J Gerontol A Biol Sci Med Sci, 2001, 56 (6): M366-M372.

［10］ BAKER J P, DETSKY A S, WESSON D E, et al. Nutritional assessment: a comparison of clinical judgement and objective measurements [J]. N Engl J Med, 1982, 306 (16): 969-972.

［11］ DETSKY A S, MCLAUGHLIN J R, BAKER J P, et al. What is subjective global assessment of nutritional status？ [J]. JPEN J Parenter Enteral Nutr, 1987, 11 (1): 8-13.

［12］ 石汉平，李薇，齐玉梅，等．营养筛查与评估 [M]．北京：人民卫生出版社，2014: 1-5.

［13］ OTTERY F D. Rethinking nutritional support of the cancer patient: the new field of nutritional oncology [J]. Semin Oncol, 1994, 21 (6): 770-778.

［14］ 石汉平，李薇，王昆华，等．PG-SGA——肿瘤患者营养状况评估操作手册 (第 2 版)[M]．北京：人民卫生出版社，2015: 1-3.

［15］ 中华人民共和国卫生行业标准：肿瘤患者主观整体营养评估 (WS/T 555—2017)

［16］ CEDERHOLM T, BOSAEUS I, BARAZZONI R, et al. Diagnostic criteria for malnutrition-An ESPEN Consensus Statement [J]. Clin Nutr, 2015, 34 (3): 335-340.

［17］ SOBOTKA L, EDITOR. Basics in clinical nutrition. 4th ed. Galen; 2012.

［18］ PIRLICH M, SCHÜTZ T, KEMPS M, et al. Social risk factors for hospital malnutrition [J]. Nutrition, 2005, 21 (3): 295-300.

［19］ CEDERHOLM T, JENSEN G L, CORREIA MITD, et al. GLIM criteria for the diagnosis of malnutrition-A consensus report from the global clinical nutrition community [J]. Clin Nutr, 2019, 38 (1): 1-9.

［20］ JENSEN G L, CEDERHOLM T, CORREIA MITD, et al. GLIM Criteria for the Diagnosis of Malnutrition: A Consensus Report From the Global Clinical Nutrition Community [J]. JPEN J Parenter Enteral Nutr, 2019, 43 (1): 32-40.

［21］ MUSCARITOLI M, ANKER S D, ARGILÉS J, et al. Consensus definition of sarcopenia, cachexia and pre-cachexia: joint document elaborated by Special Interest Groups (SIG) "cachexia-anorexia in chronic wasting diseases" and "nutrition in geriatrics" [J]. Clin Nutr, 2010, 29 (2): 154-159.

［22］ JEEJEEBHOY K N. Malnutrition, fatigue, frailty, vulnerability, sarcopenia and cachexia: overlap of clinical features [J]. Curr Opin Clin Nutr Metab Care, 2012, 15 (3): 213-219.

［23］ Obesity: preventing and managing the global epidemic. Report of a WHO Consultation. 2000. WHO Technical Report Series 894; Geneva, Switzerland.

［24］ KELAIDITI E, CESARI M, CANEVELLI M, et al. Cognitive frailty: rational and definition from an (I. A. N. A./I. A. G. G.) international consensus group [J]. J Nutr Health Aging, 2013, 17 (9): 726-734.

［25］ 孙冠青, 石汉平. 再喂养综合征的病理生理 [J]. 中华普通外科学文献 (电子版), 2008, 2 (1): 8-11.

［26］ 石汉平, 孙冠青. 重视再喂养综合征的诊断与治疗 [J]. 新医学 , 2009, 40 (10): 631-633.

［27］ CRUZ-JENTOFT A J, BAEYENS J P, BAUER J M, et al. Sarcopenia: European consensus on definition and diagnosis: Report of the European Working Group on Sarcopenia in Older People [J]. Age Ageing, 2010, 39 (4): 412-423.

［28］ CRUZ-JENTOFT A J, BAHAT G, BAUER J, et al. Sarcopenia: revised European consensus on definition and diagnosis [J]. Age Ageing, 2019, 48 (1): 16-31.

［29］ HOWARD P, JONKERS-SCHUITEMA C, FURNISS L, et al. Managing the patient journey through enteral nutritional care [J]. Clin Nutr, 2006, 25 (2): 187-195.

［30］ 石汉平. 肿瘤营养疗法 [J]. 中国肿瘤临床 , 2014, 41 (18): 1141-1145.

［31］ 石汉平, 许红霞, 李苏宜, 等. 中国抗癌协会肿瘤营养与支持治疗专业委员会. 营养不良的五阶梯治疗 [J]. 肿瘤代谢与营养电子杂志 , 2015, 2 (1): 29-33.

［32］ LOCHS H, ALLISON S P, MEIER R, et al. Introductory to the ESPEN Guidelines on Enteral Nutrition: Terminology, definitions and general topics [J]. Clin Nutr, 2006, 25 (2): 180-186.

［33］ 中华人民共和国卫生部. GB 29922—2013 食品安全国家标准特殊医学用途配方食品通则 , 2013.

第二章 | 营养状况是基本生命体征

传统的基本生命体征是体温、脉搏、呼吸和血压，是所有患者入院时常规检查。虽然不知道这一传统始于何时，但是，我们认为现在是再次讨论基本生命体征内涵的时候了。相对于上述四大基本生命体征，营养状况对患者而言也是一个重要的生命体征。营养状况与疾病发生、发展、转归及治疗效果密切相关，决定了疾病发生与否；决定了治疗效果好坏；决定了临床结局喜忧；决定了并发症多少；决定了住院时间长短；决定了医疗费用高低。所以，患者入院时应该常规评价并记录营养状况，把营养状况看成与体温、脉搏、呼吸和血压同样重要的基本生命体征。

第一节 营养状况决定机体免疫功能

营养状况不仅仅影响身体组成与体型，还影响生理结构与功能。营养不良不仅仅表现为体重的变化，更表现为功能的障碍。免疫系统是人体健康的卫士。大量研究证明，营养状况与免疫功能密切相关，细胞代谢变化影响免疫细胞功能。营养不足与免疫功能抑制有关，后者增加了感染的易感性、同时提升了对一些自身免疫性疾病的保护（protection against several types of autoimmune disease）。营养过剩与慢性低度炎症有关，后者增加了代谢性疾病、心血管疾病的患病风险，促进了自身反应（auto reactivity），破坏了保护性免疫。

营养失衡（nutritional imbalance）对所有生物的内环境稳定、生理功能维持均是一个严重挑战，哺乳类动物在进化过程中获得了自动调节营养素利用和储存的能力。营养素过剩时，机体将他们以能量储存于脂肪组织、肝脏及肌肉里面；营养素不足时，储存的能量被动员，以供机体生理功能维持之需。在这个过程中，脂肪组织体积随营养素过量或不足而变化（增大或缩小），进而影响脂肪组织激素、脂肪细胞因子如瘦素、肿瘤坏死因子（tumor necrosis factor, TNF）、白介素-6（interleukin-6, IL-6）及脂联素等的分泌。很多脂肪细胞因子具有免疫信号功能，可以影响免疫细胞生物学特性、改变免疫反应。研究发现，瘦素是链接营养与免疫的关键分子，它随脂肪细胞体积增大、缩小而分泌增加或减少。一方面，通过下丘脑抑制食欲、增加能量消耗，发挥代谢调节作用；另一方面，瘦素还可以调节巨噬细胞吞噬作用及致炎细胞因子的产生,上调 T 细胞葡萄糖摄取与代谢,是营养不足条件下免疫抑制的重要调节因素。营养不足时,瘦素分泌减少,T 细胞葡萄糖摄取不足,致使 T 细胞功能障碍。TNF 是最重要的致炎细胞因子,与急性期反应、胰岛素抵抗密切相关。肥胖时 TNF 表达增加,体重丢失时 TNF 表达减少。IL-6 具有广泛的作用,包括调节多种免疫细胞如 B 细胞、T 细胞增殖,促进 T 细胞生存,抑制其凋亡。阻断 IL-6,可以改善胰岛素抵抗,减轻脂肪肝。营养良好者,免疫功能强,患病概率低(图 2-1-1)。

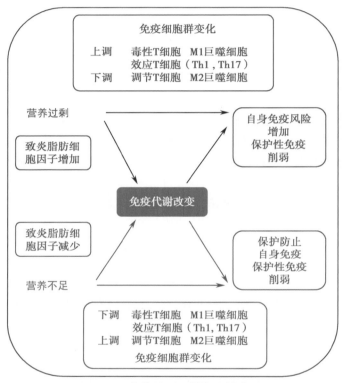

图 2-1-1 营养状况对免疫功能的影响

第二节 营养状况决定疾病治疗效果和临床结局

疾病相关营养不良特别是肿瘤相关营养不良是原发疾病之外最常见的第二诊断,消化系统尤其是上消化道疾病营养不良发生率更高。研究发现,患者营养状况与临床结局密切相关。Shpata V 等报告 694 例胃肠手术患者,全部患者术前营养不良发生率为 65.3%,胃肠肿瘤患者营养不良发生率为 84.9%。多变量回归分析发现,营养不良、累积能量负债(cumulated energy deficit)是并发症、院内感染、死亡率升高及 ICU 停留时间和机器通气时间延长的独立危险因素。类似的研究很多,Ho JW 等报告营养不良风险评分是住院时间、30 天及 60 天死亡的独立预测因素,Thomas MN 等报告与没有营养风险的患者相比,有营养不良风险（NRS≥3）的患者住院时间更长（13天比7天），手术后并发症更高（7.23%比6.91%）。

体重是营养状况的反映，营养不良的直接后果是体重丢失。Dewys WD等报告，不同肿瘤患者体重丢失发生率差异较大，约31%~87%，体重丢失发生率及丢失量与肿瘤转移病灶数量呈正相关。与体重稳定者相比，体重丢失者生存时间显著缩短、化疗反应率降低、体力活动能力状态评分减少。Andreyev等报告1 555例连续入院肿瘤患者，男性患者体重丢失率高于女性（51%比44%，$P=0.01$）；体重丢失的肿瘤患者尽管化疗起始剂量更小，但是其剂量相关性不良反应更多、更重，尤其是手足综合征及胃炎；化疗时间平均减少1个月；体重丢失与更短的无失败生存（failure-free survival，FFS）、更短的总生存时间、更差的反应率、更差的生活质量、更差的体力状态密切相关。营养不良（体重丢失）是不良临床结局的独立危险因素，由于化疗时间缩短、不良反应严重，营养不良患者预后更差。

第三节　营养状况决定生活质量

健康相关生活质量（health-related quality of life，HRQL）是一种多维度健康评估，是影响个体是否可以成功衰老（optimal aging）的重要因素。研究发现，HRQL与营养状况密切相关，营养状况决定HRQL。Jiménez-Redondo S等对83例独立生活的80岁及以上老人，分别用欧洲五维生存质量量表Euro QoL-5D（EQ-5D）、MNA评估他们的HRQL及营养状况，并做24小时饮食摄入回顾调查，发现男性、女性的生活质量（0.782±0.235，0.633±0.247，$P=0.02$）及营养状况（26.5±3.2，24.3±3.2，$P=0.03$）存在显著差异，女性体力活动能力更差、疼痛/不适更多，营养不良风险更高。EQ-5D与MNA密切相关（$P<0.001$），EQ-5D指数与能量摄入正相关（$P=0.04$），EQ-5D vas与BMI负相关（$P=0.02$）。EQ-5D的疼痛/不适与能量（$P=0.006$）、蛋白质（$P=0.005$）、脂肪（$P=0.03$）、镁（$P=0.032$）、磷（$P=0.012$）、硒（$P=0.043$）及烟酸（$P=0.004$）摄入密切相关。结论认为，增加能量及营养素摄入可以提高生活质量。Kostka J等在更大样本中观察了营养状况与生活质量的关系，发现无论城市还是农村，肥胖（高BMI）的老年人生活质量更差；营养状况好（MNA高）的老年人，生活质量更好，自我报告的生活质量问题更少。他们认为营养状况是HRQL的独立预测因素。

营养状况不仅仅影响正常人的生活质量，更影响疾病患者的生活质量。Alfonso-Rosa RM等发现，糖尿病患者的营养状况（MNA评分）决定身体功能状况（下肢力量、运动灵活性、心肺耐力），与生活质量（EQ-5D-3L-HRQL）密切相关（EQ-5D-3L Utility，rho=0.553，$P<0.001$；EQ-5D-3Lvas，rho=0.402，$P<0.001$）。肿瘤患者的营养状况与生活质量的关系更加密切。Polański J等调查了180例非小细胞肺癌（non-small cell lung cancer，NSCLC）患者，平均年龄（62.8±9.6）岁，51.1%患者营养不良，23.9%患者有营养不良风险，只有25%患者营养正常。营养正常患者的所有生活质量功能评分最好，营养不良患者最差，营养不良风险患者居中。单变量分析发现营养不良与生活质量下降及症状严重程度密切相关，多变量分析发现营养不良是生活质量下降、身体功能降低的独立决定因素。Gellrich NC等报告1 652例口腔癌患者，35%患者体重丢失，41%患者体重维持不变，24%患者体重增加，体重维持

不变、体重增加患者的生活质量显著高于体重丢失患者。正常饮食对维持体重至关重要,捣碎泥状食品(mashed food,匀浆实物)、流质食物、食欲下降与体重丢失密切相关。

第四节　营养状况决定寿命和生存时间

生命历程观的 T2E2 模型(timeline,timing,equity and environment,时段、时点、公平和环境)认为,营养(微量营养素丰富、能量平衡)是影响个体与人群、当代及后代健康、寿命的第一因素。众所周知,端粒酶是决定人类衰老与寿命的主要因素之一,端粒酶长度与寿命直接正相关。影响端粒酶健康的因素有遗传性、非遗传性两大类,营养与体力活动是维持端粒酶健康的最重要后天因素。端粒酶长度与豆类、坚果、海藻、水果、奶制品、全谷物及咖啡摄入正相关,与酒精、红肉、加工肉及大量单糖摄入负相关。谨慎膳食模式(prudent dietary pattern)可以延长白细胞端粒酶长度,而西方饮食模式(western dietary pattern)则缩短白细胞端粒酶长度。地中海饮食模式(mediterranean dietary pattern)可以预防衰老导致的端粒酶缩短,增加白细胞端粒酶长度。上述研究提示 10 年前,在遥远的过去摄入的食物,影响中年人或成年人的衰老速度与程度。

营养状况不仅仅决定正常人的寿命,还决定患者的生存时间。Yeo HJ 等报告,198 例社区获得性肺炎(community-acquired pneumonia,CAP)患者营养不良发生率为 39.4%,院内、1 年及 2 年死亡率分别为 4.5%、19.2% 及 26.8%,多变量分析发现营养不良与 2 年死亡率密切相关(OR=2.52,95% CI=1.39~4.6,P=0.002)。Sanson G 等报告,患者入院时的 NRS 2002 评分可以预测患者近期及远期死亡,与 NRS 2002<3 分患者相比,NRS 2002≥3 分的患者死亡率更高、死亡时间更早,1 年死亡风险显著升高(HR=1.431,95% CI=1.277~1.603,P<0.001)。Pribnow AK 等报告一组 282 例血液肿瘤儿童,营养不良发生率为 67%,营养不良患儿严重感染率、治疗相关并发症发生率、3 级及以上不良反应更高,治疗完成率及无事件生存率(2.25 年比 5.58 年,P=0.049)更低。Büntzel J 等用生物电阻抗法(bioelectrical impedance analysis,BIA)分析头颈部肿瘤患者营养状况与预后的关系,发现相位角(phase angle,PA)>5(营养良好)的患者预后更好,其中位生存时间为 51.16 个月,显著长于 PA<5(营养不良)患者的 13.84 个月。

第五节　营养状况决定治疗费用

营养不良的经济学后果是资源消耗增加,医疗费用升高。从这个意义上讲,营养状况决定医疗费用。文献报告,美国 2009—2014 年,每年卒中、慢性阻塞性肺疾病(chronic obstructive pulmonary disease,COPD)、冠心病、乳腺癌、痴呆、骨骼肌紊乱、抑郁及结直肠癌 8 种疾病相关营养不良(disease-related malnutrition,DRM)的直接医疗费用为 155 亿美元,人均 48 美元。比 2009—2010 年的直接医疗费用 104 亿美元、人均 32 美元有明显升高。2009

年欧洲 DRM 直接医疗费用为 310 亿欧元,人均约 45 欧元。2015 年文献报告,我国每年 15 种主要疾病 DRM 导致的失能调整生命年(disability-adjusted life year,DALY)年均总损失为 610 万元人民币,而且差异较大,从疟疾的 2 248 万元人民币到 COPD 的 315 276 万元人民币,每年的经济学负担(直接医疗费用)为 660 亿美元(相当于 4 470 亿元人民币)。上述文献报道的只是 DRM 的直接医疗费用,即治疗营养不良的直接医疗花费,没有包括间接医疗费用,如果加上人力成本、工作损失等间接医疗费用,DRM 的总负担将是惊人的数字,2009—2010 年美国上述 8 种疾病 DRM 的年均总负担为 1 567 亿美元,人均 508 美元。

营养过剩性肥胖同样是一个严重的经济学负担。美国肥胖患者的人均肥胖直接医疗费用由 2005 年的 2 741 美元上升到 2011 年 6 899 美元,2014 年美国严重肥胖人群的直接医疗花费是 690 亿美元。研究预测,巴西全国肥胖花费将由 2010 年 58 亿美元上升到 2050 年 101 亿美元。上述研究说明,营养不足或营养过剩显著增加了医疗费用,而营养状况良好有利于节约医疗费用。

第六节　小　　结

人类健康的终极体现是活得更好、活得更久、患病更少、花费更少,这四大健康目标都与营养状况密切相关。营养状况是影响乃至决定上述四大健康目标的独立影响因素。与传统的体温、脉搏、呼吸和血压四个基本生命体征相比,营养状况与人体健康、特别是患者的临床结局的关系或许更加密切,从这个意义上讲,营养状况即使不是更加重要的生命体征,也是与体温、脉搏、呼吸和血压同等重要的基本生命体征,应该在所有的患者入院时常规评估并记录,现行体温单也应该增加营养状况。

―――――――――――― 参 考 文 献 ――――――――――――

[1] COHEN S, DANZAKI K, MACIVER N J. Nutritional effects on T-cell immunometabolism [J]. Eur J Immunol, 2017, 47 (2): 225-235.

[2] ALWARAWRAH Y, KIERNAN K, MACIVER N J. Changes in nutritional status impact immune cell metabolism and function [J]. Front Immunol, 2018, 9: 1055.

[3] PÉREZ-PÉREZ A, VILARIÑO-GARCÍA T, FERNÁNDEZ-RIEJOS P, et al. Role of leptin as a link between metabolism and the immune system [J]. Cytokine Growth Factor Rev, 2017, 35: 71-84.

[4] FRIEDMAN J M. The function of leptin in nutrition, weight, and physiology [J]. Nutr Rev, 2002, 60 (10 Pt 2): S1-S14.

[5] LOFFREDA S, YANG S Q, LIN H Z, et al. Leptin regulates proinflammatory immune responses [J]. FASEB J, 1998, 12 (1): 57-65.

[6] HOTAMISLIGIL G S, SHARGILL N S, SPIEGELMAN B M. Adipose expression of tumor necrosis factor-alpha: direct role in obesity-linked insulin resistance [J]. Science, 1993, 259 (5091): 87-91.

[7] YAMAGUCHI K, NISHIMURA T, ISHIBA H, et al. Blockade of interleukin 6 signalling ameliorates

systemic insulin resistance through upregulation of glucose uptake in skeletal muscle and improves hepatic steatosis in high-fat diet fed mice [J]. Liver Int, 2015, 35 (2): 550-561.

[8] SHPATA V, PRENDUSHI X, KREKA M, et al. Malnutrition at the time of surgery affects negatively the clinical outcome of critically ill patients with gastrointestinal cancer [J]. Med Arch, 2014, 68 (4): 263-267.

[9] HO J W, WU A H, LEE M W, et al. Malnutrition risk predicts surgical outcomes in patients undergoing gastrointestinal operations: Results of a prospective study [J]. Clin Nutr, 2015, 34 (4): 679-684.

[10] THOMAS M N, KUFELDT J, KISSER U, et al. Effects of malnutrition on complication rates, length of hospital stay, and revenue in elective surgical patients in the G-DRG-system [J]. Nutrition, 2016, 32 (2): 249-254.

[11] DEWYS W D, BEGG C, LAVIN P T, et al. Prognostic effect of weight loss prior to chemotherapy in cancer patients. Eastern Cooperative Oncology Group [J]. Am J Med, 1980, 69 (4): 491-497.

[12] ANDREYEV H J, NORMAN A R, OATES J, et al. Why do patients with weight loss have a worse outcome when undergoing chemotherapy for gastrointestinal malignancies?[J] Eur J Cancer, 1998, 34 (4): 503-509.

[13] JIMÉNEZ-REDONDO S, BELTRÁN DE MIGUEL B, GAVIDIA BANEGAS J, et al. Influence of nutritional status on health-related quality of life of non-institutionalized older people [J]. J Nutr Health Aging, 2014, 18 (4): 359-364.

[14] KOSTKA J, BOROWIAK E, KOSTKA T. Nutritional status and quality of life in different populations of older people in Poland [J]. Eur J Clin Nutr, 2014, 68 (11): 1210-1215.

[15] ALFONSO-ROSA R M, DELPOZO-CRUZ B, DEL POZO-CRUZ J, et al. The relationship between nutritional status, functional capacity, and health-related quality of life in older adults with type 2 diabetes: a pilot explanatory study [J]. J Nutr Health Aging, 2013, 17 (4): 315-321.

[16] POLA SKI J, JANKOWSKA-POLA SKA B, UCHMANOWICZ I, et al. Malnutrition and quality of life in patients with Non-Small-Cell lung cancer [J]. Adv Exp Med Biol, 2017, 1021: 15-26.

[17] GELLRICH N C, HANDSCHEL J, HOLTMANN H, et al. Oral cancer malnutrition impacts weight and quality of life [J]. Nutrients, 2015, 7 (4): 2145-2160.

[18] PIES C, KOTELCHUCK M. Bringing the MCH life course perspective to life [J]. Matern Child Health J, 2014, 18 (2): 335-338.

[19] HERMAN D R, TAYLOR BAER M, ADAMS E, et al. Life course perspective: evidence for the role of nutrition [J]. Matern Child Health J, 2014, 18 (2): 450-461.

[20] VIDACEK N Š, NANIC L, RAVLIC S, et al. Telomeres, nutrition, and longevity: can we really navigate our aging？ [J]. J Gerontol A Biol Sci Med Sci, 2017, 73 (1): 39-47.

[21] BALAN E, DECOTTIGNIES A, DELDICQUE L. Physical activity and nutrition: two promising strategies for telomere maintenance？ [J]. Nutrients, 2018, 10 (12): 1942.

[22] LEE J Y, JUN N R, YOON D, et al. Association between dietary patterns in the remote past and telomere length [J]. Eur J Clin Nutr, 2015, 69 (9): 1048-1052.

[23] CROUS-BOU M, FUNG T T, PRESCOTT J, et al. Mediterranean diet and telomere length in Nurses'Health Study: population based cohort study [J]. BMJ, 2014, 349: g6674.

[24] YEO H J, BYUN K S, HAN J, et al. Prognostic significance of malnutrition for long-term mortality in community-acquired pneumonia: a propensity score matched analysis [J]. Korean J Intern Med, 2019, 34 (4): 841-849.

[25] SANSON G, SADIRAJ M, BARBIN I, et al. Prediction of early-and long-term mortality in adult patients acutely admitted to internal medicine: NRS-2002 and beyond [J]. Clin Nutr, 2020, 39 (4): 1092-1100.

[26] PRIBNOW A K, ORTIZ R, BÁEZ L F, et al. Effects of malnutrition on treatment-related morbidity and survival of children with cancer in Nicaragua [J]. Pediatr Blood Cancer, 2017, 64 (11). DOI: 10. 1002.

［27］ BÜNTZEL J, MICKE O, KISTERS K, et al. Malnutrition and Survival-Bioimpedance Data in Head Neck Cancer Patients [J]. In Vivo, 2019, 33 (3): 979-982.

［28］ GOATES S, DU K, BRAUNSCHWEIG C A, et al. Economic Burden of Disease-Associated Malnutrition at the State Level [J]. PLoS One, 2016, 11 (9): e0161833.

［29］ SNIDER J T, LINTHICUM M T, WU Y, et al. Economic burden of community-based disease-associated malnutrition in the United States [J]. JPEN J Parenter Enteral Nutr, 2014, 38 (Suppl2): S77-S85.

［30］ INOTAI A, NUIJTEN M, ROTH E, et al. Modelling the burden of disease-associated malnutrition [J]. e-SPEN Journal, 2012, 7 (5): e196-e204.

［31］ LINTHICUM M T, THORNTON SNIDER J, VAITHIANATHAN R, et al. Economic burden of disease-associated malnutrition in China [J]. Asia Pac J Public Health, 2015, 27 (4): 407-417.

［32］ TREMMEL M, GERDTHAM U G, NILSSON P M, et al. Economic burden of obesity: a systematic literature review [J]. Int J Environ Res Public Health, 2017, 14 (4): E435.

［33］ CAWLEY J, MEYERHOEFER C. The medical care costs of obesity: an instrumental variables approach [J]. J Health Econ, 2012, 31 (1): 219-230.

［34］ AN R. Health care expenses in relation to obesity and smoking among U. S. adults by gender, race/ethnicity, and age group: 1998-2011 [J]. Public Health, 2015, 129 (1): 29-36.

［35］ WANG Y C, PAMPLIN J, LONG M W, et al. Severe obesity in adults cost state medicaid programs nearly $8 billion in 2013 [J]. Health Aff (Millwood), 2015, 34 (11): 1923-1931.

［36］ RTVELADZE K, MARSH T, WEBBER L, et al. Health and economic burden of obesity in Brazil [J]. PLoS One, 2013, 8 (7): e68785.

第三章 | 营养不良三级诊断

　　尽管营养不良与人类历史一样悠久，但是，长期以来全世界范围内没有一个通用、公认的营养不良定义、诊断方法与标准。营养不良的定义经历了营养不足、营养不足＋营养过剩、宏量营养素不足三个阶段。2015 年 ESPEN 发表专家共识，提出营养紊乱(nutrition disorder)的概念，并将其分为营养不良、微量营养素异常及营养过剩 3 类，将营养不良局限在能量及宏量营养素不足，即 PEM。营养不良的这个定义使得营养不良的诊断变得清晰、简便，习惯上营养不良的诊断为二级诊断，即营养筛查与营养评估。由于营养不良是一种全身性疾病，严重营养不良时几乎影响所有的器官与系统，甚至包括心理及社会角色，传统的二级诊断难以评估营养不良的全部严重后果，而且营养不良的部分后果如心理障碍、不孕不育、精神异常已经超出了营养评估的定义与范畴，因而在营养评估后需要进一步的综合评价，即第三级诊断。肿瘤营养不良具有显著区别于良性疾病营养不良的特征，如严重心理及生理应激、严重的代谢紊乱、显著的骨骼肌丢失，因而更加需要三级诊断。2015 年中国抗癌协会肿瘤营养与支持治疗专业委员会提出营养不良的三级诊断后，得到了社会各界的热烈反响和高度认同，论文被广泛引用。

第一节　第一级诊断——营养筛查

　　WHO 将筛查定义为：采用简便的手段，在健康人群中发现有疾病而没有症状的患者。Kondrup J 等认为营养筛查是一个在全部患者中，快速识别需要营养支持的患者的过程。营养筛查是营养诊断的第一步，也是最基本的一步，是所有入院患者都应该经历的过程。世界各国均主张在营养评估前进行营养筛查，我国很多医院已经将营养筛查量表嵌入 His 系统。营养筛查的内容、方法、时机、实施人员及注意事项如下。

一、内容

　　营养筛查的内容包括营养风险筛查、营养不良风险筛查及营养不良筛查三方面。

(一) 营养风险筛查

ESPEN 等将营养风险（nutrition risk）定义为现存的或潜在的、与营养因素相关的、导致患者出现不利临床结局的风险，认为营养风险主要关注营养方面的因素引起不良临床结局的风险，而不是指出现营养不良的风险，认为与营养不良风险是不同的概念。

(二) 营养不良风险筛查

美国营养和饮食学会（Academy of Nutrition and Dietetics, AND）及 ASPEN 认为营养风险筛查是识别与营养问题相关特点的过程，目的在于发现个体是否存在营养不足或营养不足风险。由此可见，AND/ASPEN 与 ESPEN 对营养风险筛查的定义明显不同，ASPEN 是营养不良风险的筛查，而 ESPEN 是不利临床结局风险的筛查。

(三) 营养不良筛查

直接筛查有无营养不良，通过筛查直接得出营养不良及其严重程度的判断。

二、方法

营养筛查的方法非常多，常用量表法及计算法。

(一) 营养风险筛查

ESPEN 及中华医学会肠外肠内营养学分会（Chinese society of parenteral and enteral nutrition, CSPEN）推荐采用 NRS 2002 筛查患者的营养风险。其适用对象为一般成年住院患者。3 分是判断营养风险的切点值，<3 分无风险，≥3 分存在风险。

(二) 营养不良风险筛查

一般患者首选 MUST 或 MST。MUST 筛查结果分为低风险、中等风险和高风险，MST 筛查结果为有风险与无风险，二者均适用于不同医疗机构及不同专业人员使用。老年患者首选 MNA-SF，筛查结果分为营养良好、营养不良风险及营养不良三类。此外，还有多种营养风险计算法。

(三) 营养不良筛查

营养不良的筛查方法有多种，其中以标准体重及 BMI 较为常用，具体标准如下。①标准体重法：实际体重为标准体重的 90%~109% 为适宜，80%~89% 为轻度营养不良，70%~79% 为中度营养不良，60%~69% 为重度营养不良；②BMI 法：不同种族、不同地区 BMI 标准不尽一致，中国标准如下：BMI<18.5kg/m^2 为低体重（营养不良），18.5~23.9kg/m^2 为正常，24~26.9kg/m^2 为超重，≥27kg/m^2 为肥胖。

营养风险筛查、营养不良风险筛查及营养不良筛查的具体内容见表 3-1-1。

表 3-1-1 营养筛查

	营养风险筛查	营养不良风险筛查	营养不良筛查
工具	NRS 2002	MUST、MST、MNA-SF	标准体重、BMI
目的	发现不利临床结局的风险	发现营养不良的风险	发现营养不良，并对其进行分类

三、适用对象、实施时机与实施人员

(一) 适用对象

所有患者。

（二）实施时机

美国医疗机构评审联合委员会（Joint Commission on Accreditation of Healthcare Organizations，JCAHO）规定：营养筛查是入院流程中必不可少的环节，所有患者应该在入院后 24 小时内常规进行营养筛查。

（三）实施人员

Kondrup J 等认为该工作由办理入院手续的护士实施。门诊患者则由接诊医护人员如医师、营养师、护士等实施。

四、注意事项

1. 方法选择采用上述方法中的任何一种或任何经过验证有效的方法均可。筛查方法不同地区有一定的选择差异，中国较多使用 NRS 2002，其他国家较多使用 MUST 或 MST。老年患者可以首选 MNA-SF。

2. 后续处理对营养筛查阴性的患者，在一个治疗疗程结束后，再次进行营养筛查；对营养筛查阳性的患者，应该进行营养评估，同时制订营养治疗计划或者进行营养教育。一般认为，营养风险的存在提示需要制订营养治疗计划，但并不是实施营养治疗的指征，是否需要营养治疗应该进行进一步的营养评估。我国目前已经将营养筛查阳性（营养风险）列为肠外肠内营养制剂使用的前提条件。

第二节　第二级诊断——营养评估

Kondrup J 等将营养评估定义为对少数有代谢或营养问题、可能需要特殊喂养技术的患者，制订个体化营养治疗方案的过程。

一、内容

通过营养评估发现有无营养不良并判断营养不良的严重程度。

二、方法

包括营养评估量表、膳食调查、人体测量及能量需求估算。营养评估量表非常多，临床上以 SGA、PG-SGA、MNA 最为常用。最近，国际上又推出了一种新的营养评估方法——GLIM，其条目更少，操作更加简便。膳食调查、人体测量是经典的营养评估方法。

（一）营养评估量表

SGA 是加拿大 Baker JP 及 Detsky AS 等于 20 世纪 80 年代初期建立的，是目前临床上使用最为广泛的通用临床营养状况评价工具，是营养评估的金标准，广泛适用于门诊及住院、不同疾病及不同年龄患者的营养状况评估，其信度和效度已经得到大量检验。

PG-SGA 是美国 Ottery FD 于 1994 年专门为肿瘤患者设计的营养评估工具，是在 SGA 基础上发展而成的，定量评估是它的最大亮点，是肿瘤患者营养评估的首选方法，得到 ADA、中国抗癌协会肿瘤营养专业委员会等学术组织的大力推荐，目前已经成为我国卫生行业标准,并颁布实施。

MNA 是专门为老年人开发的营养筛查与评估工具,第一步为营养筛查,第二步为营养评估。MNA 比 SGA 更适合于 65 岁以上老人,主要用于社区居民,也适用于住院患者及家庭照护患者。

GLIM 是欧洲、美国、亚洲及拉丁美洲肠外肠内营养学会牵头联合制订营养评估工具,该工具包括 3 个表型标准(phenotypic criteria)(非自主性体重丢失、低 BMI、肌肉减少),2 个病因标准(etiologic criteria)(食物摄入或吸收减少、疾病负担 / 炎症)。任何 1 个表型标准加上 1 个病因标准,即可以诊断为营养不良,还可以根据表型标准对营养不良进行严重程度分级。目前 GLIM 正在接受多方面的研究验证。

(二)膳食调查

具体方法很多,以膳食调查软件及 24 小时回顾法较为常用,通过膳食调查计算患者每天的能量及各种营养素摄入,可以了解患者营养不良的原因及营养不良的类型(能量缺乏型、蛋白质缺乏型及混合型)。膳食调查软件的开发使膳食调查变得更加容易、更加准确。

1. 人体测量包括身高、体重、BMI、非利手上臂中点周径、上臂肌肉周径、三头肌皮褶厚度、双小腿最大周径。

2. 能量需求估算包括静息能量消耗(resting energy expenditure,REE)、基础能量消耗(basal energy expenditure,BEE)、总能量消耗(total energy expenditure,TEE),REE 常用拇指法则(rule-of-thumb,ROT)或公式法计算,公式法以 Harris-Benedict 方程式最为经典,目前推荐 Mifflin-St Jeor 公式。

三、适用对象、实施时机与实施人员

(一)适用对象

对营养筛查阳性的患者,应该进行二级诊断,营养评估;对特殊患者如肿瘤患者、危重症患者及老年患者(≥65 岁),无论其第一级诊断(营养筛查)结果如何(即使为阴性),均应该常规进行营养评估,因为营养筛查对这些人群有较高的假阴性。

(二)实施时机

营养评估应该在患者入院后 48 小时内完成。

(三)实施人员

该工作由营养专家(营养护士、营养师或医师)实施。

四、注意事项

(一)方法选择

对不同人群实施营养评估时应该选择不同的方法。SGA 是目前营养评估的金标准,GLIM 适用于一般住院患者,包括肿瘤患者及老年患者;肿瘤患者优先选择 PG-SGA;65 岁以上非肿瘤老人优先选择 NMA。

(二)后续处理

通过营养评估将患者分为无营养不良、营养不良两类。对无营养不良的患者,无需营养干预。对营养不良的患者,应该进行严重程度分级,进一步实施综合评价,或者同时实施营养治疗。营养治疗应该遵循五阶梯治疗模式。临床实际工作中,营养治疗不仅依据营养不良严重程度,还要考虑原发病治疗方法对患者的影响。无论无营养不良患者还是营养不良患者,在原发病一个治疗疗程结束后,均应该再次进行营养评估。

第三节　第三级诊断——综合评价

通过营养评估,患者的营养不良及其严重程度已经明确,临床上为了进一步了解营养不良的原因、类型及后果,需要对患者实施进一步的第三级诊断,即综合评价。通过病史、查体、实验室及器械检查对导致营养不良的原因(原发病)进行分析,从能耗水平、应激程度、炎症反应、代谢状况四个维度对营养不良的类型进行分析,从人体组成、体力活动能力、器官功能、心理状况、生活质量对营养不良的后果进行五层次分析,这些措施统称为综合评价。

综合评价与营养评估的重要区别在于:①根据营养评估的定义与范畴,营养评估仅限于调查营养相关状况,综合评价内容更广,需要调查应激程度、炎症反应、代谢水平、器官功能、人体组成、心理状况等身体全面情况;②营养评估主要明确有无营养不良及其严重程度,目的在于确立营养不良的诊断,确定患者是否有营养治疗的适应证及其方法选择,综合评价重点在于了解营养不良对机体的影响,目的在于确定是否需要综合治疗及其方案;③综合评价的结果多数是定量数据,而营养评估是定性或半定量数据。

一、内容

综合评价的内容包括摄食变化、能耗水平、应激程度、炎症水平、代谢改变、器官功能、人体组成、心理状况等方面。通过多维度分析,将营养不良的原因分为摄入减少、吸收障碍、需求增加、消耗升高 4 类;将营养不良类型分为 4 型:①高能耗型营养不良及低能耗型营养不良,以 REE 与 BEE 的比值判断代谢水平高低,REE/BEE>1.1 提示高代谢,肿瘤、特别是创伤和危重症患者多数能量消耗增加;②有应激的营养不良与无应激的营养不良,血糖、肾上腺激素,特别是皮质激素水平升高提示应激存在,肿瘤患者多数伴有不同程度的应激;③伴随炎症反应的营养不良及无炎症反应的营养不良,C 反应蛋白(C-reactive protein,CRP)、致炎细胞因子尤其是 TNF 等升高提示炎症反应存在,神经性厌食、单纯饥饿多数不伴随炎症;④无代谢紊乱的营养不良及有代谢紊乱的营养不良,蛋白水解诱导因子(proteolysis-inducing factor,PIF)、脂肪动员因子(lipid mobilizing factor,LAF)、非酯化脂肪酸(non-esterified fatty acid,NEFA)及乳酸水平升高提示代谢紊乱,肿瘤尤其是进展期肿瘤多数存在代谢紊乱(图 3-3-1)。从人体组成、体力活动能力、器官功能、心理状况、生活质量对营养不良的后果进行 5 层次分析(图 3-3-2),从而指导临床治疗。

二、方法

综合评价的方法仍然是一般疾病诊断中常用的手段,如病史采集、体格 / 体力活动能力检查、实验室检查、器械检查,但是重点关注营养相关问题。

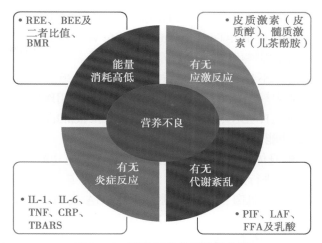

图 3-3-1 营养不良的四维度分析

REE. resting energy expenditure,静息能量消耗;BEE. basal energy expenditure,基础能量消耗;BMR. basal metabolic rate,基础代谢率;IL, interleukin, 白细胞介素;TNF. tumor necrosis factor,肿瘤坏死因子;CRP. C reactive protein,C-反应蛋白;TBARS. thiobarbituric acid reactive substances,硫代巴比妥酸反应产物;PIF. proteolysis-inducing factor,蛋白水解诱导因子;LAF. lipid mobilizing factor,脂肪动员因子;FFA. free fatty acids,游离脂肪酸。

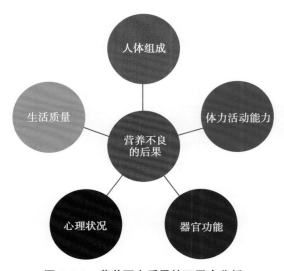

图 3-3-2 营养不良后果的五层次分析

(一)病史采集

1. 现病史及既往史与其他疾病的诊断一样,但是应该重点关注营养相关病史,如摄食量变化、消化道症状及体重变化等。

2. 健康状况自我评分常用卡氏评分(Karnofsky performance status,KPS),重点询问能否进行正常活动、身体有无不适、生活能否自理,以此三项进行级别划分。

3. 生活质量评估营养不良会严重降低 HRQL,HRQL 常用 EQ-5D,肿瘤患者常用 QLQ C30。同时计算出质量调整生命年(quality-adjusted life year,QALY)或 DALY,从而更好地评估营养不良对生活质量的影响以及评价营养干预的效果。

4. 心理调查严重营养不良有严重的精神及心理后果,患者常常合并心理障碍,以抑郁多见,部分老年人可能表现为认知障碍。心理评估工具常用医院焦虑抑郁量表(hospital anxiety and depression scale,HADS)、患者健康问卷(patient health questionnaire 9,PHQ-9)等。

(二)体格和体力活动能力检查

营养状况不仅仅影响身体组成与体型,还影响生理结构与功能,营养不良三级诊断时不仅仅要进行体格检查,还要进行人体测量及体力活动能力测定。

1. 体格检查 特别注意肌肉、脂肪及水肿,采用 SGA 或 PG-SGA 进行营养评估时,可以获得上述资料。

2. 体力活动能力测定 体力活动能力测定方法有平衡试验、4 米定时行走试验、定时端坐起立试验、日常步速试验、计时起走试验、六分钟步行试验及爬楼试验等,实际工作中选择其中的任何一种均可,起坐试验可以较好地反映下肢功能。握力不能准确反映营养状况。

(三)实验室检查

1. 血液学基础 血常规、电解质、血糖、微量元素等。血糖升高除外糖尿病后,常常提示应激反应,淋巴细胞数量反映营养及免疫状况。

2. 炎症反应 TNF、白介素 -1(interleukin-1,IL-1)、IL-6、CRP、TBARS 及超氧化物歧化酶(superoxide dismutase,SOD)等。

3. 营养组合 白蛋白、前白蛋白、转铁蛋白、视黄醇结合蛋白等。根据 CRP 及白蛋白结果,可以获得格拉斯哥预后评分(Glasgow prognostic score,GPS)及改良格拉斯哥预后评分(modified Glasgow prognostic score,mGPS)(表 3-3-1、表 3-3-2),2 分提示预后不良,需要代谢调节及综合治疗。

表 3-3-1 格拉斯哥预后评分

内容	分值
CRP ≤ 10mg/L	0
CRP > 10mg/L	1
白蛋白 ≥ 35g/L	0
白蛋白 < 35g/L	1
4 项累积计分	X

表 3-3-2 改良格拉斯哥预后评分

内容	分值
CRP ≤ 10mg/L	0
CRP > 10mg/L + 白蛋白 ≥ 35g/L	1
CRP > 10mg/L + 白蛋白 < 35g/L	2

4. 激素水平 氢化可的松(糖皮质激素)、胰岛素、胰高血糖素、儿茶酚胺等升高提示应激反应。

5. 重要器官功能 肝功能、肾功能、血脂、肠黏膜屏障功能(二胺氧化酶、D- 乳酸及内毒素)等。

6. 代谢因子及产物 PIF、LAF 及血乳酸,分别判断蛋白质、脂肪及葡萄糖的代谢情况。

(四) 器械检查

1. 代谢测定 具体方法有量热计(calorimeter) 直接测量法、代谢车间接测热法(metabolic cart indirect calorimetry),测量 REE、BEE,计算 REE/BEE 的比值。将二者比值 <90%、90%~110%、>110% 分别定义为低能量消耗(低代谢)、正常能量消耗(正常代谢)、高能量消耗(高代谢)。

2. 人体成分分析 常用方法有生物电阻抗法(bioelectrical impedance analysis,BIA)、双能 X 线、MRI、CT、B 超。BIA 操作简便,可以了解脂肪量、体脂百分比、非脂肪量、骨骼肌量、推定骨量、蛋白质量、水分量、水分率、细胞外液量、细胞内液量、基础代谢率、相位角、内脏脂肪等级、体型等。CT 第三腰椎肌肉面积测量是诊断肌肉减少症的金标准。实际工作中根据临床需要选择不同的方法。

3. PET-CT 根据葡萄糖的标准摄取值(standard uptake value,SUV),了解机体器官、组织及病灶的代谢水平。由于价格昂贵,其应用受到了限制。部分分化良好的恶性肿瘤如甲状腺乳头状癌 SUV 可以不高。治疗后的 SUV 升高或下降提示细胞代谢活性增强或抑制。

三、适用对象、实施时机与实施人员

(一) 适用对象

所有营养不良患者都应该进行综合评价。但是,出于卫生经济学及成本 - 效益因素考虑,轻、中度营养不良患者可不常规进行综合评价,重度营养不良患者应该常规实施综合评价。

(二) 实施时机

一般来说,综合评价应该在入院后 72 小时内完成。

(三) 实施人员

由不同学科人员实施。

四、注意事项

(一) 方法选择

由于患者情况各异,医院的条件不同,进行综合评价时,应该充分考虑病情特点、医院条件及患者社会经济能力,平衡需要与可能、理想与现实,因地制宜、因人制宜、因病制宜,选择合适的个体化综合评价方案。

(二) 后续处理

对综合评价发现异常的患者,要实施综合治疗,包括营养教育、营养补充、炎症抑制、代谢调节、体力活动、心理疏导等。此时,常规的营养支持力不从心,而免疫营养、代谢调节治疗、精准或靶向营养治疗恰逢其时。

　　无论综合评价正常与否，在原发病一个治疗疗程结束后，均应该再次进行综合评价。对综合评价异常的患者，在原发病治疗过程中及一个治疗疗程结束后，均应该定期复查综合评价参数，以判断疗效。

<h1 style="text-align:center">第四节　小　　结</h1>

　　营养不良的三级诊断是一个由浅到深的连续过程，是一个由简单到复杂的发展过程，是一个集成创新的营养不良鉴别系统。营养筛查、营养评估与综合评价既相互区别又有密切联系，三者构成营养不良临床诊断的一个有机系统（图 3-4-1，表 3-4-1）。

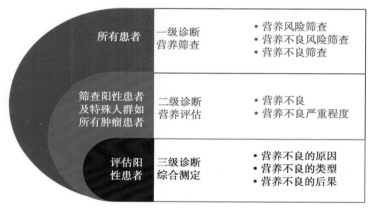

图 3-4-1　营养不良三级诊断模式图

表 3-4-1　营养筛查、营养评估与综合评价的区别

项目	营养筛查	营养评估	综合评价
内容	营养风险、营养不良风险及营养不良筛查	营养不良及其严重程度的评估	营养不良原因、类型及后果分析
时机	入院 24 小时内	入院 48 小时内	入院 72 小时内
实施人员	护士	营养护士、营养师或医师	不同学科人员
方法	简要营养相关病史 + 体重（BMI）	营养相关病史 + 营养相关体格检查	病史 + 体格 / 体力活动能力检查 + 实验室检查 + 器械检查，上述项目仍然是与营养和代谢相关
结果	定性	半定量	定量
目的	初步判断有无营养风险或营养不良	明确有无营养不良及其严重程度	确立营养不良类型及原因，了解营养不良对机体的影响

续表

项目	营养筛查	营养评估	综合评价
诊断结论	有、无营养风险或营养不良	营养良好、营养不良（轻、中、重）	营养不良类型、原因有无器官功能障碍
阳性患者后续处理	制订营养计划实施营养评估	实施营养干预进行综合评价	综合治疗

ESPEN 2017 年发布肿瘤相关性营养不良防治指南，提出了三条重要原则：①无论患者的 BMI 及体重变化如何，在肿瘤治疗早期，常规筛查所有肿瘤患者是否存在营养风险；②扩展营养相关评估，包括厌食评价、人体成分分析、炎症指标、REE 和身体功能；③采用多模态个体化营养干预，包括增加营养摄入、降低炎症反应和高代谢应激、增加体力活动。第二条的拓展营养评估即是本文的第三级诊断，综合评价。

营养不良的三级诊断与营养不良的治疗密切相关。一级诊断在于发现风险，是早期，患者此时可能只需要营养教育，不需要人工营养；二级诊断是发现营养不良，是中期，患者此时可能只需要补充营养即可；三级诊断是营养不良严重阶段，已经影响了器官功能，此时的治疗是营养治疗，常常需要综合治疗，而不仅仅是营养补充的问题。据此，我们提出营养不良的三级诊断与治疗流程（图 3-4-2）。

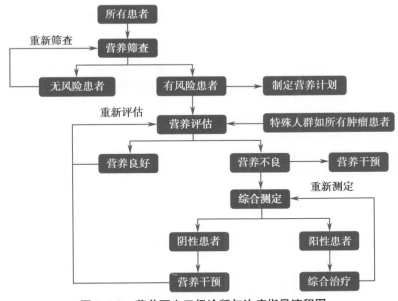

图 3-4-2　营养不良三级诊断与治疗指导流程图

参考文献

［1］石汉平, 许红霞, 林宁, 等. 营养不良再认识. 肿瘤代谢与营养电子杂志 [J]. 2015, 2 (4): 1-5.

［2］ CEDERHOLM T, BOSAEUS I, BARAZZONI R, et al. Diagnostic criteria for malnutrition—an ESPEN consensus statement [J]. Clin Nutr, 2015, 34 (3); 335-340.

［3］ 石汉平, 赵青川, 王昆华, 等. 营养不良的三级诊断 [J]. 肿瘤代谢与营养电子杂志, 2015, 2 (2): 31-36.

［4］ KONDRUP J, ALLISON S P, ELIA M, et al. ESPEN guidelines for nutrition screening 2002 [J]. Clin Nutr, 2003, 22 (4): 415-421.

［5］ CHARNEY P. Nutrition screening vs nutrition assessment: how do they differ？ [J]. Nutr Clin Pract, 2008, 23 (4): 366-372.

［6］ AUGUST D A, HUHMANN M B. A. S. P. E. N. clinical guidelines: nutrition support therapy during adult anticancer treatment and in hematopoietic cell transplantation [J]. JPEN J Parenter Enteral Nutr, 2009, 33 (5): 472-500.

［7］ WHITE J V, GUENTER P, JENSEN G, et al. Consensus statement of the Academy of Nutrition and Dietetics/American Society for Parenteral and Enteral Nutrition: character istics recommended for the identification and documentation of adult malnutrition (undernutrition)[J]. J Acad Nutr Diet, 2012, 112 (5): 730-738.

［8］ 中华医学会. 临床诊疗指南: 肠外肠内营养学分册 (2008 版)[M]. 北京: 人民卫生出版社, 2009.

［9］ JENSEN G L, CEDERHOLM T, CORREIA MITD, et al. GLIM criteria for the diagnosis of malnutrition: a consensus report from the global clinical nutrition community [J]. JPEN J Parenter Enteral Nutr, 2019, 43 (1): 32-40.

［10］ CEDERHOLM T, JENSEN G L, CORREIA MITD, et al. GLIM criteria for the diagnosis of malnutrition-a consensus report from the global clinical nutrition community [J]. Clin Nutr, 2019, 38 (1): 1-9.

［11］ BAKER J P, DETSKY A S, WESSON D E, et al. Nutritional assessment: acomparison of clinical judgement and objective measurements [J]. N Engl J Med, 1982, 306 (16): 969-792.

［12］ OTTERY F D. Rethinking nutritional support of the cancer patient: the new field of nutritional on cology [J]. Semin Oncol, 1994, 21 (6): 770-778.

［13］ 中国抗癌协会, 中国抗癌协会肿瘤营养与支持治疗专业委员会, 中国抗癌协会肿瘤康复与姑息治疗专业委员会, 等. 营养评估 [J]. 肿瘤代谢与营养电子杂志, 2016; 3 (2): 102-103.

［14］ FU Z M, XU H X, SONG C H, et al. The investigation on nutrition statusand clinical outcome of common cancers (inscoc) group. validity of the chinese version of the patient-generated subjective global assessment (PG-SGA) in lung cancer patients [J]. J Nutr Oncol, 2016, 1 (1): 52-58.

［15］ GUIGOZ Y, LAUQUE S, VELLAS B J. Identifying the elderly at risk for malnutrition. The Mini Nutritional Assessment [J]. Clin Geriatr Med, 2002, 18 (4): 737-757.

［16］ CEDERHOLM T, JENSEN G L, CORREIA MITD, et al. GLIM criteria for the diagnosis of malnutrition-A consensus report from the global clinical nutrition community [J]. J Cachexia Sarcopenia Muscle, 2019, 10 (1): 207-217.

［17］ 石汉平, 许红霞, 李薇. 临床能量需求的估算 [J]. 肿瘤代谢与营养电子杂志, 2015, 2 (1): 1-4.

［18］ 石汉平, 许红霞, 李苏宜, 等. 中国抗癌协会肿瘤营养与支持治疗专业委员会. 营养不良的五阶梯治疗 [J]. 肿瘤代谢与营养电子杂志, 2015, 2 (1): 29-33.

［19］ JIMÉNEZ-REDONDO S, BELTRÁNDEMIGUEL B, GAVIDIABANEGAS J, et al. Influence of nutritional status on health-related quality of life of non-institution alized older people [J]. J Nutr Health Aging, 2014, 18 (4): 359-364.

［20］ KVAMME J M, OLSEN J A, FLORHOLMEN J, et al. Risk of malnutrition and health-related quality of life incommunity-living elderly men and women: The Tromsøstudy [J]. Qual Life Res, 2011, 20 (4): 575-582.

［21］ ZIGMOND A S, SNAITH R P. The hospital anxiety and depression scale [J]. Acta Psychiatr Scand, 1983, 67 (6): 361-370.

［22］ KROENKE K, SPITZER R L, WILLIAMS J B. The PHQ-9: validity of a brief depression severity measure [J]. J Gen Intern Med, 2001, 16 (9): 606-613.

［23］ 陈梅梅, 石汉平. 肌肉功能评价方法 [J]. 肿瘤代谢与营养电子杂志, 2014; 1 (3): 49-52.

［24］ HU C L, YU M, YUAN K T, et al. Determinants and nutritional assessment value of handgrip strength in patients hospitalized with cancer [J]. Asia Pac J Clin Nutr, 2018, 27 (4): 777-784.

［25］ FORREST L M, MCMILLAN D C, MCARDLE C S, et al. Evaluation of cumulative prognostic scores based on the systemic inflammatory response in patients with in operable non-small cell lung cancer [J]. Br J Cancer, 2003, 89 (6): 1028-1030.

［26］ PROCTOR M J, MORRISON D S, TALWAR D, et al. An inflammation-based prognostic score (mGPS) predicts cancer survival independent of tumour site: a Glasgow Inflammation Outcome Study [J]. Br J Cancer, 2011, 104 (4): 726-734.

［27］ WANG Y, LI P, LI J, et al. The prognostic value of pretreatment Glasgow Prognostic Score in patients with esophageal cancer: ameta-analysis [J]. Cancer Manag Res, 2019, 11: 8181-8190.

［28］ SHAFIQUE K, PROCTOR M J, MCMILLAN D C, et al. The modified Glasgow prognostic score in prostate cancer: results from a retrospective clinical series of 744 patients [J]. BMC Cancer, 2013, 13: 292.

［29］ FAN H, SHAO Z Y, XIAO Y Y, et al. Comparison of the Glasgow Prognostic Score (GPS) and the modified Glasgow Prognostic Score (mGPS) in evaluating the prognosis of patients with operable and inoperable non-small cell lung cancer [J]. J Cancer Res Clin Oncol, 2016, 142 (6): 1285-1297.

［30］ ARENDS J, BARACOS V, BERTZ H, et al. ESPEN expert group recommendations for action against cancer-related malnutrition [J]. Clin Nutr, 2017, 36 (5): 1187-1196.

第四章 | 临床能量需求的估算

能量消耗有多种,如静息能量消耗(REE)、基础能量消耗(BEE)、每日静息能量消耗(resting daily energy expenditure,RDEE)、每日总能量消耗(total daily energy expenditure,TDEE)等。准确预测人体力活动能力量需求是实施营养健康咨询及临床营养支持的先决条件,能量需求的预测方法有两类:①测定法(measurement),即测定每日能量消耗(measured daily energy expenditure,MDEE),具体方法有量热计直接测量法、代谢车间接测热法;②估算法(estimation),即估算每日能量消耗(estimated daily energy expenditure,EDEE),具体方法是用公式计算。直接测热法既昂贵又复杂、只能在实验研究中使用;间接测热法基层单位难以普及;估算法虽然没有测定法精确,但是简易、方便、价廉。目前业已发表的估算公式共有200多种,分别估算不同条件下的能量消耗及需求。

第一节 Harris-Benedict 方程式

Harris-Benedict 方程式(Harris-Benedict equation,HBE)是人类历史上第一个 REE 预测方法,测定法及其他估算法均在其后。HBE 始建于 1919 年,是在 239 例健康成年人(男 136 例、女 103 例)的数据基础上形成的,包括年龄、性别、身高及体重四个基本变量。在计算 TDEE 时还要考虑活动、发热、创伤及营养不良等附加因素。原始 HBE 公式如下。

男:REE(kcal/d)=66.473 0+13.751 6×W+5.003 3×H−6.755 0×A

女:REE(kcal/d)=655.095 5+9.563 4×W+1.849 6×H−4.675 6×A

注:W.weight,体重(kg);H.height,身高(cm);A.age,年龄(岁)。

研究发现 HBE 偏向(适用)于营养良好的青年人及非肥胖人群,其估算值比间接测热法测定值高 6%~15%。Garrel DR 等报告一组 67 例健康志愿者,HBE 计算值比测定静息代谢率(resting metabolic rate,RMR)平均高 21%,其高估值大小与 RMR 高低呈负相关,即 RMR 越高,其高估值越小(越接近实际情况),RMR 越低,其高估值越大。所以,HBE 对 RMR 较低的女性及瘦体重(lean body mass,LBM)减少的患者有很大的高估风险。由于 HBE 个体差异较大,该公式对体重丢失、急性、慢性疾病、营养不良患者的价值有限。对于肿瘤患者,

Alpers D 等建议在 HBE 计算值的基础上乘以 1.3,用以估算肿瘤患者的 TDEE。但是,Bauer J 等报告,HBE×1.3 后其估算值显著高于间接测热法测定值。

第二节　Cunningham 公式

1980 年 Cunningham JJ 利用 Harris JA 及 Benedict FG 的 239 例受试者的原始数据,排除 16 例运动员的数据后,回归分析发现 LBM 是基础代谢率(basal metabolic rate,BMR)的唯一显著有效预测因素,年龄、性别、身高及体重均是 LBM 的影响因素,与 BMR 无明显直接关系。因此,得出基于 LBM 的公式如下:

$$BMR(kcal/d)=500+22 \times LBM$$

公式中的 LBM 计算方法是 Moore FD 等 1963 年建立的。

$$男:LBM(kg)=\frac{(79.50-0.24 \times W-0.15 \times A) \times W}{73.20}$$

$$女:LBM(kg)=\frac{(69.80-0.26 \times W-0.12 \times A) \times W}{73.20}$$

注:W.weight,体重(kg);A.age,年龄(岁)。

2014 年 ten Haaf T 及 Weijs PJ 报告,Cunningham 公式能够准确预测运动员(recreational athlete)的能量需求,而 HBE、FAO/WHO/UNU、Mifflin 及 Owen 公式对该人群的预测准确性均低于 50%。

第三节　Shizgal-Rosa 方程式

鉴于 HBE 的缺陷,1984 年 Roza AM 及 Shizgal HM 用 Harris JA 及 Benedict FG 当年的原始数据结合新的数据,对原始 HBE 进行了重新评价与修订,改良后的 HBE(表 4-3-1)又称 Shizgal-Rosa 公式。

$$男:REE(kcal/d)=88.362+13.397 \times W+4.799 \times H-5.677 \times A$$

$$女:REE(kcal/d)=447.593+9.247 \times W+3.098 \times H-4.330 \times A$$

注:W.weight,体重(kg);H.height,身高(cm);A.age,年龄(岁)。

研究发现,该公式与实际能量消耗更加接近,更加准确。在 1990 年 Mifflin-St Jeor 公式出现之前,Shizgal-Rosa 方程式是最为准确的 REE 预估公式。

在对体重、身高、年龄、性别及体细胞量(body cell mass,BCM)进行综合分析后,Roza AM 及 Shizgal HM 发现,传统 HBE 的年龄、性别、身高及体重四个变量实际上都与 BCM 密切相关,或者说可以由 BCM 替代,所以,他们又提出了基于 BCM 的另外一个 REE 计算公式。

$$男:REE(kcal/d)=171.0+51.7 \times BCM$$

$$女:REE(kcal/d)=325.0+51.7 \times BCM$$

注:BCM.body cell mass,体细胞量(此处的 BCM=0.008 33K$_e$);K$_e$.exchangeable potassium,可交换钾。

第四节　Owen 方程式

1986 年 Owen OE 等用间接测热法测量了 44 例 18~65 岁,体重 43~143kg 健康女性的能量消耗,其中有 8 位运动员。多因素回归分析发现,只有体重与 RMR 关系最为密切,而且运动员与非运动员有显著差别。由此,他们建立了 Owen 方程式。

运动员:RMR(kcal/d)= 50.4+21.1 × W

非运动员:RMR(kcal/d)= 795+7.18 × W

注:W.weight,体重(kg)。

Hasson RE 等对 362 名 18~60 岁成年人的研究发现,Owen 方程式比较适用于 50~60 岁年龄组的人群。Siervo M 等对 157 例青年白人妇女的研究发现,Owen 公式适用于指导体重正常青年女性的营养咨询。

第五节　Mifflin-St Jeor 公式

1990 年 Mifflin MD 等提出了一个更好的 REE 计算公式。

经典公式　　男:REE(kcal/d)=9.99 × W+6.25 × H−4.92 × A+5

女:REE(kcal/d)=9.99 × W+6.25 × H−4.92 × A−161

简便公式　　男:REE(kcal/d)=10 × W+6.25 × H−5 × A+5

女:REE(kcal/d)=10 × W+6.25 × H−5 × A−161

注:W.weight,体重(kg);H.height,身高(cm);A.age,年龄(岁)。

在系统分析的基础上,2005 年 ADA 认为 Mifflin-St Jeor 公式是目前计算 REE 的最佳方法,2008 年美国临床营养学会(American Society for Clinical Nutrition,ASCN)官方杂志——《美国临床营养杂志》(*American Journal of Clinical Nutrition*)有同样的推荐报告。Mifflin-St Jeor 公式对普通成年人 REE 的评估误差率在 10% 以内,但是该公式对老年人及不同种族人群有一定的差异,该公式不适用于只有肌肉而没有脂肪的举重运动员。

第六节　WHO/FAO/UNU 公式

1985 年 WHO/FAO/UNU 提出了他们基于体重以及基于体重及身高的两个 BMR 计算公式(表 4-6-1)。

表 4-6-1　WHO/FAO/UNU 公式

性别	年龄	公式	
		基于体重的公式	基于体重及身高的公式
男性	18~30 岁	$15.3 \times W + 679$	$15.4 \times W - 27 \times H + 717$
	31~60 岁	$11.6 \times W + 879$	$11.3 \times W + 16 \times H + 901$
	>60 岁	$13.5 \times W + 487$	$8.8 \times W + 1\,128 \times H - 1071$
女性	18~30 岁	$14.7 \times W + 496$	$13.3 \times W + 334 \times H + 35$
	31~60 岁	$8.7 \times W + 829$	$8.7 \times W - 25 \times H + 865$
	>60 岁	$10.5 \times W + 596$	$9.2 \times W + 637 \times H - 302$

注:与其他公式不同,WHO/FAO/UNU 公式的身高(H,height)单位为米。

WHO/FAO/UNU 公式的数据主要来源于年轻的欧洲军人及警察,男性 2 279 例,女性 247 例。尽管年龄范围 19~82 岁,但是,实际上老年人很少。研究报告 WHO/FAO/UNU 公式对老年人的 RMR 预测不够精确,低估与高估并存,而且不适合肥胖人群。

TDEE 是指一天(24 小时)的总能量消耗,包括休息时的能量消耗及活动时的能量消耗两个部分,其中前者占 2/3(REE 相当于 TDEE 的 60%~80%),后者占 1/3。WHO/FAO/UNU 根据个体活动情况将 TDEE 分为 6 类:

①非常不活动但并非卧床者,TDEE=REE×1.2;

②不活动(很少或没有运动,办公室工作)者,TDEE=BMR×1.2;

③轻度活动(每周 1~3 天轻度活动/运动)者,TDEE=BMR×1.375;

④中度活动(每周 3~5 天中度活动/运动)者,TDEE=BMR×1.55;

⑤重度活动(每周 6~7 天重度活动/运动)者,TDEE= BMR×1.725;

⑥超重活动(极重的活动/运动,重体力劳动或每天 2 次训练如马拉松、竞赛等)者,TDEE=BMR×1.9。

第七节　拇 指 法 则

经典的拇指法则(rule-of-thumb,ROT)是每日能量需求为 25kcal/kg,传统上,25kcal/kg 的计算值是活动患者的 REE 或不活动患者的 TDEE,其中的体重为标准体重。由于每日能量需求受年龄、性别、BMI、运动及应激等因素的影响,所以 ROT 值不应该是一个恒定数值,而应该动态调整。随着体重增加,ROT 值应该下调,因为增加的体重是脂肪组织,而脂肪组织是非活跃器官。Zauner A 等建议对体重正常、超重、肥胖、病态(严重)肥胖患者分别使用 25kcal/kg、22kcal/kg、20kcal/kg、16kcal/kg 计算其 REE。同样,随着年龄的增加,成年后每 10 年 REE 下降 1%~2%,ROT 也应该下调,因为肌肉逐渐减少,而脂肪组织的比例相对升高。Valentini L 等对 5 家医院 676 例连续入院患者用 HBE 计算其 REE,发现即使采用标准体重计算,ROT 的 25kcal/kg 也高估了 95% 患者的能量需求,而且随着年龄、体重的增加,其高估值越大,而且还有显著的性别差异(图 4-7-1)。有鉴于此,ESPEN 2009 指南推荐 25kcal/kg 是患者的 TDEE,而不是 REE,只有在极少数严重应激状态下,才需要 30kcal/kg。Valentini L 等还建议,创伤、疾病等应激条件下计算 TDEE 时,根据年龄、性别及体重调整后的 REE 应该乘以应激系数,但是主张降低传统的应激系数数值,将系数根据应激轻、中、重分为 1.1、1.2 及 1.3 三个等级(表 4-7-1)。

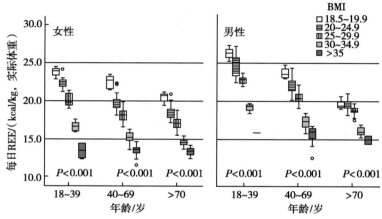

图 4-7-1 年龄及 BMI 对 REE 的影响

REE. resting energy expenditure,静息能量消耗;BMI. body mass index,体重指数;随着年龄、体重逐渐增加,REE 逐渐降低,距离 25kcal/kg 的设定值差异越大,提示 ROT 应该随着年龄及体重的增加而逐渐下调,女性 REE 比男性更低。

表 4-7-1 建议使用的活动与应激系数

活动与应激	系数
活动情况	
院内患者:卧床,可以坐,上肢积极活动	1.1
院内患者:可以起身上厕所、洗浴	1.2
院内患者:每天可以在走廊行走数次	1.3
院外患者:主要坐着活动,短期行走	1.4
应激情况	
多发伤	1.2~1.3
脓毒症或严重感染(如腹膜炎)	1.2~1.3
手术后	1.0~1.2
肿瘤	1.0~1.2
发热	1.0

第八节　人体成分估算法

　　根据代谢率不同,人体组成可以分为 8 个部分,即脑、心、肝、肾、骨骼肌、骨骼、脂肪组织及其他组织,其能量需求(消耗)各不相同,骨骼为 2.3kcal/(kg·d)(以器官本身重量计算,下同),骨骼肌为 14.5kcal/(kg·d),脂肪组织为 13kcal/(kg·d),肾脏、心脏为 440kcal/(kg·d),脑为 240kcal/(kg·d),肝脏为 200kcal/(kg·d)。脑、肝、心、肾尽管占全部体重不足 6%,但是其总能量消耗占 REE 的 60%~70%,骨骼肌尽管占全部体重的 40%~50%,但是其能量消耗只占 REE 的 20%~30%。不同器官组织的耗能比例见图 4-8-1。

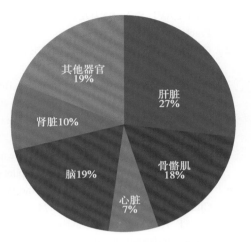

图 4-8-1　不同器官 RDEE

　　根据不同组织、器官的代谢率,Elia M 提出了一个 REE 计算(calculation of REE,REEc)公式。

$$REEc(kcal/d)=(1\ 008 \times 脑重量 + 840 \times 肝脏重量 + 1\ 848 \times 心脏重量$$
$$+ 1\ 848 \times 肾脏重量 + 55 \times 骨骼肌重量 + 9.63 \times 骨骼重量$$
$$+ 19 \times 脂肪组织重量 + 30 \times 其他组织重量) \times 0.238\ 9$$

　　人体成分估算法没有实际操作价值,但是它对理解肿瘤条件下的能量消耗有重要意义。脑、肝、心、肾为高代谢器官,其重量的微小变化可以导致能量消耗的显著变化,脑、肝、肾的原发肿瘤或继发肿瘤增加了所在器官的重量,使得所在器官能量消耗显著增加,机体处于高代谢状态,能量负债加大,进而导致营养不良及恶液质。

第九节　小　　结

　　能量需求的准确预测是临床营养支持的前提。测定法虽然相对精准,但是其操作复杂、价格不菲、要求患者空腹休息等待时间长,而且中国幅员辽阔,差异巨大,医院条件及患者病情不同,所以能量估算法有巨大的应用空间。而且,随着手机及 iPad 的广泛使用,估算法将变得更加便利。尽管每一种估算法各有优缺点,研究结果参差不齐,但是 Mifflin-St Jeor 公式得到 ADA、ASCN 的一致推荐。

　　鉴于体重差异巨大,在实际应用过程中,应该对体重进行校正。对体重在正常范围内的人群,实际体重与标准体重基本一致,可以选择实际体重估算能量需求;对肥胖人群,选择实际体重会高估能量需求,选择标准体重会低估能量需求;Glynn CC 等推荐选取实际体重及标准体重的平均值进行估算。需要指出的是,上述所有估算法均是基于正常人群的数据,疾病情况下特别是肿瘤条件下的能量消耗与需求的估算仍然有待研究。

参 考 文 献

［1］ MCCLAVE S A, SNIDER H L. Use of indirect calorimetry in clinical nutrition [J]. Nutr Clin Pract, 1992, 7 (5): 207-221.

［2］ GARREL D R, JOBIN N, DEJONGE L H. Should we still use the Harris and Benedict equations？ [J]. Nutr Clin Pract, 1996, 11 (3): 99-103.

［3］ ROZA A M, SHIZGAL H M. The Harris Benedict equation reevaluated: resting energy requirements and the body cell mass [J]. Am J Clin Nutr, 1984, 40 (1): 168-182.

［4］ ALPERS D, STENSON W, BIER D. Manual of Nutritional Therapeutics [M]. 4th ed. philadelphia: Lippincott Williams&Wilkins, 2002.

［5］ BAUER J, REEVES M M, CAPRA S. The agreement between measured and predicted resting energy expenditure in patients with pancreatic cancer: a pilot study [J]. JOP. J Pancreas (Online), 2004, 5 (1): 32-40.

［6］ CUNNINGHAMJJ. A reanalysis of the factors influencing basal metabolic rate in normal adults [J]. Am J Clin Nutr, 1980, 33 (11): 2372-2374.

［7］ HAAF T, WEIJS P J. Resting energy expenditure prediction in recreational athletes of 18~35 years: confirmation of Cunningham equation and an improved weight-based alternative [J]. PLoS One, 2014, 9 (9): e108460.

［8］ ROZA A M, SHIZGAL H M. The Harris Benedict equation reevaluated: resting energy requirements and the body cell mass [J]. Am J Clin Nutr, 1984, 40 (1): 168-182.

［9］ OWEN O E, KAVLE E, OWEN R S, et al. A reappraisal of caloric requirements in healthy women [J]. Am J Clin Nutr, 1986, 44 (1): 1-19.

［10］ HASSON R E, HOWE C A, JONES B L, et al. Accuracy of four resting metabolic rate prediction equations: effects of sex, body mass index, age, and race/ethnicity [J]. J Sci Med Sport, 2011, 14 (4): 344-351.

［11］ SIERVO M, BOSCHI V, FALCONI C. Which REE prediction equation should we use in normal-weight, overweight and obese women？ [J]. Clin Nutr, 2003, 22 (2): 193-204.

［12］ MIFFLIN M D, STJEOR S T, HILL L A, et al. A new predictive equation for resting energy expenditure in healthy individuals [J]. Am J Clin Nutr, 1990, 51 (2): 241-247.

［13］ FRANKENFIELD D, ROTH-YOUSEY L, Compher C. Comparison of predictive equations for resting metabolic rate in healthy nonobese and obese adults: a systematic review [J]. J Am Diet Assoc, 2005, 105 (5): 775-789.

［14］ WEIJS P J. Validity of predictive equations for resting energy expenditure in US and Dutch overweight and obese class Ⅰ and Ⅱ adults aged 18-65y [J]. Am J Clin Nutr, 2008, 88 (4): 959-970.

［15］ ZAUNER A, SCHNEEWEISS B, KNEIDINGER N, et al. Weight-adjusted resting energy expenditure is not constant in critically ill patients [J]. Intensive Care Med, 2006, 32 (3): 428-434.

［16］ VALENTINI L, ROTH E, JADRNA K, et al. The BASA-ROT table: an arithmetic-hypothetical concept for easy BMI-, age-, and sex-adjusted bedside estimation of energy expenditure [J]. Nutrition, 2012, 28 (7-8): 773-778.

［17］ BRAGA M, LJUNGQVIST O, SOETERS P, et al. ESPEN Guidelines on Parenteral Nutrition: surgery [J]. Clin Nutr, 2009, 28 (4): 378-386.

［18］ JAVED F, HE Q, DAVIDSON L E, et al. Brain and high metabolic rate organ mass: contributions to resting energy expenditure beyond fat-free mass [J]. Am J Clin Nutr, 2010, 91 (4): 907-912.

［19］ BOSY-WESTPHAL A, KOSSEL E, GOELE K, et al. Contribution of individual organ mass loss to weight loss-associated decline in resting energy expenditure [J]. Am J Clin Nutr, 2009, 90 (4): 993-1001.

［20］ GLYNN C C, GREENE G W, WINKLER M F, et al. Predictive versus measured energy expenditure using limits-of-agreement analysis in hospitalized, obese patients [J]. JPEN J Parenter Enteral Nutr, 1999, 23 (3): 147-154.

第五章 | 营养风险筛查 2002

第一节　概　　述

　　NRS 2002 是 2003 年丹麦学者（Kondrup J、Rasmussen HH、Hamberg O）、瑞士学者（Stanga Z）及 ESPEN 特别工作组提出的一种营养筛查方法。该方法的开发设想为：营养支持的指征是严重疾病合并营养需求增加的患者，或严重营养不良的患者，或较轻程度的严重疾病合并较轻程度的营养不良患者。同时包括目前没有营养不良，但是具有由于疾病和 / 或治疗（如严重创伤、手术、化疗）而出现营养不良风险的患者。这一开发设想将营养支持的适应证扩大到预防营养不良的发生。

　　NRS 2002 建立在循证医学基础上，简便易行，适用于住院患者的营养风险筛查。2013年 4 月 18 日发布的中华人民共和国卫生行业标准《临床营养风险筛查》（WS/T 427—2013）规定：NRS 2002 的适用对象为年龄 18~90 岁、住院过夜、入院次日 8 时前未进行急诊手术、神志清楚、愿意接受筛查的成年住院患者。中华医学会肠外肠内营养学分会推荐在住院患者中使用 NRS 2002 作为营养筛查的首选工具。

第二节　操作方法与标准

　　NRS 2002 由第一步（初步）筛查和第二步（最终）筛查两个部分组成。

　　第一步（初步）筛查简称初筛，包括 4 个判断性问题，涉及 BMI、体重减轻情况、摄食情况、病情严重与否（表 5-2-1）。

　　第二步（最终）筛查简称终筛，内容包括营养状况受损、疾病严重程度及年龄三部分评分：①营养状况受损评分，0~3 分；②疾病严重程度评分，0~3 分；③年龄评分，0~1 分；见表 5-2-2。

表 5-2-1 NRS 2002 第一步筛查:初步营养筛查

	筛查项目	是	否
1	BMI<20.5kg/m²(18.5kg/m²)?		
2	患者在过去 3 个月有体重下降吗?		
3	患者在过去 1 周内有摄食减少吗?		
4	患者有严重疾病吗(如 ICU 治疗)?		

说明:

1. BMI 国人 BMI 正常值下限为 18.5kg/m²,所以,对中国患者进行营养风险筛查时,应该询问患者的 BMI 是否小于 18.5kg/m²?

2. 如果对以上任一问题回答"是",则直接进入第二步筛查,即最终筛查。如果对上述所有问题回答"否",说明患者目前没有营养风险,无需进行第二步筛查,但是需要 1 周后复查。

3. 意义 即使是患者对以上所有问题回答均为"否",如患者计划接受腹部大手术治疗,仍然可以制订预防性营养支持计划,以降低营养风险。

表 5-2-2 NRS 2002 第二步筛查:最终营养筛查

评分项目	0 分	1 分	2 分	3 分
营养状态受损评分	正常营养状态:BMI ≥18.5kg/m²,近 1~3 个月体重无变化,近 1 周摄食量无变化	3 个月内体重丢失 >5% 或食物摄入比正常需要量低 25%~50%	一般情况差或 2 个月内体重丢失 >5% 或者食物摄入比正常需要量低 51%~75%	BMI<18.5kg/m²,且一般情况差或 1 个月内体重丢失 >5%(或 3 个月体重下降 15%)或者前 1 周食物摄入比正常需要量低 76%~100%
疾病严重程度评分	正常营养需要量	需要量轻度增加:髋关节骨折,慢性疾病有急性并发症者:肝硬化,COPD,血液透析,糖尿病,一般肿瘤患者	需要量中度增加:腹部大手术,卒中,重度肺炎,血液恶性肿瘤	需要量明显增加:颅脑损伤,骨髓移植,急性生理及慢性健康评估系统(acute physiology and chronic health evaluation score,APACHE)>10 分的 ICU 患者
年龄评分	18~69 岁	≥70 岁		

说明:

1. 计分 NRS 2002 总评分计算方法为 3 项评分相加,即疾病严重程度评分 + 营养状态受损评分 + 年龄评分。

2. 结论 ①总分值 ≥3 分,患者存在营养风险,开始制订营养治疗计划;②总分值 <3 分,每周复查营养风险筛查。

3. 疾病严重程度的定义 ①1 分。慢性疾病患者因出现并发症而住院治疗,患者虚弱但不需卧床。蛋白质需要量略有增加,但可以通过口服补充剂来弥补。②2 分。患者需要卧床,如腹部大手术后。蛋白质需要量相应增加,但大多数人仍可以通过人工营养得到恢复。③3 分。患者在重症病房中靠机械通气支持,蛋白质需要量增加,且不能被人工营养支持所弥补,但是通过人工营养可以使蛋白质分解和氮丢失明显减少。

4. 临床意义 对于下列所有 NRS 评分 ≥3 分的患者应制订营养支持计划,包括①严重营养状态受损(≥3 分);②严重疾病(≥3 分);③中度营养状态受损 + 轻度疾病(2+1 分);④轻度营养状态受损 + 中度疾病(1+2 分)。

2013 年 4 月 18 日发布的中华人民共和国卫生行业标准《临床营养风险筛查》(WS/T 427—2013)规定的营养风险筛查记录表(表 5-2-3)如下。

表 5-2-3　临床营养风险筛查记录表

1　患者基本信息

患者知情同意参加:是[　];否[　]

患者编号:

经伦理委员会批准。批准号:

单位名称:　　　　　　　　　　科室名称:_____病历号:_____

适用对象:18~90 岁,住院 1 天以上,次日 8 时前未行手术,神志清者。是[　];否[　]

不适用对象:18 岁以下,90 岁以上,住院不过夜,次日 8 时前行手术,神志不清者。是[　];否[　]

入院日期:

病房:　　　病床:　　　姓名:　　　性别:　　　年龄:__岁　联系电话:_____

2　临床营养风险筛查

主要诊断:

2.1　疾病评分

若患有以下疾病请在[　]打"√",并参照表针进行评分。

注:未列入下述疾病者须"挂靠",如"急性胆囊炎""老年痴呆"等可挂靠于"慢性疾病急性发作或有并发症者"计 1 分(复核者有权决定挂靠的位置)。

髋骨折、慢性疾病急性发作或有并发症、慢性阻塞性肺疾病、血液透析、肝硬化、一般恶性肿瘤(1 分)[　];

腹部大手术、脑卒中、重度肺炎、血液恶性肿瘤(2 分)[　];

颅脑损伤、骨髓移植、APACHE-Ⅱ评分 >10 分 ICU 患者(3 分)[　];

疾病评分:0 分[　],1 分[　],2 分[　],3 分[　]。

2.2　营养状况受损评分

2.2.1　人体测量

身高(经过校正的标尺,校正至 0.1cm)_____m(免鞋);

体重(经过校正的体重计,校正至 0.1kg)_____kg(空腹、病房衣服、免鞋);

BMI_____kg/m^2(若 BMI<18.5kg/m^2 且一般情况差,3 分,若 BMI≥18.5kg/m^2,0 分);

小计:　　　　分

2.2.2　体重状况

近期(1~3 个月)体重是否下降? (是[　],否[　]);若是体重下降,

体重下降 >5% 是在:3 个月内(1 分)[　],2 个月内(2 分)[　],1 个月内(3 分)[　];

小计:　　　　分

2.2.3　进食情况

一周内进食量是否减少? (是[　],否[　]);

如果减少,较从前减少:25%~50%(1 分)[　],51%~75%(2 分)[　],76%~100%(3 分)[　];

小计:　　　　分

营养状况受损评分:0 分[　],1 分[　],2 分[　],3 分[　]。

注:取上述 3 个小结评分中的最高值。

续表

2.3	年龄评分
	若年龄≥70岁为1分,否则为0分;
	年龄评分:0分［　　］,1分［　　］。
2.4	营养风险总评分
	临床营养筛查总分 =　　　　分;
	注:临床营养筛查总分 = 疾病评分 + 营养状况受损评分 + 年龄评分。
3	**调查者及复核者签名**
	调查者签名:
	复核者签名:
4	**筛查日期**
	年　　　　月　　　　日

注:本记录表规定进行营养风险筛查前应该获得患者知情同意,并应该有医院伦理委员会的批准。笔者对此持保留态度。

第三节　临床应用评价

NRS 2002 的信度和效度在欧洲已得到验证。Kondrup J 等应用 NRS 2002 对 128 个相关营养支持临床随机对照研究进行的回顾性分析,证实了该工具的预测有效性。研究结果显示,经 NRS 2002 评估发现存在营养风险的患者,即 NRS ≥ 3 分的患者,给予营养支持后临床预后比无营养支持的患者更好(图 5-3-1);而且分值越大,营养支持效果越好(图 5-3-2)。受试者操作特征曲线(receiver operator characteristic curve,ROC 曲线)分析进一步证实了 3 分切点值的可靠性(图 5-3-3)。

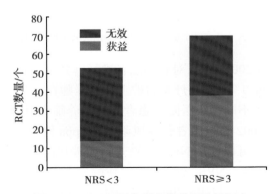

图 5-3-1　NRS 评分判定营养风险的切点

RCT. randomized control trial,随机对照试验;

NRS. nutritional risk screening, 营养风险筛查。

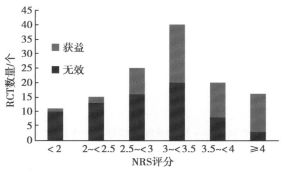

图 5-3-2　NRS 评分与营养支持效果的关系

RCT. randomized control trial，随机对照试验；

NRS. nutritional risk screening，营养风险筛查。

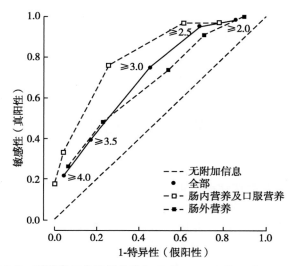

图 5-3-3　受试者工作特征曲线（receiver operating characteristic
curve，ROC 曲线）分析

对肠内营养及口服营养而言，3 分的切点能提供最佳的区分；对肠外营养
而言，3.5 分的切点能够提供较好的区分；对所有患者而言，2.5 分即与临床
治疗有效性比值大于 1 的 95% 可信区间（confidence interval，CI）相关联。

不同研究者使用 NRS 2002 工具，对相同患者进行营养风险筛查的结果的一致性，反映
了该工具的信度。Kondrup J 等报告，丹麦的护士和营养师在一个 2 年的研究中，使用该工
具对当地、区域及大学 3 个不同等级医院的患者进行营养筛查，得到了一致的结果。护士、
营养师和医师使用 NRS 2002 筛查患者营养风险时，Kappa 值为 0.67。他们还发现，750 例
新入院患者中，99% 的患者可以使用 NRS 2002 进行营养风险筛查，表明 NRS 2002 有很好
的临床适用性。陈伟等观察了 NRS 2002 对中国住院患者营养风险筛查的可行性，发现结
合中国人群的 BMI 正常值，应用 NRS 2002 对中国住院患者营养风险进行筛查并判断是否
需要营养支持是可行的。中华医学会肠外肠内营养学分会主持的住院患者应用 NRS 2002
进行营养风险筛查的研究显示，结合中国人 BMI 正常值，NRS 2002 营养风险筛查能够应用
于 94%~99% 的中国住院患者。在美国住院患者的调查中显示，99.5% 的患者可应用 NRS

2002进行营养风险筛查。

Kondrup J等观察了NRS 2002对不同疾病患者的治疗有效预测性,发现切点值3分对不同疾病营养支持有效的预测性高度一致,对NRS评分≥3分的不同疾病患者进行营养支持,可以明显改善临床结局(图5-3-4)。通过212例住院患者的前瞻性临床随机对照研究,证实应用NRS 2002可以预测临床结局,对有营养风险的患者进行营养支持能缩短患者的住院时间。Gur AS等报告了NRS 2002在外科患者中的应用,698例新入院患者,在入院24小时内对患者进行营养风险筛查,发现NRS 2002能够较好地鉴别中青年患者与老年患者,良性疾病与恶性疾病患者(1.1% vs. 28.1%),消化道恶性肿瘤与非消化道恶性肿瘤(31% vs. 6.5%)的营养风险。

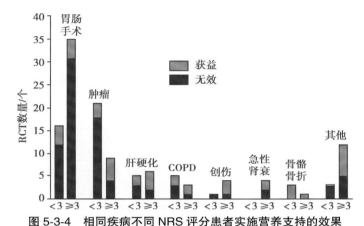

图 5-3-4 相同疾病不同 NRS 评分患者实施营养支持的效果

RCT. randomized control trial,随机对照试验;COPD. chronic obstructive pulmonary disease,慢性阻塞性肺病。

NRS 2002本身属于筛查工具,只能判断患者是否存在营养风险,不能判定患者是否存在营养不良的风险,不能判定患者是否存在营养不良以及营养不良的程度。

NRS 2002使用的困难之处在于如果患者卧床无法测量体重,或者有水肿、腹水等影响体重的测量,以及意识不清患者无法回答评估者的问题时,该工具的使用将受到限制。此外,NRS 2002工作表中规定的疾病种类非常有限,遇到工作表中未出现的疾病时,需要采用"挂靠"类似疾病的方法进行评分,这增加了误差的可能性。

NRS 2002是新近发展的营养风险筛查工具,目前的研究多数集中于欧洲国家、中国,尤其是中国的研究更多,其他国家应用较少,数据尚不足,有待于更多的临床干预研究证明其预测性和有效性。

第四节 病 例 报 告

患者,男性,78岁,因腹痛,腹胀,停止排便、排气2天来诊,急诊以乙状结肠扭转收入院。患者既往有类似发作史。发病以来,患者未曾进食、进水,疼痛难忍,不能站立,无法称重、量高,但是患者诉体重无明显变化。体格检查见患者消瘦,衰弱,表情痛苦,口唇及皮肤干燥,腹部膨隆,左下腹见肠型,未触及肿块。入院急诊化验检查提示:白细胞 $15.6 \times 10^9/L$,中性粒细胞百分比 82%,电解质正常、肝功能正常、白蛋白正常。

用 NRS 2002 对该患者进行营养风险筛查。该患者的诊断为乙状结肠扭转,患者既往有类似发作病史,NRS 2002 评分表中没有乙状结肠扭转的诊断,可以"挂靠"慢性疾病急性发作,计 1 分;如果患者计划进行急诊手术治疗,则应该"挂靠"腹部大手术,计 2 分。但是,实际上该患者没有进行急诊手术,而是在保守治疗后进行的择期手术,所以,疾病评分计 1 分,按慢性疾病急性发作"挂靠"。患者疼痛难忍,体质虚弱,不能站立,无法获取体重、身高及BMI 数据,但是患者白蛋白水平正常,所以,人体评分中的人体测量计 0 分;尽管患者不能测量体重,但是患者自己认为体重没有变化,可以视为体重没有下降,计 0 分。患者 2 天来完全没有进食、进水,计 3 分;患者为 78 岁老人,计 1 分;NRS 2002 的最终得分为 5 分,说明患者存在营养风险(表 5-4-1)。

表 5-4-1　中山大学附属第一医院住院患者营养风险筛查评分表

中山大学附属第一医院
住院患者营养风险筛查评分表

筛查工具:营养风险筛查 2002(nutrition risk screening 2002,NRS 2002)

适用对象:18~90 岁,住院 1 天以上,次日 8 时前未行手术,神志清者(√是□,否□)

除外对象:<18 岁,>90 岁,住院不过夜,次日 8 时前行手术,神志不清(是□,否□)

患者姓名　王××	年龄　78 岁	性别　男	住院号　××××××
主要诊断　乙状结肠扭转		肿瘤 TNM 分期	
通信地址　广州市越秀区农林下路 × 号		电话　13802755×××	

(一)疾病评分

若患者有以下疾病请在□打"√",并参照标准进行评分,未列入下述疾病者须"挂靠"。

评分 1 分,营养需要量轻度增加:髋骨折□;√慢性疾病急性发作或有并发症者□;COPD □;血液透析□;肝硬化□;一般恶性肿瘤疾病□

评分 2 分,营养需要量中度增加:腹部大手术□;脑卒中□;重度肝炎□;血液恶性肿瘤□

评分 3 分,营养需要量重度增加:颅脑损伤□;骨髓移植□;APACHE>10 分的 ICU 患者□

疾病评分:□ 0 分　√□ 1 分　□ 2 分　□ 3 分(挂靠疾病　慢性疾病急性发作)

(二)营养评分

1. 人体测量:要求:空腹、免鞋、单衣,身高、体重分别精确至 0.5cm、0.2kg

　　　　　身高　　m,体重　　kg,BMI　　kg/m²,　BMI<18.5kg/m² □ 3 分

　　　　　严重胸水、腹水、水肿者,卧床得不到 BMI 者,无严重肝、肾功能异常时,用白蛋白值替代。

　　　　　白蛋白 <30g/L　□ 3 分

2. 体重下降:1~3 个月体重是否下降? (是□,√否□),体重下降　　kg,下降　　%。

　　　　　体重下降 >5% 是在 □ 3 个月内(1 分)　□ 2 个月内(2 分)　□ 1 个月内(3 分)

3. 摄食下降:一周内进食量是否减少? (√是□,否□)

　　　　　较从前减少□ 25%~50%(1 分)　减少□ 51%~75%(2 分)　√减少□ 76%~100%(3 分)

营养评分□ 0 分　□ 1 分　□ 2 分　√□ 3 分(注:上述 3 个评分中取 1 个最高值)

(三)年龄评分

≥70 岁　√□ 1 分　<70 岁　□ 0 分

营养风险总评分:　5　分(疾病评分 + 营养评分 + 年龄评分)

调查者签名　XXX　　　　　　　日期　2012 年 4 月 10 日

参 考 文 献

［1］ KONDRUP J, RASMUSSEN H H, HAMBERG O, et al. Nutritional risk screening (NRS 2002): a new method based on an analysis of controlled clinical trials [J]. Clin Nutr, 2003, 22 (3): 321-336.

［2］ KONDRUP J, ALLISON S P, ELIA M, et al. ESPEN guidelines for nutrition screening 2002 [J]. Clin Nutr, 2003, 22 (4): 415-421.

［3］ JOHANSEN N, KONDRUP J, PLUM L M, et al. Effect of nutritional support on clinical outcome in patients at nutritional risk [J]. Clin Nutr, 2004, 23 (4): 539-550.

［4］ 蒋朱明, 陈伟, 张澍田. 中国11个城市大医院6个临床专科5303例住院患者营养风险筛查(期中小结摘要)[J]. 中国临床营养杂志, 2006, 14 (4): 263.

［5］ 陈伟, 蒋朱明, 张永梅, 等. 欧洲营养风险调查方法在中国住院患者的临床可行性研究[J]. 中国临床营养杂志, 2005, 13 (3): 137-141.

［6］ STRATTON R J, HACKSTON A, LONGMORE D, et al. Malnutrition in hospital outpatients and inpatients: prevalence, concurrent validity and ease of use of the 'malnutrition universal screening tool'('MUST') for adults [J]. Br J Nutr, 2004, 92 (5): 799-808.

［7］ AHMED T, HABOUBI N. Assessment and management of nutrition in older people and its importance to health [J]. Clin Interv Aging, 2010, 5: 207-216.

［8］ ANTHONY P S. Nutrition Screening Tools for Hospitalized Patients [J]. Nutr Clin Pract, 2008, 23 (4): 373-382.

［9］ BAUER J M, VOGL T, WICKLEIN S, et al. Comparison of the mini nutritional assessment, subjective global assessment, and nutritional risk screening (NRS 2002) for nutritional screening and assessment in geriatric hospital patients [J]. Z Gerontol Geriatr, 2005, 38 (5): 322-327.

［10］ GUR A S, ATAHAN K, ALADAG I, et al. The efficacy of Nutrition Risk Screening-2002 (NRS-2002) to decide on the nutritional support in general surgery patients [J]. Bratisl Lek Listy, 2009, 110 (5): 290-292.

［11］ BARBOSA A A O, VICENTINI A P, LANGA F R. Comparison of NRS-2002 criteria with nutritional risk in hospitalized patients [J]. Cien Saude Colet, 2019, 24 (9): 3325-3334.

［12］ SANSON G, SADIRAJ M, BARBIN I, et al. Prediction of early-and long-term mortality in adult patients acutely admitted to internal medicine: NRS-2002 and beyond [J]. Clin Nutr, 2020, 39 (4): 1092-1100.

第六章 | 营养不良通用筛查工具

第一节 概　　述

营养不良通用筛查工具（malnutrition universal screening tool，MUST）由 BAPEN 多学科营养不良咨询组（malnutrition advisory group，MAG）开发，于 2004 年正式发表。最初是为社区应用设计的，随着应用范围扩大，2003 年 MAG 主席 Elia 在 MUST 报告中指出，MUST 适用于不同医疗机构的营养风险筛查工具，适合不同专业人员使用，如护士、医师、营养师、社会工作者和学生等，适合不同年龄及诊断成人营养不良及其发生风险的筛查。该工具得到英国营养师协会、英国皇家护理学院、注册护士协会、肠外肠内营养协会的支持，主要用于蛋白质 - 能量营养不良及其发生风险的筛查。

第二节　操作方法与标准

获取患者知情同意后，做好相关记录，重点询问患者基础资料，特别是患者入院前 1 周饮食情况（注意饮食量是否有减少及减少程度），最近 1~3 个月内体重变化、疾病是否有急性发作情况，并在患者入院次日晨起（上午 6 :00~8 :00，测量患者在空腹、赤脚并穿着轻质病员衣服状态下身高和体重值，其中身高测量值精确到 0.1cm，体重指标测量值精确至 0.1kg），每次测量前，由评估人员对测量仪器进行刻度值归零校正。询问病史及采集相关数据后，对每位符合纳入标准患者计算 MUST 评分。

MUST 包括 3 个方面评估内容：BMI、体重变化、疾病所致进食量减少，通过 3 部分评分得出总分，分低风险、中风险及高风险三级。

MUST 评分将 BMI 分为 3 级：>20kg/m^2、18.5~20kg/m^2 和 <18.5kg/m^2，三者分别评为 0、1 和 2 分；将过去 3~6 个月体重下降程度也分为 3 级：<5%、5%~10% 和 >10%，分别评为 0、1 和 2 分；如果由于疾病的原因导致近期禁食时间可能 ≥5d 则加 2 分。将以上分数加起来,0 分为低营养风险状态,需定期进行重复筛查;1 分为中等营养风险状态;2 分为高营养风险状态;如果 >2 分,表明营养风险较高,需要由专业营养医师制订营养治疗方案(表 6-2-1)。

表 6-2-1　MUST 评分标准

评分项目		分值
BMI	>20.0kg/m²	0 分
	18.5~20.0kg/m²	1 分
	<18.5kg/m²	2 分
体重下降程度	过去 3~6 个月体重下降 <5%	0 分
	过去 3~6 个月体重下降 5%~10%	1 分
	过去 3~6 个月体重下降 >10%	2 分
疾病原因导致近期禁食时间	≥5d	2 分

注:将以上分数加起来,0 分为低营养风险状态,需定期进行重复筛查;1 分为中等营养风险状态;2 分为高营养风险状态;如果 >2 分,表明营养风险较高,需要由专业营养医师制订营养治疗方案。

评估过程中的质量控制主要体现在以下三方面:

(一)对患者身高、体重测量方法的精确把握(入院后次日晨起患者空腹、赤脚、穿着轻质病员服装测量身高、体重,研究所用测量仪器在使用前均经过评估人员的归零校正,不能采用电子病历记录的数据来反映患者身高和体重数值信息)。

(二)在每位患者疾病严重程度评分方面,如果调查人员有疑惑或对评分细则不确定,调查负责人或患者的主管医师有权决定诊断“挂靠”位置,即疾病评分的确定。

(三)患者近期饮食及体重变化均由患者本人叙述,患者家属意见仅当参考。另外,在与患者沟通过程中,也要注意问诊技巧及提问顺序,如针对体重下降指标的问诊,首先询问患者近期内体重有无变化,如患者回答是下降,再询问下降的程度,若下降幅度 >5%,再仔细询问是在最近几个月内出现此情况,这样能在最大程度上减少问诊对于患者的言语暗示,减少偏倚。

MUST 评估结束后,根据评估结果,应该给予相应的处理,图 6-2-1 概括了 MUST 的工作流程及处理原则。

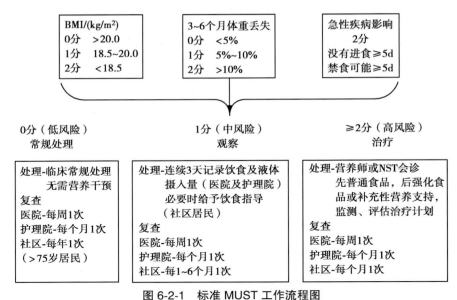

图 6-2-1　标准 MUST 工作流程图

BMI. body mass index，体重指数；NST. nutritional support team，营养支持团队。

第三节　临床应用评价

Stratton RJ 等将 MUST 与其他营养不良筛查工具进行比较，分别使用了 Hickson-Hill 工具（Hickson and Hill tool，HH）、MEREC 公告工具（MEREC Bulletin tool，MEREC）、NRS、MST、MNA-SF、SGA、营养不良风险评分（undernutrition risk score，URS），其观察者间一致性较好（Kappa 值为 0.88~1），与其他工具相比一致性较好（Kappa 值为 0.775~0.893），制订过程中多学科工作组确保了表面效度及内容效度（图 6-3-1）。

Amaral TF 等以 NRS 2002 作为参照，观察 MUST、MST 对肿瘤患者长住院时间（定义为住院时间 ≥ 7 天）的预测作用，130 例肿瘤患者，MUST、NRS2002、MST 发现的营养风险分别为 43.8%、28.5%、17.7%，他们均能发现头颈部肿瘤患者为营养不良高风险人群，MUST 对长住院时间的预测作用最好，OR=3.24，95% CI=1.5~7，高于 NRS 2002（OR=2.47，95% CI=1.05~5.8）。

老年患者的营养筛查与评估往往比较困难，一个重要原因是获取体重及身高有时并非易事。Stratton RJ 等研究显示，在身高、体重无法获得的卧床患者中，仍可使用 MUST 进行筛查，在相应的评分项目上根据临床观察做出估计，在这点上 MUST 比 NRS-2002 更灵活，可用于因肿瘤或其他疾病、营养原因而致身体衰弱无法离床活动者，可有效预测老年住院患者的病死率、住院时间等临床结局。150 例连续入院患者，平均年龄（85 ± 5.5）岁，只有 56% 的患者可以获取体重，但是全部患者均可以完成 MUST，MUST 评估发现营养不良风险为 58%。与低风险者相比，高营养不良风险者，院内及出院后病死率更高（P<0.01），住院时间更长（P=0.02），MUST 的每一评估结果等级（低风险、中风险、高风险）及每一项评估（BMI、体重丢失及急性疾病）与病死率的相关性非常显著（P<0.03）。他们还发现，与可以称重的

患者相比,不能称重或记不清自己体重的患者营养不良风险更高(P=0.01),临床结局更差($P<0.002$)(图 6-3-2~ 图 6-3-4)。

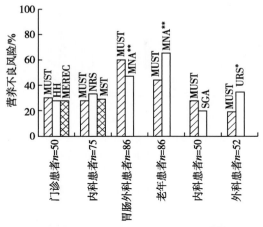

图 6-3-1　MUST 在评估同一组患者中与其他工具的一致性

* $P<0.05$,** $P<0.01$。

MUST. malnutrition universal screening tool,营养不良通用筛查工具;HH. Hickson and Hill tool,Hickson-Hill 工具;MEREC. MEREC Bulletin tool,MEREC 公告工具;NRS. nutrition risk score,营养不良筛查评分;MST. malnutrition screening tool,营养不良筛查工具;MNA. mini nutritional assessment,微型营养评价;SGA. subjective global assessment,主观整体评估;URS. undernutrition risk score,营养不良风险评分。

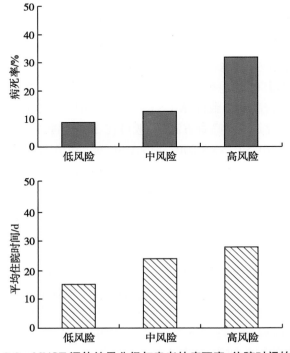

图 6-3-2　MUST 评估结果分级与患者的病死率、住院时间的关系

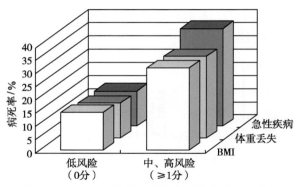

图 6-3-3　MUST 得分情况评估住院患者死亡率与
急性疾病、体重丢失、BMI 关系

（急性疾病 $P=0.001$，BMI $P=0.02$，体重丢失 $P=0.007$）
BMI. body mass index，体重指数。

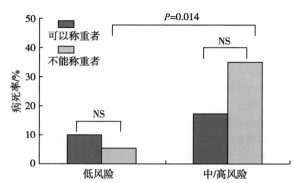

图 6-3-4　可以称重者与不能称重者的营养不良风险

NS. no significance，无显著。

　　Burden 等将 MUST 应用于 87 例大肠癌术前患者营养不良筛查，认为其适用于大肠癌术前患者。将 MUST 与其他目前被使用的营养风险筛查工具进行比较的研究显示，MUST 与 SGA 和 NRS 2002 有较高的一致性，MUST 在不同使用者间也具有较高的一致性信度，该工具是容易使用的快速营养风险筛查方法，一般可在 3~5 分钟内完成，MUST 适用于所有住院患者。傅晓瑾等应用 MUST、NRS 2002、MNA-SF 对 259 例外科术前患者进行筛查，发现 NRS 2002 和 MUST 的特异性、阳性预测值较好，且筛查结果与住院时间存在关联，因此推荐 MUST 和 NRS 2002 作为患者入院筛查的常规工具。

　　2005 年 CSPEN 启动对中国大城市三甲医院调查，结果表明住院患者营养不足总发生率为 12%，营养风险总发生率为 35.5%，其中，消化内科和肾脏内科患者营养不足发生率居前两位，分别为 17% 和 14.1%，在科室患者营养风险发生率方面，消化内科、神经内科和呼吸内科位居前三位。这一研究结果充分说明了营养不足和营养风险不仅仅是外科医护人员需要重视的问题，而且更需要内科医护人员的关注，因为相对于外科患者而言，内科患者在评估过程中所表现出来的所占营养风险比例更大。从营养风险设计的基本出发点而言，其侧重的是使患者获益，即通过合理的营养干预或支持能够达到患者不良临床结局发生率减少的理想作用，而国内外相关研究数量较少且结论不统一。Lamb 等对住院患者的 MUST

评估中度及重度营养风险占总人数的44%,并且观察到重度营养不良患者>80岁者明显升高。Lelovics 等对社区福利机构老年人进行 MUST 评估发现,中、重度营养风险发生率为38.2%。Johansen 等报道了一项随机对照研究,共纳入了 212 名被评估为具有营养风险的患者,研究的终点指标为住院时间及营养性出院指标相关住院时间,患者需满足:①无需协助即能自行去洗手间大小便;②体温<38℃;③无输液通道。研究结果显示虽然 2 组患者在总体并发症发生率、平均住院日及营养性出院指标相关住院时间方面未有明显差异,但存在并发症患者在上述指标的改善方面,营养支持组明显好于对照组。国内 Jie 等报道了一项国内外多中心、大样本前瞻性队列研究,研究结果显示在有营养风险的患者中,得到营养支持者较无营养支持者,在总的并发症发生率方面及感染性并发症发生率方面差异均有统计学意义,其中 EN 组患者总并发症及感染并发症发生率方面均低于对照组($P<0.01$);而 PN 组与对照组总并发症发生率之间的差异无统计学意义。

郭卫平等将 MUST 应用于 314 例胃癌术前患者营养风险评估,显示严重营养风险预示胃癌患者围手术期更易发生并发症和住院时间较长。病历选择收集需行手术的胃癌患者337 例,筛除神志不清和无法站立 8 例、腹水和胸腔积液(胸片及 CT 证实)患者 15 例。适合 MUST 营养风险筛查评估者 314 例,术前均未行放化疗,术后病理确诊为胃癌。记录患者病程中体重下降情况。收集年龄、临床病理分期、术后并发症情况和住院天数等。具体评分方法同本章介绍的评估标准。经 MUST 筛查,低度营养风险人数为 147 例(46.8%)、中度营养风险人数为 65 例(20.7%)、重度营养风险为 102 例(32.4%)。每例患者的评价时间均在5~10 分钟内完成。其中低、中、重度营养风险胃癌患者出现围手术并发症人数分别为 14 例(9.5%)、9 例(13.8%)和 26 例(25.4%),3 组比较差异有统计学意义。低、中、重度营养风险胃癌患者平均住院天数分别为(14.38 ± 8.19)天、(15.68 ± 8.87)天和(18.17 ± 11.34)天,重度营养风险胃癌患者平均住院天数高于低度营养风险胃癌患者,差异具有统计学意义。

有 2 篇最新研究报告其结果值得关注。Cereda E 等 2013 年报告,MUST 评估 160例、中位年龄 60 岁的系统性硬化(systemic scleredema,SS)患者,该组患者的高风险(MUST ≥ 2 分)、低风险(MUST=1)比例分别为 24.4%、30%。随访 46 个月发现,MUST ≥ 2分与病死率密切相关(HR=8.3,95%CI=2.1~32.1)(图 6-3-5)。模型性能(performance of the model)分析提示:包括疾病在内的 MUST 风险评分比单纯疾病更加重要,Harrell's c=0.74(95%CI=0.59~0.89)vs. Harrell's c = 0.68(95%CI=0.53~0.84),单纯人体测量(BMI、体重)风险参数与病死率无关。说明 MUST 评估系统的 3 个部分密不可分,就其重要性而言,疾病更为重要,人体测量次之。

Lomivorotov VV 等 2013 年报告,他们以 SGA 为标准,比较了 MUST、NRS 2002、MNA及 SNAQ 对心肺转流术患者临床结局(院内病死率、手术后并发症、ICU 住院时间、总住院时间)的预测作用。经 SGA 确诊为营养不良的患者,SNAQ、MUST、MNA、NRS 2002 的评估灵敏度分别为 91.5%、97.9%、81.8%、38.3%。SNAQ、MUST、NRS 2002 评估结果,与手术后并发症相关(OR 值分别为 1.75、1.98、1.82),与 ICU>2 天的住院时间相关(OR 值分别为 1.46、1.56、2.8)。SNAQ、MUST 评估结果还与总住院时间延长相关(OR 值分别为 1.49、1.59)。多因素回归分析提示:欧洲心脏手术风险评估系统(European system for cardiac operative risk evaluation,EuroSCORE)、心肺转流时间及 MUST 评分是手术后并发症的独立预测参数,其统计学结果分别为 OR=1.1,$P<0.000\ 1$;OR=1.01,$P<0.000\ 1$;OR=1.2,P =0.01(表 6-3-1)。

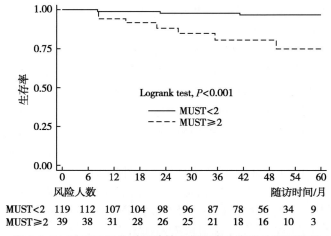

图 6-3-5 MUST 评分对系统性硬化患者生存率的预测作用

MUST. malnutrition universal screening tool，营养不良通用筛查工具。

表 6-3-1 MUST 对手术后并发症的预测作用

危险因素	多因素分析							
	OR (95% CI)	P 值	OR (95% CI)	P 值	OR (95% CI)	P 值	OR (95% CI)	P 值
EuroSCORE	1.1 (1.0~1.1)	<0.000 1		<0.000 1		<0.000 1		<0.000 1
CPB 时间	1.1 (1.0~1.1)	<0.000 1		<0.000 1		<0.000 1		<0.000 1
营养不良								
MUST	2.0 (1.4~2.8)	0.000 1	1.5 (1.1~2.4)	0.020 0				
SNAQ	1.8 (1.2~2.5)	0.002 0			1.3 (0.9~1.9)	0.200 0		
NRS 2002	1.8 (1.1~3.1)	0.020 0					1.4 (0.8~2.5)	0.300 0

注：CPB. cardiopulmonary bypass，心肺转流；EuroSCORE. European system for cardiac operative risk evaluation，欧洲心脏手术风险评估系统；MUST. malnutrition universal screening tool，营养不良通用筛查工具；SNAQ. short nutritional assessment questionnaire，简短营养评估问卷；NRS 2002. nutritional risk screening 2002，营养风险筛查 2002。

营养不良通用筛查工具主要由 BMI、最近体重丢失情况和疾病对进食状态组成。其中前两部分都与体重有关，在老年患者中会出现因卧床不起、神志不清而无法获得准确的体重资料的情况，而这部分患者群体营养风险发生率往往最高，故这些限制会低估患者营养风险高发生率；另外组织水肿或腹腔及胸腔积液等情况也是影响体重的一个重要方面，可能影响评估结果。因此，我们认为未来在完善 MUST 评分量表指标方面，还有很多工作需要改进。

综上所述，MUST 结合各国人群 BMI 评定标准适用于患者营养风险筛查，对存在营养风险的患者进行合理营养支持可能会缩短平均住院时间、改善部分检验指标水平以及减少患者住院期间的严重并发症发生率。目前，进一步加大医护人员对营养评估及筛查工具的宣传和培训很有必要，有助于规范目前临床营养支持的应用，最终能让广大患者受益。

第四节　病 例 报 告

患者，女，75 岁，主因"腹泻伴尿色加深 2 周"入院，既往直肠癌、高血压史，完善相关检查考虑为壶腹周围癌。患者自发病以来，食欲下降，进食量约为原进食量 3/4 左右，体重下降约 4kg。患者身高 163cm，体重 51kg，BMI 19.2kg/m²。

入院后进行营养评估，MUST 结果见表 6-4-1。

表 6-4-1　患者 MUST 评分

评分项目		分值
BMI	18.5~20.0kg/m²	1 分
体重下降程度	过去 3~6 个月体重下降 5%~10%	1 分
疾病原因导致近期禁食时间	<5d	0 分

注：将以上分数加起来，总计为 2 分，为高营养风险状态；需要由营养专业医师或营养师制订营养治疗方案。

参 考 文 献

［1］ STRATTON R J, HACKSTON A, LONGMORE D, et al. Malnutrition in hospital outpatients and inpatients: prevalence, concurrent validity and ease of use of the 'malnutrition universal screening tool'('MUST') for adults [J]. Br J Nutr, 2004, 92 (5): 799-808.

［2］ 国际生命科学学会中国办事处中国肥胖问题工作组联合数据汇总分析协作组. 中国成人体质指数分类的推荐意见简介 [J]. 中华预防医学杂志, 2001, 35 (5): 349-350.

［3］ LAMB C A, PARR J, LAMB E I, et al. Adult malnutrition screening, prevalence and management in a United Kingdom hospital: cross-sectional study [J]. Br J Nutr, 2009, 102 (4): 571-575.

［4］ AMARAL T F, ANTUNES A, CABRAL S, et al. An evaluation of three nutritional screening tools in a Portuguese oncology centre [J]. J Hum Nutr Diet, 2008, 21 (6): 575-583.

［5］ STRATTON R J, KING C L, STROUD M A, et al. 'Malnutrition Universal Screening Tool' predicts mortality and length of hospital stay in acutely ill elderly [J]. Br J Nutr, 2006, 95 (2): 325-330.

［6］ KONDRUP J, ALLISON S P, ELIA M, et al. ESPEN guidelines for nutrition screening 2002 [J]. Clin Nutr, 2003, 22 (4): 415-421.

［7］ FETTES S B, DAVIDSON H I, RICHARDSON R A, et al. Nutritional status of elective gastrointestinal surgery patients pre-and post-operatively [J]. Clin Nutr, 2002, 21 (3): 249-254.

［8］ 陈伟, 蒋朱明, 张永梅, 等. 欧洲营养风险调查方法在中国住院患者的临床可行性研究 [J]. 中国临床营养杂志, 2005, 13 (3): 137-141.

［9］ WEIMANN A, BRAGA M, HARSANYI L, et al. ESPEN guidelines on enteral nutrition: surgery including organ transplantation [J]. Clin Nutr, 2006, 25 (2): 224-244.

［10］ BRAGA M, LJUNGQVIST O, SOETERS P, et al. ESPEN guidelines on parenteral nutrition: surgery [J]. Clin Nutr, 2009; 28 (4): 378-386.

［11］ SAUNDERS J, SMITH T. Malnutrition: causes and consequences [J]. Clin Med, 2010, 10 (6): 624-627.

［12］ BARKER L A, GOUT B S, CROWE T C. Hospital malnutrition: prevalence, identification and impact on patients and the healthcare system [J]. Int J Environ Res Public Health, 2011, 8 (2): 514-527.

［13］ BAUER J M, KAISER M J, SIEBER C C. Evaluation of nutritional status in older persons: nutritional screening and assessment [J]. Curr Opin Clin Nutr Metab Care, 2010, 13 (1): 8-13.

［14］ LOMIVOROTOV V V, EFREMOV S M, BOBOSHKO V A, et al. Evaluation of nutritional screening tools for patients scheduled for cardiac surgery [J]. Nutrition, 2013, 29 (2): 436-442.

［15］ PUTWATANA P, REODECHA P, SIRAPO-NGAM Y, et al. Nutrition screening tools and the prediction of postoperative infectious and wound complications: comparison of methods in presence of risk adjustment [J]. Nutrition, 2005, 21 (6): 691-697.

［16］ CLUGSTON A, PATERSON H M, YUILL K, et al. Nutritional risk index predicts a high-risk population in patients with obstructive jaundice [J]. Clin Nutr, 2006, 25 (6): 949-954.

［17］ 郭卫平, 卫洪波, 郑峰, 等. 营养不良通用筛查工具对胃癌患者营养风险评估价值的探讨 [J]. 中华肿瘤防治杂志, 2010, 17 (10): 767-769.

［18］ CEREDA E, CODULLO V, KLERSY C, et al. Disease-related nutritional risk and mortality in systemic sclerosis [J]. Clin Nutr, 2014, 33 (3): 558-561.

［19］ ALMASAUDI A S, MCSORLEY S T, DOLAN R D, et al. The relation between malnutrition universal screening tool (MUST), computed tomography-derived body composition, systemic inflammation, and clinical outcomes in patients undergoing surgery for colorectal cancer [J]. Am J Clin Nutr, 2019, 110 (6): 1327-1334.

［20］ SREMANAKOVA J, BURDEN S, KAMA Y, et al. An observational cohort study investigating risk of malnutrition using the Malnutrition Universal Screening Tool in patients with stroke [J]. J Stroke Cerebrovasc Dis, 2019, 28 (12): 104405.

［21］ GOTTSCHALL C, TARNOWSKI M, MACHADO P, et al. Predictive and concurrent validity of the malnutrition universal screening tool using mid-upper arm circumference instead of body mass index [J]. J Hum Nutr Diet, 2019, 32 (6): 775-780.

第七章 | 营养不良筛查工具

第一节 概　述

一、营养不良筛查工具概念

营养不良筛查工具（malnutrition screening tool，MST）是 1999 年澳大利亚昆士兰大学的 Ferguson M 等研究开发的，它是用于鉴别患者是否存在营养不良风险的一个简单、快捷、有效、可靠的工具，被美国膳食协会推荐使用。

二、MST 内容

Ferguson M 等选择入住澳大利亚昆士兰布里斯班卫斯理医院的 408 名患者（包括内科、外科、肿瘤患者）为研究对象，排除 18 岁以下、精神病、产妇及无法沟通交流的患者。通过查阅文献和临床实践选择并确定出一些营养筛查问题（表 7-1-1）。对这些患者进行主观营养评定（subjective global assessment，SGA），并询问表 7-1-1 中的营养筛查问题，为制定 MST 做准备。

表 7-1-1　制定 MST 时应用的营养筛查问题

营养筛查问题	分值
最近有无非自主的体重丢失？ 如果有，体重丢失多少，多长时间丢失的？	是 =1；否 =0；不确定 =1 不适用
最近你的食欲是？	差 =2；一般 =1；好 =0；不确定 =1
你的食欲 / 食物摄入与平常比较怎么样？	差 =2；一般 =1；好 =0；不确定 =1
你的食欲 / 食物摄入是否差于近期？	是 =1；否 =0；不确定 =1
你是否因为食欲降低而饮食减少？	是 =1；否 =0；不确定 =1
你是否患有引起进食种类和剂量改变的疾病？	是 =1；否 =0；不确定 =1

续表

营养筛查问题	分值
你是否有导致进食困难的牙齿、口腔和咀嚼方面的问题?	是 =1;否 =0;不确定 =1
在过去 3 天或更长时间,你有无恶心、呕吐或腹泻?	是 =1;否 =0;不确定 =1
你经常不按时吃饭吗?	是 =1;否 =0;不确定 =1
你大部分时间是单独进餐?	是 =1;否 =0;不确定 =1
你经常是自己去购买、烹饪和 / 或吃饭吗?	是 =1;否 =0;不确定 =1
你戴假牙吗?	是 =1;否 =0;不确定 =1
有无不耐受或过敏的食物?	是 =1;否 =0;不确定 =1
是否在进食特殊膳食?	是 =1;否 =0;不确定 =1
目前在服用几种由医师开具或自己购买的药物?	0~2 次 =0;3 次 =1
之前 12 个月中有无住院? 如果有,不同时间段的住院次数是多少?	是 =1;否 =0;不确定 =1 0~2 次 =0;3 次 =1
过去 6 个月内有无手术史?	是 =1;否 =0;不确定 =1
过去的 1 个月内,是否有因某种疾病而卧床?	是 =1;否 =0;不确定 =1
总的来说,你怎样看待自己的健康状况?	差 =5;一般 =4;好 =3;较好 =2; 极好 =1;不确定 =3
与 1 年前相比,你觉得自己的身体情况怎样?	非常差 =5;一般差 =4;差不多 =3; 好一些 =2;好很多 =1;不确定 =3

　　用方差分析检验每一个营养筛查问题与 SGA 之间的潜在关系,找出灵敏度和特异度超过 90% 的营养筛查问题。通过关联表将这些筛查问题的若干个组合与 SGA 进行比较。结果具有最高灵敏度和特异度的组合问题是"是否因为食欲降低而饮食减少?"和"近期有无非自主的体重丢失?"。增加问题"丢失了多少体重?"和"多长时间丢失的那些体重?"后同样进行了验证。关于体重丢失时间的问题并没有增加营养不良风险筛查工具的灵敏度和特异度。关于体重丢失的不同评分系统同样通过关联表与 SGA 进行了验证。确定出灵敏度和特异度最好的体重丢失量的评分系统。具有最高灵敏度和特异度的营养筛查问题组合和评分系统组成了 MST(表 7-1-2)。总分最低 0 分、最高 7 分,选择不同的分界值来确定患者是否存在营养不良,并与 SGA 进行比较(表 7-1-3)。具有最高灵敏度和特异度的分界值是 2 分。受试者 2 分及以上为有营养不良风险,需要给予营养支持,0 到 1 分者则无营养不良风险。

表 7-1-2　营养不良筛查工具

营养不良筛查工具	
近期有无非自主的体重丢失?	
无	0
不确定	2

续表

营养不良筛查工具	
如果有,丢失了多少体重 /kg ?	
1~5	1
6~10	2
11~15	3
>15	4
不确定	2
是否因为食欲降低而饮食减少?	
没有	0
是	1
总分	

注:总分≥2 分提示患者存在营养不良风险。

表 7-1-3 通过 MST 确定受试者是否存在营养不良风险时不同分界值的灵敏度和特异度

MST 分界值	无营养不良风险的 MST 分值	存在营养不良风险的 MST 分值	灵敏度 /%	特异度 /%
1	0	1~5	99	81
2	0~1	2~5	93	93
3	0~2	3~5	61	98
4	0~3	4~5	16	100
5	0~4	5	7	100

第二节 操作方法与标准

MST 主要涉及两个方面内容,体重改变和饮食摄入量改变,操作过程简单易行,医师、护士、营养师甚至家属都可自行完成,可用于成人住院患者的营养风险筛查。其操作过程主要是询问患者以下 2 个问题,并根据答案按照表 7-1-2 中列出的评分标准进行评分。

问题 1:近半年体重是否降低? 如果有,降低了多少?

问题 2:近期是否因食欲降低导致饮食摄入的减少?

第三节　临床应用评价

一、MST 应用

MST 建立当年,Ferguson ML 等在放疗患者身上进行了验证,106 例肿瘤放疗患者,分别用 SGA 对患者进行评估,分为营养良好、营养不良两类;用 MST 对相同患者进行评估,分为无营养风险及有营养风险两类,用 MST 对 SGA 的预测性来验证 MST。作者报告:89%、11% 的患者被 SGA 分别评估为营养良好、营养不良。72%、28% 的患者被 MST 评估为无营养不良风险、有营养不良风险。MST 的灵敏度为 100%,特异度为 81%,阳性预测值为 0.4,阴性预测值为 1(表 7-3-1)。

表 7-3-1　SGA 及 MST 对 106 例放疗患者的评估结果

	营养不良(SGA B 和 C)	营养良好(SGA A)
有营养不良风险(MST 2~5)	TP 12(11%)	RP 18(18%)
无营养不良风险(MST 0~1)	FN 0(0%)	TN 76(72%)

注:TP.true positive,真阳性;FP.false positive,假阳性;TN.true negative,真阴性;FN.false negative,假阴性。

Isenring E 等则在肿瘤化疗患者身上验证了 MST 的有效性,他们用患者参与的主观全面评定(patient generated-subjective global assessment,PG-SGA)对 50 例门诊化疗患者进行营养状况评价,发现营养不良的发生率为 26%(13/50)。根据 MST,32%(16/50)的患者为有营养不良风险,26%(13/50)患者被 MST 准确诊断为营养不良(真阳性),58%(34/50)的患者被 MST 评估为营养良好(真阴性),没有患者被 MST 错误评估为营养良好(假阴性),PG-SGA 评估为营养良好的 3 例患者被 MST 误诊为营养不良(假阳性)。由此可见,MST 的灵敏度为 100%,特异度为 92%,阳性预测值为 0.8,阴性预测值 1。不同评估人员之间的一致性很好,kappa 值为 0.83,$P<0.001$。

Miyata S 等在肺结核患者中进一步证实了 MST 的有效性与特异性(图 7-3-1)。他们还发现,MST 评分可以预测患者死亡风险,其最佳预测死亡风险的切点值为 MST=2.5。多因素分析提示:患者年龄及 MST≥3 是独立的、显著的生存预测因素。MST<3 的患者,中位生存时间为 453 天;MST≥3 的患者,中位生存时间为 242 天,相差非常显著,$P=0.001$(图 7-3-2)。

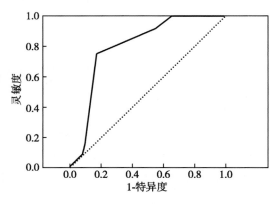

图 7-3-1　MST 的 ROC 曲线

ROC. Receiver operating characteristic curve,受试者工作特征曲线;N=52,曲线下面积 =0.780,95% CI 0.649~0.911。

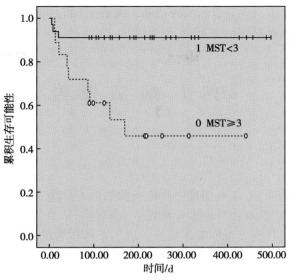

图 7-3-2　MST 评分与生存率的关系
log-rank 检验, $P < 0.001$
MST. malnutrition screening tool, 营养不良筛查工具。

　　此外, Wu ML 等报告, MST 可以被护士作为一种常规工作, 用来准确预测老年患者的营养风险, 从而减少患者的再次入院风险。Isenring EA 等在老年照护机构居住的老年人 [$n=285$, 平均年龄 (84±9) 岁] 中, 也验证了 MST 的有效性与特异性。认为 MST 是一项快速发现营养不良风险的可靠、有效工具。

　　Putwatana P 等在对腹部手术患者进行的描述性队列研究中发现 MST 可预测术后并发症。Bell JJ 等分别采用 MST、客观营养指标 (如 BMI 等) 对髋部骨折的患者进行营养风险筛查的研究, 发现不同人员 (护士和营养师) 对相同患者采用 MST 进行营养风险筛查时所得结果差异较大。当然这个结果可能跟髋部骨折患者中精神异常 (如谵妄和痴呆) 发生率较高有关。Lawson CS 等报告 MST 对慢性肾病患者的营养不良预测较差, 与 SGA 相比, MST 的灵敏度只有 48.7% (95% CI=41.7%~54%)、特异度 85.5% (95% CI=77.9~91.3)。

二、MST 优缺点

　　MST 适用于入院时成年患者的营养筛查, 其优点在于简单、快速、方便, 医护人员、患者和家属均可操作, 在澳大利亚是比较常用的营养风险筛查工具。但是由于其操作时需与患者沟通, 故本筛查方法不适用于昏迷、精神异常等不能正常沟通的患者。

　　针对 MST 不能用于沟通障碍患者的局限性, 2011 年 Benigni I 等报告了一种专门用于脑瘫患者的 MST (cerebral palsy-MST, CP-MST)。365 例脑瘫患者, 平均年龄 (35.7±9) 岁。中度营养不良的诊断标准为: 5%≤体重丢失 <10% 或 16≤BMI<18.5kg/m² 或 30g/L ≤白蛋白 <35g/L。本组患者中严重营养不良者占 25%, 中度营养不良者占 33%, 营养良好者占 42%。在包含有 13 个问题的调查问卷中, 作者发现 4 个与营养不良关系最为密切的条目: 体重 <40kg (10 分)、坐 (姿) 位不舒服或不可能 (4 分)、进食需要他人协助或完全依赖他人 (4 分)、可疑胃食管反流 (3 分), 据此组成 CP-MST。CP-MST>10 分, 提示营养不良风险; CP-

MST=0 分,可以排除严重营养不良。两种诊断的准确率均为 90%。他们认为 CP-MST 是一种有效的脑瘫患者营养状况评估工具。

第四节　病 例 报 告

一、病史介绍

患者,男,45 岁,主因"皮肤巩膜黄染伴进行性加重 1 月余"来诊,门诊以"梗阻性黄疸"收入院,既往体健,身高 170cm,平素体重 80kg。入院前半年患者饮食由油腻、肉类为主逐渐改变为清淡、素食为主,且饮食量亦逐渐减少。近 1 个月皮肤巩膜黄染,尿色深染如浓茶色,大便正常。入院后完善检查,明确诊断。体格检查:生命体征平稳,体重 70kg,皮肤巩膜黄染,腹软无压痛,双下肢无水肿。

二、MST 筛查及诊断建议

用 MST 进行营养风险筛查(表 7-4-1)。

表 7-4-1　MST 记录表

营养不良筛查工具		
近期有无非自主的体重丢失?		
无	0	
不确定	2	
如果有,丢失了多少体重 /kg ?		
1~5	1	
6~10	2	√
11~15	3	
>15	4	
不确定	2	
是否因为食欲降低而饮食减少?		
没有	0	
是	1	√
总分	3	

注:该患者经 MST 筛查后总分为 3 分,说明该患者存在营养不良风险,需进行营养评估及营养干预。

参 考 文 献

［1］ FERGUSON M, CAPRA S, BAUER J, et al. Development of a valid and reliable malnutrition screening tool for adult acute hospital patients [J]. Nutrition, 1999, 15 (6): 458-464.

［2］ FERGUSON M L, BAUER J, GALLAGHER B, et al. Validation of a malnutrition screening tool for patients receiving radiotherapy [J]. Australas Radiol, 1999, 43 (3): 325-327.

［3］ PUTWATANA P, REODECHA P, SIRAPO-NGAM Y, et al. Nutrition screening tools and the prediction of postoperative infectious and wound complications: comparison of methods in presence of risk adjustment [J]. Nutrition, 2005, 21 (6): 691-697.

［4］ BELL J J, BAUER J D, CAPRA S. The malnutrition screening tool versus objective measures to detect malnutrition in hip fracture [J]. J Hum Nutr Diet, 2013, 26 (6): 519-526.

［5］ ISENRING E A, BAUER J D, BANKS M, et al. The malnutrition screening tool is a useful tool for identifying malnutrition risk in residential aged care [J]. J Hum Nutr Diet, 2009, 22 (6): 545-550.

［6］ ISENRING E, CROSS G, DANIELS L, et al. Validity of the malnutrition screening tool as an effective predictor of nutritional risk in oncology outpatients receiving chemotherapy [J]. Support Care Cancer, 2006, 14 (11): 1152-1156.

［7］ WU M L, COURTNEY M D, SHORTRIDGE-BAGGETT L M, et al. Validity of the malnutrition screening tool for older adults at high risk of hospital readmission [J]. J Gerontol Nurs, 2012, 38 (11): 38-45.

［8］ ISENRING E A, BAUER J D, BANKS M, et al. The malnutrition screening tool is a useful tool for identifying malnutrition risk in residential aged care [J]. J Hum Nutr Diet, 2009, 22 (6): 545-550.

［9］ MIYATA S, TANAKA M, IHAKU D. Usefulness of the malnutrition screening tool in patients with pulmonary tuberculosis [J]. Nutrition, 2012, 28 (3): 271-274.

［10］ LAWSON C S, CAMPBELL K L, DIMAKOPOULOS I, et al. Assessing the validity and reliability of the MUST and MST nutrition screening tools in renal inpatients [J]. J Ren Nutr, 2012, 22 (5): 499-506.

［11］ BENIGNI I, DEVOS P, ROFIDAL T, et al. The CP-MST, a malnutrition screening tool for institutionalized adult cerebral palsy patients [J]. Clin Nutr, 2011, 30 (6): 769-773.

［12］ VANDERBOSCH G, SULO S, DZIADOSZ M, et al. Similar health economic outcomes in low-risk and high-risk malnourished inpatients as screened by the Malnutrition Screening Tool after delivery of oral nutritional supplements [J]. Nutrition, 2019, 67-68: 110519.

［13］ MORRIS N F, STEWART S, RILEY M D, et al. A comparison of two malnutrition screening tools in acute medical inpatients and validation of a screening tool among adult Indigenous Australian patients [J]. Asia Pac J Clin Nutr, 2018, 27 (6): 1198-1206.

第八章 | 微型营养评定

美国肠外肠内营养学会（ASPEN）2001版指南推荐的营养疗法流程为：营养筛查、确定营养不良风险患者、营养状况评定、营养干预、营养疗效评价。目前,临床上营养评价工具有多种,本章介绍微型营养评定（mini-nutritional assessment,MNA）及其不同修订版本。

第一节 概 述

在人生的各年龄阶段均可发生营养不良,但是由于社会、心理、衰老、功能、疾病的影响,营养不良在老年人中有最高的发病率。与人生的任何一个阶段相比,老年期是营养不良的高发期。Guigoz Y 2006年报告,在有独立生活能力、可以自由活动的社区老年人中,营养不良发病率为2%±0.1%（0~8%,n=14 149,21个研究）；门诊老年人的营养不足发生率为9%±0.5%（0~30%,n=3 119,25个研究）；住院或机构照护老年人营养不良的发生率分别为23%±0.5%（1%~74%,35个研究,n=8 596）、21%±0.5%（5%~71%,32个研究,n=6 821）。老年人的营养不良不仅发病率高、程度严重,而且诊断率低、误诊或漏诊率高。有报告称：在一组住院老年患者中,营养不良的实际发病率为60%,而诊出率仅为36%,接受营养支持者仅有8%,出院诊断中却无一人诊断营养不良。因此,对老年人的营养不良要有格外的、特别的重视。由于老年人的特殊性,普通营养筛查及评估的方法不适用,开发老年人特异性营养筛查与评估工具就显得尤为重要,MNA就是这样的一种工具、一个产物。目前,临床上使用的MNA有全面版MNA（full MNA,简称全版MNA）及简捷版MNA（MNA short form,MNA-SF,简称简版MNA,还有人称它为微型营养评定简表）。前者又分为传统版MNA及新版MNA[R],后者也分为新旧两个版本。

研究表明,MNA对于社区老年人、护理院老年人及亚急性疾病患者的营养筛查与评估最为有效。Bauer JM等认为,MNA是目前最好的老年人营养筛查工具,尽管可能不是金标准,但它至少是本领域的一个重要参考。

一、传统MNA

传统版MNA是瑞士雀巢公司营养部的Guigoz Y等于1994年创建的,并于1996年进行完善,从而形成了现在的传统版MNA。它是专门为老年患者设计的营养筛查与评估方法。传统版MNA由人体测量、整体评估、饮食评估及主观评估4个方面,共18个问题(参数)组成。人体测量指标包括体重、身高、上臂围、腓肠肌围、体重下降等;整体评估有6个与生活方式、医疗及活动能力相关的项目;饮食评估与进餐数、食物、水分及饮食方式相关的6个参数;主观评估包括自我评估与他人评估。Guigoz Y等将营养状况按MNA所得分值分为3类:营养正常,MNA值≥24分;潜在营养不良或营养不良风险,MNA值17~23.5分;营养不良,MNA值<17分。MNA18个参数的总分为30分。

MNA适用于所有老年人群,现已在欧美广泛应用,在我国,也有部分学者开始使用MNA来评价外科住院老年患者的营养状况。研究证实,MNA简便易行,与传统的人体营养评定方法及人体组成评定方法有良好的相关性。Kondrup报告,2003年欧洲肠外肠内营养学会推荐使用传统版MNA进行老年人的营养评估。

二、旧版MNA-SF

传统MNA内容较多,实际操作比较费时。为了节省时间,也为了使MNA更加简洁、方便,美国UCLA的Rubenstein LZ等对传统MNA进行了改造,在传统MNA基础上设计了MNA-SF,并进行了验证,2001年他们报告了这一项研究结果。他们将Guigoz Y等早年建立MNA的法国151名患者资料与400例西班牙患者及330例新墨西哥患者,共881例患者资料结合起来分析,根据与MNA总分的关系、与临床营养状况的关系及一致性、可信度、可行性及便利性等6个因素,对传统MNA的18个问题进行甄别,筛选出最为重要的6个条目:①BMI;②最近体重有无下降;③急性疾病或应激;④卧床与否;⑤痴呆或抑郁;⑥食欲下降或进食困难。由此组成了MNA-SF,总分为14分,只将患者分为营养不良、营养正常2个等级,分值≥12分为正常,≤11分为营养不良。他们的研究表明,MNA-SF与传统MNA二者呈显著的正相关,$r=0.945$,MNA-SF切点值11分的灵敏度为MNA-SF 97.9%,特异度为100%,预测营养不良的诊断准确性为98.7%。

三、新版MNA(MNA^R)

Rubenstein LZ等在改造传统MNA、设计MNA-SF的同时,2001年他们提出可以将传统MNA分为筛查与评估两部分,分两步实施,从而形成了新版MNA^R。MNA^R由两个部分(2个表格)构成,第一部分采用MNA-SF的6个条目(与MNA-SF完全相同,总分为14分),第二部分由12个条目组成。他们认为,对老年受试者可以先采用第一部分(即MNA-SF)进行营养风险筛查,如果受试者存在营养不良风险,则进而采用第二部分进行进一步的营养评估。所以,MNA^R第一步应该视为筛查,第二步为评估。当第一部分评分>12分时,提示患者营养状况良好,不需进行第二部分评估。当第一部分评分≤11分时,应该进行第二部分评估,以判断患者的营养状态。将测得的两个部分总分相加,进行患者营养状况的最后评定,评定标准与传统MNA一致,即:MNA≥24分,营养正常;17分≤MNA≤23.5分,潜在营养不良;MNA<17分,营养不良。由于MNA^R分为筛查与评估两步实施,通过筛查首先剔

除营养正常的受试者,使他们免受评估之扰,也使评估更有针对性,使评估对象大大减少,从而节省了大量的医疗资源,也更加方便受试者,从而使 MNA^R 更容易被接受、更容易实施。

四、新版 MNA-SF

由于老年人特殊性,在实施营养筛查与评估时,体重与身高的测量有时成为难题,甚至不可能完成,从而使 BMI 数据无法获取。有鉴于此,国际 MNA 小组的 Kaiser 等又对旧版 MNA-SF 进行了改进,在旧版 MNA-SF 的 6 个条目基础上增加了 1 个可选择性的条目:小腿围(calf circumference,CC),从而形成了新版 MNA-SF,2009 年他们报告了修订结果。当患者无法称重或无法测量身高、不能取得 BMI 时,则以 CC 代替。如已经测得 BMI,则不需测量 CC。旧版 MNA-SF 只将受试对象分为营养良好、营养不良两类,新版 MNA-SF 却将受试对象分为营养良好、营养不良风险及营养不良三类。结果判定如下:12~14 分为营养状况正常,8~11 分为有营养不良风险,0~7 分为营养不良。研究表明修订版 MNA-SF 与传统 MNA 相比有良好的相关性,而且有营养不良的分级标准,是一种更加有效的、更加快捷的营养筛查工具。对于不能站立或不能称得体重的老年人,MNA-SF 更便于使用。

第二节　操作方法与标准

一、传统 MNA

传统 MNA 评价内容:① 人体测量(anthropometry)包括身高、体重及体重丧失;②整体评定(global assessment)包括生活类型、医疗及疾病状况(如消化功能状况等);③膳食问卷(dietary questionnaire)包括食欲、食物数量、餐次、营养素摄入量、有否摄食障碍等;④主观评定(subjective assessment)是对健康及营养状况的自我监测等。根据上述各项评分标准计分并相加(表 8-2-1)。

表 8-2-1　传统 MNA 评价表

姓名_____　性别_____　年龄_____　体重_____kg　身高_____cm

(一)人体测量
1. 体重指数 /(kg/m²)　□
0=BMI<19　1=BMI 19~<21　2=BMI 21~<23　3=BMI≥23
2. 上臂围(mid-arm circumference,MAC)/cm　□
0.0=MAC<21　0.5=MAC 21~22　1.0=MAC>22
3. 小腿周径 /cm　□
0=CC<31　1=CC≥31
4. 近 3 个月来体重减少　□
0= 体重减少 >3kg　1= 不知道　2= 体重减少 1~3kg　3= 体重无减少

续表

（二）整体评价

5. 生活自理　□
　0= 否　1= 是

6. 每天服用 3 种以上药物　□
　0= 是　1= 否

7. 近 3 个月来是否有心理疾患或急性疾病　□
　0= 是　1= 否

8. 活动能力　□
　0= 卧床或坐椅子　1= 能离床或离椅子但不能出门　2= 能出门

9. 神经心理问题　□
　0= 严重痴呆或抑郁　1= 轻度痴呆　2= 无心理问题

10. 皮肤溃疡　□
　0= 是　1= 否

（三）饮食评价

11. 每天几餐？　□
　0=1 餐　1=2 餐　2=3 餐

12. 蛋白质摄入的指标　□
　是否每天至少一次摄入牛奶、奶酪或酸奶？是否每周 2 次或以上摄入豆类或蛋类食品？是否每天摄入肉、鱼或禽类？
　0.0=0~1 个是　0.5=2 个是　1.0=3 个是

13. 每天 2 次或以上食用蔬菜或水果？　□
　0= 否　1= 是

14. 近 3 个月来是否因饮食、消化、咀嚼或吞咽困难导致摄入减少　□
　0= 严重食欲不振　1= 中度食欲不振　2= 轻度食欲不振

15. 每天饮水量 / 杯　□
　0.0= 每天饮水量 <3 杯　0.5= 每天饮水量 3~5 杯　1.0= 每天饮水量 >5 杯

16. 进食情况
　0= 进食需要别人帮助　1= 进食不需要别人帮助　2= 进食无困难

（四）自身评价

17. 是否自认为有营养问题　□
　0= 严重营养不良　1= 中度营养不良或不知道　2= 轻度营养不良

18. 与同龄人相比较自身的营养状况 □
　0.0= 不很好　0.5= 不知道　1.0= 一样好　2.0= 更好

总分（满分 30 分）＿＿＿＿＿

二、旧版 MNA-SF

Rubenstein LZ 提出的 MNA-SF 量表将 MNA 的 18 个问题减少到 6 个（表 8-2-2）。

表 8-2-2 旧版 MNA-SF 评价表

	筛查内容	分值
A	既往 3 个月内,是否因食欲下降、咀嚼或吞咽等消化问题导致食物摄入减少? 0= 严重的食欲减退　1= 中等程度食欲减退　2= 食欲减退	
B	最近 3 个月内体重有否减轻? 0= 体重减轻超过 3kg　1= 不清楚　2= 体重减轻 1~3kg　3= 无体重减轻	
C	活动情况如何? 0= 卧床或长期坐着　1= 能离床或椅子,但不能外出　2= 能独立外出	
D	在过去 3 个月内是否受过心理创伤或罹患急性疾病? 0= 是　1= 否	
E	有否神经心理问题 0= 严重痴呆或抑郁　1= 轻度痴呆　2= 无心理问题	
F	BMI 是多少? 0=BMI<19kg/m² 　1=BMI 19~<21kg/m² 　2=BMI 21~<23kg/m² 　3=BMI≥23kg/m²	
合计		

注:若 MNA-SF 值≥11,则为营养正常;若 MNA-SF 值<11,则为营养不良。

三、新版 MNA^R

如前所述,MNA^R 由两个部分(2 个表格)构成,第一部分(表 8-2-3)取自 MNA-SF 的 6 个条目,第二部分评估由 12 个条目组成。临床评估时,分两步进行,与 NRS 2002 类似。

表 8-2-3 新版 MNA^R 第一部分

	筛查内容	分值
A	既往 3 个月内,是否因食欲下降、咀嚼或吞咽等消化问题导致食物摄入减少? 0= 严重的食欲减退　1= 中等程度食欲减退　2= 食欲减退	
B	最近 3 个月内体重有否减轻? 0= 体重减轻超过 3kg　1= 不清楚　2= 体重减轻 1~3kg　3= 无体重下降	
C	活动情况如何? 0= 卧床或长期坐着　1= 能离床或椅子,但不能外出　2= 能独立外出	
D	在过去 3 个月内是否受过心理创伤或罹患急性疾病? 0= 是　2= 否	
E	有否神经心理问题 0= 严重痴呆或抑郁　1= 轻度痴呆　2= 无心理问题	
F	BMI 是多少? 0=BMI<19kg/m² 　1=BMI 19~<21kg/m² 　2=BMI 21~<23kg/m² 　3=BMI≥23kg/m²	
合计	筛查分值(14)	

注:≥12 分,无营养不良的风险,不需要完成进一步的评价;≤11 分,可能存在营养不良,继续进行评价;如果第一部分得分≥12 分,则无需进行第二步评估;如果第一部分得分≤11 分,则继续进行第二步评估(表 8-2-4)。

表 8-2-4　新版 MNA^R 第二部分

	评价内容	分值
G	是独立生活(不住在养老机构或医院)吗? 0= 否　1= 是	
H	每日应用处方药超过三种? 0= 是　1= 否	
I	有压力性疼痛或皮肤溃疡吗? 0= 是　1= 否	
J	患者每日完成几餐? 0=1 餐　1=2 餐　2=3 餐	
K	蛋白质的摄入量是多少? * 每日至少 1 份奶制品(牛奶、奶酪、酸奶)?　A)是　B)否 * 每周 2~3 份豆制品或鸡蛋?　A)是　B)否 * 每日吃肉、鱼或家禽?　A)是　B)否 0.0=0 或 1 个"是"　0.5=2 个"是"　1.0=3 个"是"	
L	每日能吃 2 份以上的水果或蔬菜吗? 0= 否　1= 是	
M	每日喝多少液体(水、果汁、咖啡、茶、奶等)? 0.0= 每日喝液体 <3 杯　0.5= 每日喝液体 3~5 杯　1.0= 每日喝液体 >5 杯	
N	喂养方式? 0= 无法独立进食　1= 独立进食稍有困难　2= 完全独立进食	
O	对营养状况的自我评价如何? 0= 营养不良　1= 不能确定　2= 营养良好	
P	与同龄人相比,你如何评价自己的健康状况? 0.0= 不太好　0.5= 不知道　1.0= 一样好　2.0= 更好	
Q	上臂围(MAC)/cm 是多少? 0.0=MAC<21　0.5=MAC 21~22　1.0=MAC>22	
R	腓肠肌围(CC)/cm 是多少? 0=CC<31　1=CC≥31	
合计	(共计 16 分)	

注:MNA^R 第一部分筛查总分 14 分,第二部分评价总分 16 分,两部分共计 30 分。将实际测得的各部分总分相加,进行营养状况评定,评定标准与传统 MNA 一致。

MNA^R 评分分级标准:①若 MNA≥24,表示营养状况良好;②若 17≤MNA≤23.5,表示存在发生营养不良的危险;③若 MNA<17,表示有确定的营养不良。

四、新版 MNA-SF

Kaiser MJ 等在旧版 MNA-SF 的基础上,为 BMI 提供了一个可替代性参数——CC,并规定新版 MNA-SF 信息的获取可询问患者本人、护理人员或查询相关医疗记录(表 8-2-5)。

表 8-2-5 新版 MNA-SF 工作表

A	
过去 3 个月内有没有因为食欲减退、消化不良、咀嚼或吞咽困难而减少食量? 0= 食量严重减少 1= 食量中度减少 2= 食量没有减少	• 在过去 3 个月,你吃的比正常少吗? 　√ 如果"不是",计 2 分 • 如果"是",继续询问: 　是因为食欲不振、消化不良、无法咀嚼或吞咽困难吗? • 如果"是",继续询问: 　你比以前吃的只少一点还是远远少于以前? 　√ 如果"只少一点",计 1 分 　√ 如果"远远少于以前",计 0 分
B	
过去 3 个月体重下降的情况 0= 体重下降大于 3 公斤 1= 不知道 2= 体重下降 1~3 公斤 3= 体重没有下降	• 你有没有在过去 3 个月努力地减肥? • 你的裤腰变得宽松了吗? • 你认为你已经失去了多少重量? • 多于或少于 3 公斤? 虽然超重的老年人减肥可能是适当的,但体重降低也可能是由于营养不良。 当删除体重降低的问题时,MNA 会失去其灵敏度,因此,即使是因为超重必须减肥的患者也必须询问此问题。
C	
活动能力 0= 需长期卧床或坐轮椅 1= 可以下床或离开轮椅,但不能外出 2= 可以外出	• 如何描述您的活动能力? • 是否需要别人的协助才能从床或椅子离开,或坐在轮椅上? 　√ 如果"需要",计 0 分 • 是否能够离开床或椅子,但不能离家外出 　√ 如果"是",计 1 分 • 是否能够离家外出? 　√ 如果"能",计 2 分
D	
过去 3 个月内有没有受到心理创伤或患急性疾病 0= 有 2= 没有	• 你最近觉得压力大吗? • 你最近得了严重的疾病吗?
E	
精神心理问题 0= 严重痴呆或抑郁 1= 轻度痴呆 2= 没有精神心理问题	• 你有过长期的或严重的悲伤情绪吗? 患者的护理人员、护士或医疗记录可以提供有关(痴呆症)患者的精神心理问题状况的信息

续表

F1	
BMI/(kg/m²) 0=BMI<19 1=BMI 19~<21 2=BMI 21~<23 3=BMI≥23	• 在计算 BMI 之前,先记录身高和体重 • 可使用 MNA 工具中的 BMI 计算表查询 • 如特殊情况,不能取得 BMI,可以 F2 替代
F2	
CC/cm 0=CC<31 3=CC≥31	• 针对卧床或昏迷的患者 • 卷起裤腿,露出左侧小腿 • 仰卧位,左膝弯曲 90° • 测量最宽的部位 • 记录值需精确到 0.1cm 重复测量 3 次,取平均值,误差应在 0.5cm 内

结果判定:12~14 分,营养正常;8~11 分,有营养不良的风险;0~7 分,营养不良。

第三节　临床应用评价

一、方法评价

Guigoz Y 等提出 MNA 后,进行了一系列研究,证实 MNA 的准确性及可靠性,其中的 3 个实验分别为可靠性研究、准确性研究及交叉准确性研究。可靠性研究是了解 MNA 能否作为老年人营养状况的评价方法,该研究提示 MNA 能正确评估老年人营养状况,且不需要使用生化检测及昂贵的实验室监测;准确性研究是了解 MNA 的检测能力,也是对可靠性研究的进一步论证;交叉准确性研究是研究 MNA 对营养状况分级的准确性。将 1991 年的可靠性研究及 1993 年的准确性研究结合起来,以两个研究中所获得的判别分析方程式对临床一般状况进行分析,并且作为参考标准,通过这三个研究,证实了 MNA 的准确性、可靠性。

MNA 是根据老年人的特点设计、专门用于老年人营养状况评价的工具,它以量表的形式进行检测,有可靠的评分标准,明确的衡量尺度,操作简便,不需生化检测,可在床旁检测,简便快捷,并且还可减少资料分析者的偏差,花费低廉,患者易接受。Guigoz Y 认为,MNA 可在 10~15 分钟内为 1 名老年患者完成营养评估。MNA 项目详细,包括人体测量指标、整体评价、饮食评价、主观评估共 4 部分,可以提供足够多的信息,因而适合于科研与临床。另外 MNA 除了能预测老年营养不良外,还能作为饮食估计及营养干预的衡量指标。MNA 表格现已译成多种语言,并在全球范围内广泛应用。

Bleda 等研究显示,MNA^R 两部分信度 Cronbach's 系数分别为 0.83 和 0.74,重测信度为 0.89。Vellas B 等则证实不同研究者间的信度 Kappa 值为 0.51。Brzosko S 等用 MNA 对 41 例腹腔透析患者进行营养评估,并与营养不良炎症评分(malnutrition inflammation score, MIS)进行比较,MNA 的特异性与有效性也得到充分的验证(图 8-3-1)。目前国内尚未见 MNA^R 的相关研究,其适用性和 MNA^R 的评分与患者临床结局的关系是我们进一步研究的方向。Nahid 等用不同的方法调查了 65 岁以上老年人营养状况并与金标准(人体测量、实验室检查、膳食问卷)对比,结果 MNA 的灵敏度为 86%、特异度为 76%,高出所有筛选方法。与传统 MNA 相比,MNA^R 最大的优势是节省了营养筛查时间,表现在营养良好的患者筛查时间缩短,从 10 分钟左右缩短至 3 分钟左右。

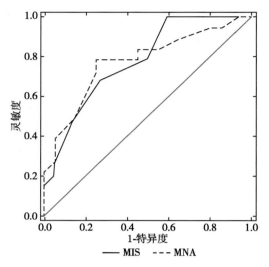

图 8-3-1 MNA 与 MIS 评分预测低蛋白血症的 ROC 曲线

MNA. mini nutritional assessment,微型营养评价;MIS. malnutrition inflammation score,营养不良炎症评分。

Rubenstein LZ 等为更进一步简化 MNA,将 MNA 量表中 18 条项目与 MNA 结果进行相关分析,得到 6 条相关性很强的条目:BMI<23kg/m²;最近体重下降>1kg;急性疾病或应激;卧床与否;痴呆或抑郁;食欲下降或进食困难。由此组成更简便的 MNA-SF。MNA-SF 大大简化了 MNA,调查条目由 18 条减少到 6 条,既避免了上述 MNA 量表中存在的不足,又使临床调查更为方便、调查时间进一步缩短。新版 MNA-SF 由于使用 CC 替代 BMI,是 MNA-SF 操作更加简便,更加容易实施。

由于 MNA 评分标准上划分为营养不良、潜在营养不良、营养正常 3 个等级,MNA-SF 只分为营养不良、营养正常 2 个等级,因而不能对两者直接进行比较。若以 MNA 为标准,MNA-SF 的灵敏度为 85.7%,特异度高达 96%,提示 MNA 若将患者判定为营养不良,MNA-SF 也肯定会判定为营养不良;MNA-SF 若将患者判定为营养不良,则 MNA 肯定不会判定为营养正常,但可能判定为潜在营养不良;而有一小部分潜在营养不良患者也可能被 MNA-SF 判定为营养正常。但总体上,两者的吻合率高,相关性强($r=0.933$)。另外 MNA 和 MNA-SF 与传统营养指标如人体测量指标、生化指标的相关性一致,说明了 MNA-SF 的可靠性。Wang JY 等对 2 872 例、年龄≥65 岁的受试者进行了 4 年的随访,追踪观察 MNA^R 及新版 MNA-SF 对死亡风险的预测作用,他们发现二者具有非常显著的一致性($P<0.01$),新版 MNA-SF 甚至似乎更好,但是无统计学差异(表 8-3-1)。

综上所述,由于 MNA 的项目中有需要经过训练才获得,如三头肌皮褶厚度(triceps skinfold thickness,TSF)、CC 结果和包含"不知道"答案的条目,因而在临床工作或人群营养不良流行病学调查中,MNA-SF 使用更加方便、诊断上假阳性率更低。但需注意的是,MNA-SF 灵敏度低,可能会出现漏诊,所以当 MNA-SF 分值在 11~12 分时,不能急于判断为营养正常,应参考人体测量指标及生化指标或追踪观察。Guigoz Y 在最近的文章中也建议实施两步法,即先用 MNA-SF 进行调查,必要时,再加用 MNA 进行调查。MNA 调查项目较详细,是一种比较全面的营养评估,更适合于科学研究;而 MNA-SF 简便、快捷,比较适用于临床应用,尤其适合大规模营养筛查。

表 8-3-1　MNA^R 及新版 MNA-SF 对老年人 4 年死亡率的预测作用

MNA^R	新版 MNA-SF				总计
	0%~15%	15%~30%	30%~50%	>50%	
0%~15%					
死亡	107	11	0	0	118
存活	1 458	58	0	0	1 516
15%~30%					
死亡	13	131	18	0	162
存活	48	452	22	0	522
30%~50%					
死亡	1	12	89	10	112
存活	2	26	133	16	177
>50%					
死亡	0	0	11	175	186
存活	0	1	13	65	79
总计					
死亡	121	154	118	185	578
存活	1 508	537	168	81	2 294

说明:表中死亡风险分为 0%~15%、15%~30%、30%~50%、>50% 四个等级;表格内数值为死亡及生存人数。

旧版 MNA-SF 和新版 MNA-SF 是较快速、简便的工具,约 3 分钟可以完成。新版 MNA-SF 对于轮椅、卧床或不方便获取 BMI 的患者可用 CC 代替,是比旧版 MNA-SF 更完善更快捷的测量工具。传统 MNA 和 MNA^R 耗时较前两种工具长,约 10 分钟,但是它们也有自身的优势:由于包含条目较全面,在分析患者营养缺乏可能存在的原因时提供了更全面的资料。其中 MNA^R 结构设计为筛选和评估两部分,比传统 MNA 耗时更少。研究表明,传统 MNA 和 MNA-SF 适合多种老年患者使用。目前,新版 MNA-SF 和 MNA^R 在国内尚未见相关研究报告。

同其他方法一样,MNA 法也有它的局限性:①2、3 条目均需调查者经过训练才能获得。②量表设计上存在不足。2 个条目为自主评价,有些患者不能给出明确答案,由此造成假阳性;2 个条目为询问有关每日是否进食蛋白质及水果、蔬菜,只为定性,没有定量等。③缺乏种族特异性指标,由于身体素质的差异性,MNA 量表界定值可能不完全适用于亚洲人。对于 BMI 的界定应该根据各种族的正常值进行分级。有研究表明,在欧美国家,传统 MNA<17 分代表营养不良,该界定值的灵敏度为 96%,特异度为 98%,阳性预测值为 97%,而在日本运用同样的界定值则灵敏度和特异度大大降低。④量表设计中没有考虑到营养不良的另一方面,即营养过剩、肥胖问题。尽管如此,上述局限性仍然不能妨碍 MNA 成为目前最好的老年人营养筛查与评估工具。

二、临床应用

Murphy 等使用 MNA[R] 对 49 例老年女性骨科住院患者进行了评估,结果证明该工具既可用于有营养不良风险的患者,也可用于已经发生营养不良的住院患者。此外,该工具可用于预测健康结局,社会功能、病死率、就诊次数和住院花费。Brzosko S 等用 MNA 对 41 例腹腔透析患者进行营养评估,并与 MIS 进行比较,他们发现 MNA 与 MIS 的结果有很好的相关性,r=−0.85,P<0.01,ANOVA,P<0.01(图 8-3-2);多变量 Cox 模型分析提示,MNA 对患者的预后有很好的预测作用,HR=5.7(图 8-3-3)。

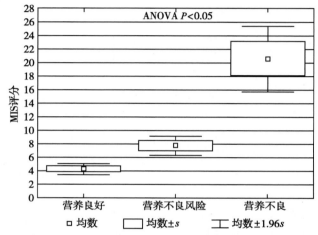

图 8-3-2 MIS 与 MNA 评估患者营养状况的相关性

MIS. malnutrition inflammation score,营养不良炎症评分。

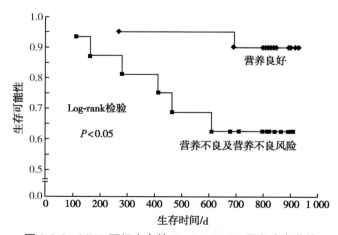

图 8-3-3 MNA 两组患者的 Kaplan-Meier 累积生存曲线

Margareta 等发现,MNA 法测得的营养不良组的 BMI、上臂围、握力、体脂等比营养良好组低 20%~50%;Vellas B 等在对 150 名老年人营养评价后表明,MNA 分数与 BMI(r=0.66)、清蛋白(r=0.7)、前清蛋白、上臂围、腓肠肌围、血锌以及摄入的能量、钙、维生素 B_6、维生素 C

的量有相关性。Donini LM 等用 MNA 预测老年人营养不良和死亡率,通过对 167 例老年人的 3~12 个月跟踪观察,MNA 的分值与各营养指标有很好的相关性,而且 MNA 分值低,死亡率高。Kim EJ 等观察了 35 例老年脑卒中患者,分别用 MNA 及 PG-SGA 对他们的营养状况进行评价,并以实验室检查结果为标准,比较了 MNA 及 PG-SGA 对患者营养状况的预测准确性及二者的关系,他们发现二者对脑卒中患者的营养状况均有很好的预测性,而且二者密切相关,$r=-0.651$,$P<0.001$(图 8-3-4)。提示二者均可以用于老年脑卒中患者的营养状况评估。

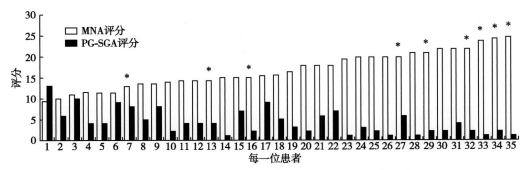

图 8-3-4　MNA 与 PG-SGA 对老年中风患者的营养状况评估结果

MNA. mini nutritional assessment,微型营养评价;PG-SGA.
patient generated-subjective global assessment,患者主观整体评估。

Izaola 等将 145 例患有血液肿瘤和其他肿瘤的患者分成两组,MNA<17 分为第一组,MNA ≥ 17 为第二组,第一组营养不良发生率为 68.2%,第二组营养不良发生率为 29.6%。两组的白蛋白、前白蛋白、转铁蛋白有显著性差异($P<0.05$)。Salminen H 等使用 MNA 对老年女性进行营养评价,MNA<27 分时患骨质疏松的危险性增加。从 MNA 被推荐使用至今 15 年的时间里,通过将 MNA 与 SGA、NRS 2002 等方法进行比较,发现 MNA 仍然是评价老年人营养不良的金标准,使用 MNA 评价营养不良发生率比使用 SGA、NRS 2002 高。

Diekmann R 等比较了 MNA、MUST 及 NRS 2002 对护理院老年患者的作用,200 例患者,平均年龄(85.5 ± 7.8)岁,94% 的患者可以完成 MNA,99% 的患者可以完成 NRS 2002 及 MUST。MNA 评估结果为营养不良的患者有 15.4%,MUST 评估为高风险、NRS 2002 评估为有风险的患者均为 8.6%,NRS 2002 与 MUST、NRS 2002 与 MNA 的一致性均较差。随访发现:三者均能很好地预测营养不良或营养不良风险患者的病死率,但是 MNA 还可以准确预测营养良好患者的生存率,而其他两种则没有这种能力。他们认为,MNA 是最佳的护理院老年人营养状况评估工具。

到目前为止国内学者也对传统 MNA 做过一些相关的研究。刘新梅等使用客观营养指标及传统 MNA 法对 100 例头颈肿瘤患者的营养状况进行评估,结果显示传统 MNA 与传统客观营养指标之间存在显著相关性,传统 MNA 可用作头颈肿瘤患者的营养状况筛查。以上研究表明传统 MNA 与人体客观指标存在较高的相关性,适合在多种老年患者中应用;与其他营养评价工具比较,它是专门为老年人设计的,更适合老年人。

三、时机与频次

几乎所有的营养筛查与评估方法均主张在患者入院后早期(48 小时内)进行,MNA 也不例外。但是,由于老年人的特殊性,老年人的智力及体力状况可能由于急性疾病而暂时性地减退,所以,Bauer JM 认为,遇到这种情况时,应该推迟对患者进行营养评估,等到患者情况稳定后再进行 MNA。对社区老年人何时进行 MNA 以及进行 MNA 的频次,目前均无专家共识或指南,但是,Bauer JM 等认为每年应该为社区老年人进行一次 MNA。

第四节　病　例　报　告

一、病史介绍

患者,男,80 岁,主因"咳嗽、咳痰 3 天,发热 1 天"入院,临床诊断为肺炎、慢性支气管炎急性发作、慢性胃炎。身高 172cm,体重 64kg。

二、MNA 评价及诊断建议

入院后对其进行 MNA 评价(表 8-4-1、表 8-4-2)。

表 8-4-1　患者 MNA[R] 第一部分

	筛查内容	分值
A	既往 3 个月内,是否因食欲下降、咀嚼或吞咽等消化问题导致食物摄入减少? 0= 严重的食欲减退　1= 中等程度食欲减退　2= 食欲减退	1 分
B	最近 3 个月内体重有否减轻? 0= 体重减轻超过 3kg　1= 不清楚　2= 体重减轻 1~3kg　3= 无体重下降	3 分
C	活动情况如何? 0= 卧床或长期坐着　1= 能离床或椅子,但不能外出　2= 能独立外出	1 分
D	在过去 3 个月内是否受过心理创伤或罹患急性疾病? 0= 是　2= 否	0 分
E	有否神经心理问题? 0= 严重痴呆或抑郁　1= 轻度痴呆　2= 无心理问题	2 分
F	BMI 是多少? 0=BMI<19kg/m²　1=BMI 19~<21kg/m²　2=BMI 21~<23kg/m²　3=BMI≥23kg/m²	1 分
合计		8 分

注:该患者筛查分值为 8 分,<11 分,提示可能存在营养不良,需要继续进行第二部分评价。

表 8-4-2 患者 MNA^R 第二部分

	评价内容	分值
G	是独立生活(不住在养老机构或医院)吗? 0= 否 1= 是	1 分
H	每日应用处方药超过三种? 0= 是 1= 否	1 分
I	有压力性疼痛或皮肤溃疡吗? 0= 是 1= 否	0 分
J	患者每日完成几餐? 0=1 餐 1=2 餐 2=3 餐	2 分
K	蛋白质的摄入量是多少? * 每日至少 1 份奶制品(牛奶、奶酪、酸奶)? A)是 B)否 * 每周 2~3 份豆制品或鸡蛋? A)是 B)否 * 每日吃肉、鱼或家禽? A)是 B)否 0.0=0 或 1 个 "是" 0.5=2 个 "是" 1.0=3 个 "是"	0.5 分
L	每日能吃 2 份以上的水果或蔬菜吗? 0= 否 1= 是	1 分
M	每日喝多少液体(水、果汁、咖啡、茶、奶等)? 0.0= 每日喝液体 <3 杯 0.5= 每日喝液体 3~5 杯 1.0= 每日喝液体 >5 杯	0.5 分
N	喂养方式? 0= 无法独立进食 1= 独立进食稍有困难 2= 完全独立进食	1 分
O	对营养状况的自我评价如何? 0= 营养不良 1= 不能确定 2= 营养良好	1 分
P	与同龄人相比,你如何评价自己的健康状况? 0.0= 不太好 0.5= 不知道 1.0= 一样好 2.0= 更好	1 分
Q	MAC/cm 是多少? 0.0=MAC<21 0.5=MAC 21~22 1.0=MAC>22	0.5 分
R	CC/cm 是多少? 0=CC<31 1=CC≥31	0 分
合计		9.5 分

注:第二部分评价分值为 9.5 分。总评估分为 17.5 分,表示患者存在发生营养不良的危险。

参 考 文 献

[1] GUIGOZ Y. The Mini Nutritional Assessment (MNA) review of the literature--What does it tell us?[J]. J Nutr Health Aging, 2006, 10 (6): 466-485.

[2] GUIGOZ Y, VELLAS B J, Garry P J. Mini-nutritional assessment: a practical assessment tool for grading the nutritional state of elderly patients [J]. Facts Res Gerontol, 1994, 4 (suppl 2): 15-59.

［3］ GUIGOZ Y, VELLAS B, GARRY P J. Assessing the nutritional status of the elderly: The Mini Nutritional Assessment as part of the geriatric evaluation [J]. Nutr Rev, 1996, 54 (1 Pt 2): S59-65.

［4］ KONDRUP J, ALLISON S P, ELIA M, et al. Educational and Clinical Practice Committee, European Society of Parenteral and Enteral Nutrition (ESPEN). ESPEN guidelines for nutrition screening 2002 [J]. Clin Nutr, 2003, 22 (4): 415-421.

［5］ VELLAS B, GUIGOZ Y, GARRY P J, et al. The mini nutritional assessment (MNA) and its use in grading the nutritional state of elderly patients [J]. Nutrition, 1999, 15 (2): 116-122.

［6］ KUZUYA M, KANDA S, KOIKE T, et al. Evaluation of mini-nutritional assessment for Japanese frail elderly [J]. Nutrition, 2005, 21 (4): 498-503.

［7］ AZAD N, MURPHY J, AMOS S S, et al. Nutrition survey in an elderly population following admission to a tertiary care hospital [J]. CMAJ, 1999, 161 (5): 511-515.

［8］ PERSSON M D, BRISMAR K E, KATZARSKI K S, et al. Nutritional status using mini nutritional assessment and subjective global assessment predict mortality in geriatric patients [J]. J Am Geriatr Soc, 2002, 50 (12): 1996-2002.

［9］ VELLAS B, GUIGOZ Y, BAUMGARTNER M, et al. Relationships between nutritional markers and the mini-nutritional assessment in 155 older persons [J]. J Am Geriatr Soc, 2000, 48 (10): 1300-1309.

［10］ DONINI L M, SAVINA C, ROSANO A, et al. MNA predictive value in the follow-up of geriatric patients [J]. J Nutr Health Aging, 2003, 7 (5): 282-293.

［11］ SALMINEN H, SÄÄF M, JOHANSSON S E, et al. Nutritional status, as determined by the mini-nutritional assessment, and osteoporosis: a cross-sectional study of an elderly female population [J]. Eur J Clin Nutr, 2006, 60 (4): 486-493.

［12］ SIEBER C C. Nutritional screening tools--How does the MNA compare?Proceedings of the session held in chicago may 2-3, 2006 (15 years of mini nutritional assessment)[J]. J Nutr Health Aging, 2006, 10 (6): 488-492.

［13］ BAUER J M, VOGL T, WICKLEIN S, et al. Comparison of the mini nutritional assessment, subjective global assessment, and nutritional risk screening (NRS 2002) for nutritional screening and assessment in geriatric hospital patients [J]. Z Gerontol Geriatr, 2005, 38 (5): 322-327.

［14］ MARTINS C P, CORREIA J R, DO AMARAL T F. Undernutrition risk screening and length of stay of hospitalized elderly [J]. J Nutr Elder, 2005, 25 (2): 5-21.

［15］ BAUER J M, KAISER M J, ANTHONY P, et al. The mini nutritional assessment--its history, today's practice, and future perspectives [J]. Nutr Clin Pract, 2008, 23 (4): 388-396.

［16］ RUBENSTEIN L Z, HARKER J O, SALVÄ A, et al. Screening for undernutrition in geriatric practice: developing the short-form mini-nutritional assessment (MNA-SF)[J]. J Gerontol A Biol Sci Med Sci, 2001, 56 (6): M366-372.

［17］ KAISER M J, BAUER J M, RAMSCH C, et al. Validation of the mini nutritional assessment short-form (MNA-SF): a practical tool for identification of nutritional status [J]. J Nutr Health Aging, 2009, 13 (9): 782-788.

［18］ BRZOSKO S, HRYSZKO T, KłoOPOTOWSKI M, et al. Validation of Mini Nutritional Assessment Scale in peritoneal dialysis patients [J]. Arch Med Sci, 2013, 9 (4): 669-676.

［19］ KIM E J, YOON Y H, KIM W H, et al. The clinical significance of the mini-nutritional assessment and the scored patient-generated subjective global assessment in elderly patients with stroke [J]. Ann Rehabil Med, 2013, 37 (1): 66-71.

［20］ WANG J Y, TSAI A C. The short-form mini-nutritional assessment is as effective as the full-mini nutritional assessment in predicting follow-up 4-year mortality in elderly Taiwanese [J]. J Nutr Health Aging, 2013, 17 (7): 594-598.

［21］ DIEKMANN R, WINNING K, UTER W, et al. Screening for malnutrition among nursing home residents-a comparative analysis of the mini nutritional assessment, the nutritional risk screening, and the malnutrition universal screening tool [J]. J Nutr Health Aging, 2013, 17 (4): 326-331.

［22］ PES G M, LORIGA S, ERRIGO A, et al. Is mini-nutritional assessment a reliable tool in detecting malnutrition in elderly with body weight excess？ [J]. Eat Weight Disord, 2020, 25 (5): 1425-1435.

［23］ NISHIOKA S, OMAGARI K, NISHIOKA E, et al. Concurrent and predictive validity of the mini nutritional assessment short-form and the geriatric nutritional risk index in older stroke rehabilitation patients [J]. J Hum Nutr Diet, 2020, 33 (1): 12-22.

第九章 | 主观全面评定

第一节 概　　述

主观全面评定（subjective global assessment，SGA）的文献报告最早可以追溯到 1982 年，它是加拿大多伦多大学 Baker JP 及 Detsky AS 等于 20 世纪 80 年代初期建立的一种简单而有效的临床营养评估工具，关于 SGA 的最早期 3 篇文献分别发表于 1982 年、1984 年和 1987 年。他们当时建立 SGA 的一个主要初衷是希望依靠病史及体格检查资料，而不是实验室检查资料，对患者的营养状况进行评价。而此前临床上，评价患者营养状况的手段主要依靠实验室参数如白蛋白、转铁蛋白、人体测量、肌酐身高指数、淋巴细胞计数等。

SGA 出现后迅速得到了美国、加拿大及其他国家与地区的广泛应用，得到 ASPEN 专家的高度认可与专门推荐，是目前临床上使用最为广泛的一种通用临床营养状况评价工具，广泛适用于门诊及住院、不同疾病及不同年龄患者的营养状况评估。作者分别以 subjective global assessment（SGA）、malnutrition universal screening tools（MUST）、nutritional risk screening 2002（NRS 2002）在 PubMed 上检索，得出的文献数量见表 9-1-1。

表 9-1-1　常用营养状况评价量表论文数量

方法	起始时间	论文数量
SGA	1984	841
MUST	2001	264
NRS 2002	2003	315

注：截止时间为 2019 年 11 月 10 日 22 :08。

第二节　操作方法与标准

SGA 是 ASPEN 推荐的通用型临床营养状况评估工具,其评估内容包括病史与体格检查两个方面。

1. 病史　主要包括 5 个方面的内容:①体重变化;②进食量变化;③胃肠道症状;④活动能力改变;⑤疾病状态下的代谢需求。

2. 体格检查　主要包括 3 个方面:①皮下脂肪的丢失;②肌肉的消耗;③水肿(体液)情况。

一、病史询问

1. 体重常用问题

(1)您平常体重是多少?

(2)您过去的 6 个月内体重下降了吗?

(3)您的体重下降了多少?

(4)对于不知道体重下降确切数值的患者,医师应当询问:您衣服尺寸有改变吗? 皮带(裤腰带)调位置了吗? 您周围的人说过您看起来瘦了吗?

(5)过去 2 周内是否有体重下降? 在过去的 2 周,您的体重是开始下降还是继续下降?

(6)您的体重减轻已经稳定了吗?

(7)最近体重恢复一些了吗?

2. 饮食习惯常用问题

(1)您的饮食习惯有什么变化吗?

(2)您现在吃什么样的饭菜?

(3)您吃固体食物还是液体食物?

(4)您的饭量有多大? 有变化吗?

(5)您在节食吗?

(6)如果饮食习惯有改变,发生有多久了?

3. 胃肠道症状常用问题

(1)呕吐过吗? 每天都呕吐吗? 如果是,这种状况持续多久了?

(2)在近 15 天内是否有恶心的感觉? 如果是,感觉恶心的频繁程度如何?

(3)在近 15 天内是否有腹泻? 每天排大便几次? 您能否描述大便情况? 这种情况持续多久了?

(4)在近 15 天内是否有厌食(缺乏食欲)? 或者是否容易饥饿?

4. 活动能力常用问题

(1)您每天正常工作吗? 工作量有变化吗? 您感觉累吗?

(2)医师可以通过询问具体的活动情况来帮助患者比较活动能力是否发生变化:与原来相比,您现在能做多少家务? 与原来相比,您现在能运动多长时间? 如果停止工作,停止了多久? 您现在每天卧床、坐沙发(或椅子)的时间大概有多久?

5. 病情的影响

疾病导致的应激严重程度可以影响患者的营养状况,这些可以根据应激类型来举例说明。

(1)轻度应激:单纯腹股沟疝而无其他合并症的患者;单纯乳腺纤维瘤的患者。

(2)中度应激:合并肺炎的糖尿病患者;无腹膜炎的急性阑尾炎患者;无腹膜炎的肠梗阻患者。

(3)重度应激:任何原因造成的严重腹膜炎患者,大面积烧伤,严重多发伤患者。

二、体格检查

主要包括 3 个方面:①皮下脂肪的丢失;②肌肉的消耗;③水肿(体液)情况。判定他们的变化及其程度,从而区分出轻度、中度、重度。

1. 皮下脂肪减少　主要评价胸部及面部脂肪。

2. 肌肉质量减少　主要检查股四头肌及三角肌。

3. 水肿情况　包括足踝部水肿、骶部水肿及腹水。

SGA 的评价内容及其标准如下(表 9-2-1~ 表 9-2-4)。

表 9-2-1　SGA 评价内容

1. 病史	在合适的回答上打 √
(1)体重	
您目前体重?	kg
与您 6 个月前的体重相比有变化吗?	有 — 无
近 2 周体重变化了吗?	不变 — 增加 — 减少
(2)进食	
您的食欲?	好 — 不好 — 正常 — 非常好
您的进食量有变化吗?	不变 — 增加 — 减少
这种情况持续多长时间?	天
您的食物类型有变化吗?	没有变化 — 半流食 — 全流食 — 无法进食
(3)胃肠道症状	
近 2 周以来您经常出现下列问题吗?	
①没有食欲	从不 — 很少 — 每天 — 每周 1~2 次 — 每周 2~3 次
②腹泻	从不 — 很少 — 每天 — 每周 1~2 次 — 每周 2~3 次
③恶心	从不 — 很少 — 每天 — 每周 1~2 次 — 每周 2~3 次
④呕吐	从不 — 很少 — 每天 — 每周 1~2 次 — 每周 2~3 次
(4)活动能力	
您现在还能像往常那样做以下的事吗?	
①散步	没有 — 稍减少 — 明显减少 — 增多
②工作	没有 — 稍减少 — 明显减少 — 增多
③室内活动	没有 — 稍减少 — 明显减少 — 增多
④在过去的 2 周内有何变化	有所改善 — 无变化 — 恶化
(5)疾病和相关营养需求	
疾病诊断	
代谢应激	无 — 轻微 — 中等 — 高度

续表

2. 体格检查	在合适的回答上打√
(1)皮下脂肪	
下眼睑	良好 — 轻 / 中度减少 — 重度减少
二 / 三头肌	良好 — 轻 / 中度减少 — 重度减少
(2)肌肉消耗	
颞部	良好 — 轻 / 中度消耗 — 重度消耗
锁骨	良好 — 轻 / 中度消耗 — 重度消耗
肩	良好 — 轻 / 中度消耗 — 重度消耗
肩胛骨	良好 — 轻 / 中度消耗 — 重度消耗
骨间肌	良好 — 轻 / 中度消耗 — 重度消耗
膝盖	良好 — 轻 / 中度消耗 — 重度消耗
股四头肌	良好 — 轻 / 中度消耗 — 重度消耗
腓肠肌	良好 — 轻 / 中度消耗 — 重度消耗
(3)水肿	
腹部	良好 — 轻 / 中度水肿 — 重度水肿
足踝部	良好 — 轻 / 中度水肿 — 重度水肿
骶部	良好 — 轻 / 中度水肿 — 重度水肿
3. SGA 评分等级	A　　　　　B　　　　　C

表 9-2-2　SGA 病史评价标准

体重改变	6 月内体重变化　A= 体重变化 <5%,或 5%~10% 但正在改善 B= 持续减少 5%~10%,或由 10% 升至 5%~10% C= 持续减少 >10% 2 周内体重变化　A= 无变化,正常体重或恢复到 <5% 内 B= 稳定,但低于理想或平常体重,部分恢复但不完全 C= 减少 / 降低
进食	摄食变化　A= 好,无变化,轻度、短期变化 B= 正常下限,但在减少;差,但在增加;差,无变化(取决于初始状态) C= 差,并在减少;差,无变化 摄食变化的时间　A=<2 周,变化少或无变化 B=>2 周,轻至中度低于理想摄食量 C=>2 周,不能进食,饥饿
胃肠道症状	A= 少有,间断 B= 部分症状,>2 周;严重、持续的症状,但在改善 C= 部分或所有症状,频繁或每天,>2 周
活动能力	A= 无受损,力气 / 精力无改变;或轻至中度下降但在改善 B= 力气 / 精力中度下降但在改善;通常的活动部分减少;严重下降但在改善 C= 力气 / 精力严重下降,卧床
疾病和相关营养需求	A= 无应激 B= 低水平应激 C= 中至高度应激

表 9-2-3　SGA 体格检查标准

内容	要旨	良好	轻至中度营养不良	重度营养不良
下眼睑		轻度突出的脂肪垫		黑眼圈,眼窝凹陷,皮肤松弛
肱二/三头肌	臂弯曲,不要捏起肌肉	大量脂肪组织		两指间空隙很少,甚至紧贴
颞部	直接观察,让患者头转向一边	看不到明显的凹陷	轻度凹陷	凹陷
锁骨	看锁骨是否突出	男性看不到,女性看到但不突出	部分突出	突出
肩	手下垂,看肩峰是否突出、形状	肩峰不突出,圆形	肩峰轻度突出	肩锁关节方形,骨骼突出
肩胛骨	患者双手前推,看肩胛骨是否突出	不突出,不凹陷	轻度突出,肋、肩胛、肩、脊柱间轻度凹陷	骨突出,肋、肩胛、肩、脊柱间凹陷
骨间肌	手背,前后活动拇指和示指	肌肉突出,女性可平坦	轻度	平坦和凹陷
膝盖	患者取坐位,腿支撑在矮板凳上	肌肉突出,骨不突出		骨突出
股四头肌	不如上肢敏感	圆形,无凹陷	轻度凹陷,消瘦	大腿内部凹陷,明显消瘦
腓肠肌		肌肉发达		消瘦,无肌肉轮廓
水肿/腹水	活动受限的患者检查骶部	无	轻至中度	明显

脂肪变化:A= 大部分或所有部位无减少;
　　　　　B= 大部分或所有部位轻至中度减少,或部分部位中至重度减少;
　　　　　C= 大部分或所有部位中至重度减少。
肌肉消耗:A= 大部分肌肉改变少或无变化;
　　　　　B= 大部分肌肉轻至中度改变,一些肌肉中至重度改变;
　　　　　C= 大部分肌肉重度改变。
水肿:A= 正常或轻微;
　　　B= 轻至中度;
　　　C= 重度。
腹水:A= 正常或轻微;
　　　B= 轻至中度;
　　　C= 重度。
SGA 评分等级:A= 营养良好(大部分是 A,或明显改善);
　　　　　　　B= 轻至中度营养不良;
　　　　　　　C= 重度营养不良(大部分是 C,明显的躯体症状)。

表 9-2-4　SGA 汇总评估表

参数 / 分级	A 营养良好	B 轻至中度营养不良	C 重度营养不良
近期体重改变	无 / 升高	减少 5%~10%	减少 >10%
摄食变化	无	减少	不进食或进低能量流食
胃肠道症状	无或间断偶尔	轻微恶心、呕吐	严重恶心、呕吐
活动能力改变	无减退	能下床活动	卧床
应激反应	无或轻度	中度	高度
肌肉消耗	无	轻度	重度
三头肌皮褶厚度 /mm	正常(>8.0)	轻度减少(6.5~8.0)	重度减少(<6.5)
踝部水肿	无	轻度	重度

注：上述 8 项参数中，多数(5 项以上)属于 A、B、C 时，则可以定性为营养良好、轻至中度营养不良或重度营养不良。

第三节　临床应用评价

SGA 的信度和效度已经通过验证，不同研究者间的一致性信度为 81%。Detsky AS 将 SGA 与其他 6 种营养状况评估方法(白蛋白水平、转铁蛋白水平、肌酐身高指数、皮肤迟发超敏反应、预测营养指数、人体测量)的并发症预测性进行比较，发现 SGA 的灵敏度和特异度结合得最好，分别为 0.82 和 0.72；其次为预测营养指数或肌酐身高指数。他们还发现将白蛋白水平、转铁蛋白水平、肌酐身高指数、皮肤迟发超敏反应、人体测量等 5 个客观参数与 SGA 相结合，没有提高 SGA 的预测性。他们的另外一个研究报告：202 例连续胃肠外科手术患者中，69%(139 例)患者 SGA 评分为 A；22%(44 例)患者 SGA 评分为 B；9%(19 例)患者的 SGA 评分为 C。9% 的患者在住院过程中发生严重并发症(伤口裂开、腹腔内或伤口脓肿，严重脓毒症及死亡)。多因素分析发现：影响 SGA 评分的三个主要因素为皮下脂肪丢失、肌肉耗损及体重减轻，而体重丢失量、体重丢失百分比及饮食变化持续时间在 SGA 三级评分中变化最为明显(表 9-3-1)。观察者内部一致性非常高，Kappa 值为 0.78%，95%CI 为 0.624~0.944，$P<0.001$。

表 9-3-1　SGA 评估参数与 SGA 分级的关系

参数	体重丢失 /kg	体重丢失 /%	饮食变化时间 / 周
SGA A	1.82 ± 0.26	2.48 ± 0.35	1.91 ± 0.56
SGA B	5.31 ± 0.80	7.76 ± 1.12	14.35 ± 4.05
SGA C	9.13 ± 1.48	15.90 ± 2.68	18.89 ± 8.80
相关系数 *	0.46	0.40	0.22

注：数据 = 均数 ±s，*$P<0.001$。

　　还有研究显示，通过 SGA 评估发现的营养不足患者并发症的发生率是营养良好患者
的 3~4 倍。针对不同住院患者的前瞻性研究显示 SGA 能够很好地预测并发症，包括透析患
者、肿瘤患者、肝移植患者、HIV 感染患者，甚至儿童患者。de Mutsert R 等观察了 SGA 评分
与慢性肾透析患者生存率的关系，1 601 例透析患者，72% 为营养良好，23% 为轻度营养不
良，5% 为重度营养不良，随访观察 7 年后发现，与营养良好的患者相比，中度、重度营养不良
患者死亡风险明显增加（中度营养不良患者 HR=1.6；95% CI：1.3，1.9；重度营养不良患者
HR=2.1；95% CI：1.5，2.8），而且具有显著的时间依赖性：中度营养不良患者 HR=2.1；95%
CI：1.7，2.5；重度营养不良患者 HR=5；95%CI：3.8，6.5），如图 9-3-1。

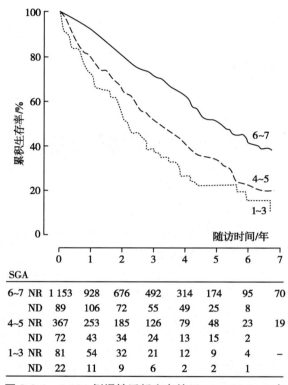

图 9-3-1　1 601 例慢性透析患者的 Kaplan-Meier 7 年
累积生存率与 SGA 评分的关系

1~3 严重营养不良；4~5 中度营养不良；6~7 营养良好
NR. number of patients at risk，有风险的患者；ND. number
of death，死亡患者；SGA. subjective global assessment，主观
整体评估。

SGA		0	1	2	3	4	5	6	7
6~7	NR	1 153	928	676	492	314	174	95	70
	ND	89	106	72	55	49	25	8	
4~5	NR	367	253	185	126	79	48	23	19
	ND	72	43	34	24	13	15	2	
1~3	NR	81	54	32	21	12	9	4	–
	ND	22	11	9	6	2	2	1	

　　Gupta D 等观察了 SGA 分级对卵巢癌患者生存率的预测作用，132 例卵巢癌患者中，
Ⅰ、Ⅱ、Ⅲ、Ⅳ患者分别有 15 例、8 例、85 例、17 例，患者平均年龄 54.4 岁，SGA 分级 A、B、C
三级患者分别为 66 例、35 例、31 例，SGA 评分 A、B、C 级患者中位生存时间分别为 19.3 个
月（95% CI：14.1~24.5）、15.5 个月（95% CI：5.8~25.1）及 6.7 个月（95% CI：4.1~9.3），相差非
常显著，P=0.000 3；多因素 Cox 模型分析发现，与 A 级（营养良好）患者相比，B 级（中度
营养不良）患者、C 级（重度营养不良）患者的相对风险（relative risk，RR）分别为 2.1（95%

CI=1.2~3.6，*P*=0.008）及 3.4（95% CI=1.9~5.8，*P*<0.001）。结果说明，SGA 对肿瘤患者的生存时间有很好的预测作用（图 9-3-2）。

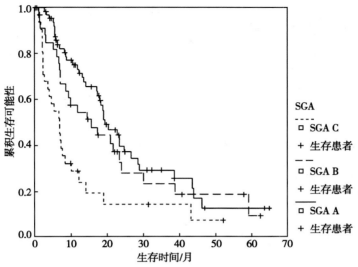

图 9-3-2　不同 SGA 评分的卵巢癌患者的生存曲线图
SGA. subjective global assessment，主观整体评估。

　　尽管 SGA 是目前应用最为广泛的一种营养状况评估工具，但是它也有一定的局限性。SGA 发明人之一 Jeejeebhoy KN 指出这一工具更多反映的是疾病的状况，而不是营养的状况。不易区分轻度营养不足，更多地侧重于慢性或已经存在的营养不足，而不能很好地体现急性的营养状况变化。该评估工具没有把观察的指标和如何将患者进行分类直接联系起来，使得该工具不能满足快速临床筛查的目的。另外，这个评估工具是一个主观的评估工具，使用者在使用该工具前需要很好地培训，才能够保证该工具的灵敏度和特异度。Robbins LJ 报告，有一半的老年人不记得自己的平常体重，这个比例在中国可能更高，所以，获取体重变化也是 SGA 的一个难题。

第四节　病例报告

　　患者，男，81 岁，因"转移性右下腹痛 12 小时"来诊，急诊以急性阑尾炎收入院。患者既往身体健康，平常体重为 72kg。入院前 3 天，患者无明显诱因出现上腹部腹胀不适，不思饮食，仅仅进食少许稀水样白粥（米汤），自觉发热（未测量体温），12 小时前出现右下腹疼痛。患者入院后立即抗菌消炎治疗，疼痛明显减轻，已经恢复日常饮食，当时仍然感觉食欲不如平时。患者偶尔有恶心，但是无呕吐，大便正常。体格检查：体温正常，体重 68kg，右下腹轻度压痛，无肿块。
　　用 SGA 评估患者的营养状况（表 9-4-1）。

表 9-4-1　通用 SGA 记录表

患者姓名	年龄　　岁	性别	科室	住院号
主要诊断			肿瘤 TNM 分期	
通讯地址			联系电话	

1. 病史

(1) 过去 6 个月内体重减少 <u>4</u>kg,下降百分比为 <u>6</u>%。

　　过去 2 周体重的变化:_____ 增加,_____ 无变化,<u>√</u> 减少。

(2) 与平常比较,饮食摄入的变化

　　无变化:_____;

　　有变化:时间 _____ 周,<u>3</u> 天;

　　类型:半流质 _____,流质 _____,低热卡流质 <u>√</u>(3 天),饥饿状态 _____。

(3) 胃肠道症状(持续超过 2 周)

　　无 _____,恶心 _____,呕吐 _____,腹泻 _____,厌食 <u>√</u>。

(4) 活动能力

　　无功能障碍 <u>√</u>;

　　存在功能障碍:时间:_____ 周,_____ 月;

　　类型:减轻工作量 _____,坐轮椅活动 _____,卧床 _____。

(5) 疾病及其与营养需求的关系

　　原发疾病的诊断:<u>急性阑尾炎</u>

　　代谢的需求 / 应激状态

　　无 _____,轻度 _____,中度 <u>√</u>,重度 _____。

2. 体格检查(对每一项检查 0 代表正常,1+ 代表轻度,2+ 代表中度,3+ 代表重度)

(1) 皮下脂肪丢失(肱三头肌、胸壁)<u>0</u>;

(2) 肌肉消耗(股四头肌、三角肌)<u>0</u>;

(3) 水肿:踝部水肿 <u>0</u>,骶部水肿 <u>0</u>,腹水 <u>0</u>。

3. SGA 评分

　　营养良好　　　　　　　　　　　　　A_____;

　　中度(或可疑存在)营养不良　　　　B <u>√</u>;

　　重度营养不良　　　　　　　　　　　C_____。

第五节　量化主观全面评定及改良量化主观全面评定

　　SGA 是一个定性或半定量评估工具,如何将其转化为一个量化系统一直是人们努力的方向。普通 SGA、量化主观全面评定(quantitative subjective global assessment,Q-SGA)、改良量化主观全面评定(modified quantitative subjective global assessment,MQ-SGA)三者的区别在于:普通 SGA 是一个定性或者半定量系统;Q-SGA 是一个定量系统,它对 SGA 全部计分项目依据严重程度逐渐增加 1 个计分,但是没有对项目进行权重分析,Q-SGA 有通用型版本及疾病特异性版本;MQ-SGA 是一个定量系统,但是通过逻辑回归分析,对不同计分项目进行了权重分析,使得不同计分项目的分值不一样,而且删除了一些对营养不良判定预测性较少的计分项目。

1999 年 Kalantar-Zadeh K 等设计了一个专门针对慢性肾病透析患者的 Q-SGA,又称透析营养评分(dialysis malnutrition score)。该系统包括病史及体格检查两方面资料,包括体重、饮食、胃肠道症状、活动能力、并存病、脂肪丢失及肌肉消耗 7 个参数,每一个参数按严重程度分为 1、2、3、4、5 分,最低分 7 分,最高分 35 分;7 分提示营养良好,8~34 分提示营养不良,35 分提示严重营养不良(表 9-5-1)。

表 9-5-1　透析患者量化主观全面评定(Q-SGA)

(一) 病史
1. 体重变化(过去 6 个月内的体重下降) (1)无变化;(2)<5%;(3)5%~10%;(4)>10%~15%;(5)>15%　计分(　　)
2. 食物摄入 (1)无变化;(2)固体食物略少;(3)全量流食或中度减少;(4)低热卡流食;(5)饥饿　计分(　　)
3. 胃肠道症状 (1)无症状;(2)恶心;(3)呕吐或中度胃肠道症状;(4)腹泻;(5)严重厌食　计分(　　)
4. 活动能力(营养相关性活动能力下降) (1)无变化(改善);(2)步行困难;(3)日常活动困难;(4)轻度活动;(5)完全卧床,没有或极少活动　计分(　　)
5. 并存病 (1)MDH<12 月,无其他健康问题;(2)MDH 1~2 年或轻度并存病;(3)MDH 2~4 年或 >75 岁或中度并存病;(4)MDH>4 年或严重并存病;(5)非常严重多发并存病　计分(　　)
(二) 体格检查
1. 脂肪储存减少或皮下脂肪丢失(下眼眶、肱二头肌、肱三头肌及胸部) (1)无丢失;(2)介于二者之间;(3)中度丢失;(4)介于二者之间;(5)重度丢失　计分(　　)
2. 肌肉消耗征象(颞肌、锁骨、肩胛骨、肋骨、股四头肌、膝、骨间肌) (1)无消耗;(2)介于二者之间;(3)中度消耗;(4)介于二者之间;(5)重度消耗　计分(　　)
(三) SGA 评分
计分(　　)

注:MDH.maximum duration of hemodialysis,最长血液透析疗程。

通用型 Q-SGA 仍然包括病史及体格检查两方面资料,病史包括体重、饮食、胃肠道症状、活动能力、疾病与应激 5 个参数,其中体重增加了 2 周内的体重变化,所以,实际上有 6 个评分项目;体格检查包括皮下脂肪丢失、踝部水肿、肌肉消耗、骶部水肿 4 个项目,每一项评分 0~3 分。与透析患者 Q-SGA 相比,通用型 Q-SGA 计分项目增多,而且每一个项目的评分等级不一致,有 3 个等级、4 个等级或 5 个等级。该通用型 Q-SGA 最低分 6 分,最高分 38 分;6 分提示营养良好,7~37 分提示营养不良,38 分提示严重营养不良(表 9-5-2)。

表 9-5-2　通用型量化主观全面评定（Q-SGA）

（一）病史
1. 体重变化 过去 6 个月内的体重下降 ＿＿＿kg，＿＿＿% (1)无变化;(2)＜5%;(3)5%~10%;(4)＞10%~15%;(5)＞15%　计分（　　） 过去 2 周内体重变化 (1)增加;(2)减轻;(3)无变化　计分（　　） 2. 食物摄入 (1)无变化;(2)少于日常固体食物;(3)全量流食;(4)低热卡流食;(5)饥饿　计分（　　） 3. 胃肠道症状(＞2 周) (1)无症状;(2)恶心;(3)呕吐或中度胃肠道症状;(4)腹泻;(5)严重厌食　计分（　　） 4. 活动能力 (1)无变化;(2)日常活动有困难;(3)轻度活动;(4)完全卧床　计分（　　） 5. 主要疾病 ＿＿＿＿＿＿＿＿＿＿＿＿＿,代谢负担 (1)无应激;(2)轻度应激;(3)中度应激;(4)重度应激　计分（　　）
（二）体格检查
皮下脂肪丢失 ＿＿＿＿　　踝部水肿 ＿＿＿＿　　肌肉消耗 ＿＿＿＿　　骶部水肿 ＿＿＿＿ (0)无;(1)轻度;(2)中度;(3)重度　计分（　　）
（三）SGA 评分与分级
A　营养良好（　　）;B　中度营养不良（　　）;C　重度营养不良（　　）

　　2005 年 Nursal TZ 等提出了一个通用型 MQ-SGA，他们在 2 197 例患者 SGA 营养评估资料的基础上，通过逻辑回归分析，对不同计分项目进行了权重分析，依据不同计分项目的权重不同，赋予不同的分值，并删除了饮食摄入、活动能力、肌肉消耗、代谢负担、踝部水肿等对营养不良判定权重较少的计分项目，使得 MQ-SGA 更加省时、简便（表 9-5-3、表 9-5-4）。

表 9-5-3　SGA 计分项目逻辑回归分析及权重结果

项目	B 值	P 值	权重分数
过去 6 月体重下降	0.243	0.004	1 分 / 等级 (1)无变化;(2)＜5%;(3)5%~10%;(4)＞10%~15%;(5)＞15%
过去 2 周体重下降	0.456	0.043	2 分 / 等级 (2)体重增加;(4)无变化;(6)下降
饮食摄入	0.333	0.077	不包括该项目
胃肠道症状	0.568	＜0.001	2 分 / 等级 (2)无症状;(4)恶心;(6)呕吐或中度胃肠道症状;(8)腹泻; (10)严重厌食
活动能力下降	0.239	0.109	不包括该项目
代谢负担	0.124	0.631	不包括该项目

续表

项目	B 值	P 值	权重分数
皮下脂肪丢失	2.394	<0.001	10 分 / 等级 (0)无变化;(10)轻度;(20)中度;(30)重度
踝部水肿	0.054	0.717	不包括该项目
肌肉耗损	0.338	0.235	不包括该项目
骶部水肿	1.435	0.018	6 分 / 等级 (0)无变化;(6)轻度;(12)中度;(18)重度
腹水	0.652	0.007	3 分 / 等级 (0)无变化;(3)轻度;(6)中度;(9)重度

注:B. regression coefficient of predictors,预测回归系数。

表 9-5-4　通用型改良量化主观全面评定(MQ-SGA)

项目	权重分数
过去 6 月体重下降	1 分 / 等级 (1)无变化;(2)<5%;(3)5%~10%;(4)>10%~15%;(5)>15%
过去 2 周体重下降	2 分 / 等级 (2)体重增加;(4)无变化;(6)下降
胃肠道症状	2 分 / 等级 (2)无症状;(4)恶心;(6)呕吐或中度胃肠道症状;(8)腹泻;(10)严重厌食
皮下脂肪丢失	10 分 / 等级 (0)无变化;(10)轻度;(20)中度;(30)重度
骶部水肿	6 分 / 等级 (0)无变化;(6)轻度;(12)中度;(18)重度
腹水	3 分 / 等级 (0)无变化;(3)轻度;(6)中度;(9)重度

说明:患者皮下脂肪丢失、骶部水肿、腹水严重程度的判断标准参考患者参与的主观全面评定。MQ-SGA 排除了活动能力下降、疾病与代谢的贡献、踝部水肿、肌肉耗损 4 个方面的评分,其操作更加简便。

他们对 2 197 例患者的营养状况首先采用 SGA 进行评估、从而将患者区分为营养良好及营养不良者,进而采用 Q-SGA、MQ-SGA 分别进行评估,并将三者进行比较,观察 Q-SGA、MQ-SGA 对 SGA 评估结果的预测性。SGA 提示 89% 患者营养良好,1.2% 患者严重营养不良。将患者依照营养良好与营养不良两分法进行归类,Q-SGA、MQ-SGA 的 ROC 曲线面积分别为 0.897(95% CI=0.875~0.919)、0.952(95% CI=0.939~0.964),营养不良切点值分别为 10 分、18 分。尽管 Q-SGA、MQ-SGA 发现营养不良的灵敏度相当(90% vs. 90.9%),但是,MQ-SGA 的特异度比 Q-SGA 更高(85.6% vs. 67%)(图 9-5-1)。

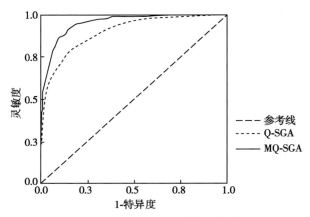

图 9-5-1　Q-SGA、MQ-SGA 受试者工作特征(receiver operating characteristics,ROC)曲线

Q-SGA. quantitative subjective global assessment,量化主观整体评估;MQ-SGA. modified quantitative subjective global assessment,改良量化主观整体评估。

MQ-SGA 比 Q-SGA 对营养不良的甄别更加优秀。

参 考 文 献

［1］ BAKER J P, DETSKY A S, WESSON D E, et al. Nutritional assessment: a comparison of clinical judgement and objective measurements [J]. N Engl J Med, 1982, 306 (16): 969-972.

［2］ DETSKY A S, BAKER J P, MENDELSON R A, et al. Evaluating the accuracy of nutritional assessment techniques applied to hospitalized patients: methodology and comparisons [J]. JPEN J Parenter Enteral Nutr, 1984, 8 (2): 153-159.

［3］ DETSKY A S, MCLAUGHLIN J R, BAKER J P, et al. What is subjective global assessment of nutritional status？ 1987. Classical article [J]. Nutri Hosp, 2008, 23 (4): 400-407.

［4］ DA SILVA FINK J, DANIEL DE MELLO P, DANIEL DE MELLO E. Subjective global assessment of nutritional status-a systematic review of the literature [J]. Clin Nutr, 2015, 34 (5): 785-792.

［5］ YUN T, KO Y E, KIM S J, et al. The additional benefit of weighted subjective global assessment (SGA) for the predictability of mortality in incident peritoneal dialysis patients: a prospective study [J]. Medicine (Baltimore), 2017, 96 (44): e8421.

［6］ DE MUTSERT R, GROOTENDORST D C, BOESCHOTEN E W, et al. Subjective global assessment of nutritional status is strongly associated with mortality in chronic dialysis patients [J]. Am J Clin Nutr, 2009, 89 (3): 787-793.

［7］ GUPTA D, LAMMERSFELD C A, VASHI P G, et al. Can subjective global assessment of nutritional status predict survival in ovarian cancer?[J]. J Ovarian Res, 2008, 1 (1): 5.

［8］ ROBBINS L J. Evaluation of weight loss in the elderly [J]. Geriatrics, 1989, 44 (4): 31-4, 37.

［9］ KALANTAR-ZADEH K, KLEINER M, DUNNE E, et al. A modified quantitative subjective global assessment of nutrition for dialysis patients [J]. Nephrol Dial Transplant, 1999, 14 (7): 1732-1738.

［10］ NURSAL T Z, NOYAN T, TARIM A, et al. A New weighted scoring system for subjective global assessment [J]. Nutrition, 2005, 21 (6): 666-671.

第十章 | 患者参与的主观全面评定

第一节 概 述

患者参与的主观全面评定（patient-generated subjective global assessment，PG-SGA）是在主观全面评定（subjective global assessment，SGA）的基础上发展起来的。最先由美国 Ottery FD 于 1994 年提出，是专门为肿瘤患者设计的营养状况评估方法。临床研究提示，PG-SGA 是一种有效的肿瘤患者特异性营养状况评估工具，因而得到美国营养师协会、美国营养与膳食学院等单位的广泛推广与应用。Martin L 等认为，PG-SGA 的患者自我评分部分是 PG-SGA 的鲜明特征，可以有效预测患者生存。Abe Vicente M 等通过比较分析，认为 PG-SGA 是肿瘤患者营养评估的金标准。

第二节 操作方法与标准

PG-SGA 由患者自我评估部分及医护人员评估部分两部分组成，具体内容包括体重、摄食情况、症状、活动和身体功能、疾病与营养需求的关系、代谢方面的需要、体格检查等 7 个方面，前 4 个方面由患者自己评估，后 3 个方面由医护人员评估，总体评估结果包括定性评估及定量评估两种。

一、患者自评表（A 评分）

患者自我评估内容包括体重、摄食情况、症状、活动和身体功能四个方面，将上述四个方面的结果相加即为 A 评分（表 10-2-1）。

表 10-2-1　患者自评表

1. 体重	2. 进食情况
目前我的体重约为　kg 目前我的身高约为　cm 1 个月前体重约为　kg 6 个月前体重约为　kg 在过去的 2 周,我的体重 □减轻(1) □没变化(0) □增加(0) 本项计分	在过去 1 个月里,我的进食情况与平时相比 □没变化(0)　□比以往多(0) □比以往少(1) 我目前进食□正常饮食(0) □正常饮食,但比正常情况少(1) □少量固体食物(2) □只能进食流食(3) □只能口服营养制剂(3) □几乎吃不下什么(4) □只能通过管饲进食或静脉营养(0) 本项计分
3. 症状	4. 活动和身体功能
近 2 周来,我有以下问题,影响我的进食 □吃饭没有问题(0) □没有食欲,不想吃(3) □恶心(1) □呕吐(3) □口腔溃疡(2) □便秘(1) □腹泻(3) □口干(1) □食品没味(1) □食品气味不好(1) □吞咽困难(2) □一会儿就饱了(1) □疼痛 _____(部位)(3) □其他 _____(如抑郁,经济,牙齿)(1) 本项计分	在过去的 1 个月,我的活动 □正常,无限制(0) □不像往常,但还能起床进行轻微的活动(1) □多数时候不想起床活动,但卧床或坐椅时间不 　超过半天(2) □几乎干不了什么,一天大多数时候都卧床或在 　椅子上(3) □几乎完全卧床,无法起床(3) 本项计分

1. 体重　目前我的体重约为____kg;1 个月前体重约为____kg;6 个月前体重约为____kg。

在过去的 2 周,我的体重____

减轻(1);

没变化(0);

增加(0)。

体重评分如下(表10-2-2)。

表 10-2-2　体重评分

1 个月内体重下降	评分	6 个月内体重下降
≥10.0%	4	≥20.0%
5.0%~9.9%	3	10.0%~19.9%
3.0%~4.9%	2	6.0%~9.9%
2.0%~2.9%	1	2.0%~5.9%
0~1.9%	0	0~1.9%
2 周内体重下降	1	
总分		

操作说明:

表 10-2-2 以 1 个月内的体重变化情况评分,没有 1 个月体重变化资料时,则以 6 个月体重变化情况来评分。2 周内体重下降需另计 1 分,无下降为 0 分。两者相加为体重总分。

患者目前体重为实测体重。任何原因使患者不能自行测量体重时,可抱起患者一起测量,再测量并减去抱起人的体重。

患者可能记不清自己 1 个月前的体重和 6 个月前的体重,此时,可采取在目前体重的基础上逐渐加量询问或逐渐减量询问,根据患者本人选定的近似值填写体重。例如,患者目前体重为 50kg,可以询问患者 1 个月前大约有 51kg、52kg、53kg、54kg、55kg,或 49kg、48kg、47kg、46kg、45kg,然后根据患者本人选定的数字,作为 1 个月前的体重。

体重下降百分率是指下降体重占原体重的百分比。例如患者 1 个月前体重 50kg,目前体重 46kg,1 个月内下降 4kg,则下降百分比为(50–46)/50=8%。

无法准确了解具体体重时,可根据患者体重下降程度:无\轻\中\重\极重,自我评分为 0\1\2\3\4 分。

2. 进食情况　在过去 1 个月里,我的进食情况与平时相比＿＿＿

没变化(0);

比以往多(0);

比以往少(1)。

我目前进食＿＿＿

正常饮食(0);

正常饮食,但比正常情况少(1);

少量固体食物(2);

只能进食流食(3);

只能口服营养制剂(3);

几乎吃不下什么(4);

只能通过管饲进食或静脉营养(0)。

操作说明：

本项为多选，但是计分不累积，以最高分选项为本项计分。

3. 症状　近2周来，我有以下问题，影响我的进食

吃饭没有问题(0)；

恶心(1)；

便秘(1)；

口干(1)；

一会儿就饱了(1)；

食品没味(1)；

食品气味不好(1)；

其他 _____(如抑郁，经济，牙齿)(1)；

口腔溃疡(2)；

吞咽困难(2)；

呕吐(3)；

腹泻(3)；

没有食欲，不想吃(3)；

疼痛 _____(部位)(3)。

操作说明：

本项症状为近2周内经常出现的症状，偶尔一次出现的症状不能作为选择，本项为多选，累积计分。如没有食欲，不想吃，计3分；恶心，计1分；呕吐，计3分；口腔溃疡，计2分；腹泻，计3分；该项最后得分为3+1+3+2+3=12分。

4. 活动和身体功能　在过去的1个月，我的活动____

正常，无限制(0)；

不像往常，但还能起床进行轻微的活动(1)；

多数时候不想起床活动，但卧床或坐椅时间不超过半天(2)；

几乎干不了什么，一天大多数时候都卧床或在椅子上(3)；

几乎完全卧床，无法起床(3)。

操作说明：

本项为单选，取最符合的一项作为本项计分。

患者自我评分(A评分)

A评分=体重评分+进食评分+症状评分+活动和身体功能评分

二、医护人员评估表(B、C、D评分)

医护人员评估内容包括疾病与营养需求的关系、代谢方面的需要、体格检查三个方面，分别为B、C、D评分(表10-2-3)。

表 10-2-3　医护人员评估表

5. 疾病与营养需求的关系（表 10-2-4） 相关诊断（特定）_____ 原发疾病的分期　Ⅰ　Ⅱ　Ⅲ　Ⅳ；其他 年龄 _____ 岁 <div align="right">本项计分</div> 6. 代谢方面的需要（表 10-2-5） 无应激；低度应激；中度应激；高度应激 <div align="right">本项计分</div> 7. 体格检查（表 10-2-6） <div align="right">本项计分</div>

5. 疾病（B 评分）　相关诊断（特定）_____　　年龄 _____ 岁

原发疾病的分期　Ⅰ　Ⅱ　Ⅲ　Ⅳ　其他 _____

见表 10-2-4。

表 10-2-4　疾病与营养需求的关系

疾病	评分
肿瘤 AIDS 呼吸或心脏病恶液质 存在开放性伤口或肠瘘或压疮 创伤 年龄超过 65 岁	1 1 1 1 1 1
总分	

注：AIDS.acquired immunodeficiency syndrome，获得性免疫缺陷综合征。

操作说明：

按表 10-2-4 做多项选择，累积计分。如果患者存在表 10-2-4 中没有列举出来的疾病，不予计分。B 评分中的"其他"指分期不确定或不同分期体系。

6. 应激状态（C 评分）　目前体温 ____℃；

如果有发热，发热持续时间 _____小时；

是否用糖皮质激素 □ 是　药名 _____ 最大总剂量 /（mg/d）_____　□ 否

见表 10-2-5。

表 10-2-5 应激评分

应激	无(0分)	轻(1分)	中(2分)	重(3分)
发热	无	37.2~38.3℃	>38.3~38.8℃	>38.8℃
发热持续时间	无	<72 小时	72 小时	>72 小时
是否用激素(泼尼松)	无	低剂量(<10mg/d 泼尼松或相当剂量的其他激素)	中剂量(10~30mg/d 泼尼松或相当剂量的其他激素)	大剂量(>30mg/d 泼尼松或相当剂量的其他激素)
总分				

操作说明:

患者体温为评估当时实测体温。这里的"发热"定义为本次调查时刻的体温升高,而不是病历体温单记录的体温升高。如果调查时体温升高,需了解此刻前3天的体温及激素使用情况。如果调查时刻体温不升高,即记录为无发热。

发热持续时间为本次发热已经持续的时间。

激素使用是指因为本次发热而使用的激素,如果连续多日使用不同剂量的激素,取其平均值作为激素剂量。其他原因如结缔组织病使用的激素,不作评估。

此表为累积计分。如患者体温37.5℃,计1分;持续发热已经4天,计3分;每天使用20mg泼尼松,计2分。总积分为6分。

7. 体格检查(D评分) 体格检查包括脂肪储备、肌肉状况、液体状况三个方面。

检查顺序是从上到下,从头到脚。先看眼眶脂肪垫、眉弓、颞肌,再往下到锁骨部位(胸部三角肌)、肩部(三角肌)、肩胛部(背阔肌、斜方肌、三角肌),然后看下肋脂肪厚度;再先后检查上臂三头肌皮褶厚度、手背骨间肌肉(尤其是虎口处);然后检查腹部有无腹水、骶尾部有无水肿;最后依次检查大腿(四头肌)、小腿(腓肠肌)及踝部水肿(表10-2-6)。

表 10-2-6 体格检查

项目	0分	1分	2分	3分
脂肪储备 　眼眶脂肪垫 　三头肌皮褶厚度 　下肋脂肪厚度 总体脂肪缺乏程度评分				
肌肉状况 　颞部(颞肌) 　锁骨部位(胸部三角肌) 　肩部(三角肌) 　骨间肌肉 　肩胛部(背阔肌、斜方肌、三角肌) 　大腿(四头肌) 　小腿(腓肠肌) 总体肌肉消耗评分				

续表

项目	0分	1分	2分	3分
液体状况 　踝部水肿 　骶部水肿 　腹水 总体水肿程度评分				
本项总分				

操作说明：

患者脂肪、肌肉及液体情况的评价为主观性评价,没有一个客观标准。脂肪、肌肉及液体情况大致标准分别见表 10-2-7~ 表 10-2-9。在检查患者前,希望调查人员多多调查健康成年人的脂肪、肌肉及液体情况,并与自己本人的情况做比较,再检查患者。

表 10-2-7　脂肪丢失情况评价

脂肪	检查要旨	0分	1分	2分	3分
眼眶脂肪	检查眼眶有无凹陷、眉弓是否突出	眼眶无凹陷,眉弓不突出	眼眶轻度凹陷,眉弓轻度突出	介于二者之间	眼窝凹陷明显,皮肤松弛,眉弓突出
三头肌皮褶厚度	患者前臂屈曲90°,拇指与示指对捏皮肤,不要捏起肌肉	两指间大量脂肪组织	感觉与正常人相差无几,略少	介于二者之间	两指间空隙很少,甚至紧贴
下肋脂肪厚度	先捏自己肋缘下脂肪,再与患者比较,观察背部下肋骨轮廓	两指间很厚,看不到肋骨	感觉与正常人相差无几,可以看到肋骨轮廓	介于二者之间	两指间空隙很少,甚至紧贴,下肋骨明显突出
脂肪丢失得分					

表 10-2-8　肌肉丢失情况评价

肌肉	检查要旨	0分	1分	2分	3分
颞部(颞肌)	让患者头转向对侧,直接观察太阳穴处有无凹陷	看不到明显凹陷	轻度凹陷	凹陷	显著凹陷
锁骨部位(胸部三角肌)	看锁骨是否凸出	男性看不到锁骨,女性看到锁骨,但不凸出	部分凸出	凸出	明显凸出

续表

肌肉	检查要旨	0分	1分	2分	3分
肩部(三角肌)	双手自然下垂,看肩部是否凸出	圆形	肩峰轻度凸出	介于二者之间	肩锁关节方形,骨骼凸出
骨间肌	观察手背,拇指和示指对捏,观察虎口处是否凹陷	拇指和示指对捏时,虎口处肌肉凸出,女性可平坦	虎口处平坦	平坦和凹陷	明显凹陷
肩胛骨(背阔肌、斜方肌、三角肌)	患者双手水平前伸,看肩胛骨是否凸出	肩胛骨不凸出,肩胛骨内侧无凹陷	肩胛骨轻度凸出,肋、肩胛、肩、脊柱间轻度凹陷	肩胛骨凸出,肋骨、肩胛、肩、脊柱间凹陷	肩胛骨明显凸出,肋骨、肩胛、肩、脊柱间显著凹陷
大腿(股四头肌)	不如上肢敏感	圆润,张力明显	轻度消瘦,肌力较弱	介于二者之间	明显消瘦,几乎无肌张力
小腿(腓肠肌)	不如上肢敏感	肌肉发达	消瘦,有肌肉轮廓	消瘦,肌肉轮廓模糊	消瘦,无肌肉轮廓,肌肉松垮无力
肌肉消耗得分					

表 10-2-9 液体状况评价

水肿	检查要旨	0分	1分	2分	3分
踝部水肿	患者仰卧,按压5秒	无凹陷	轻微凹陷	介于二者之间	凹陷非常明显,不能回弹
骶部水肿	患者侧卧,按压5秒	无凹陷	轻微凹陷	介于二者之间	凹陷非常明显,不能回弹
腹水	检查有无移动性浊音、振水音、腹围是否增大	无移动性浊音、无振水音、腹围无增大	左右侧卧时有移动性浊音	患者仰卧时有振水音	患者感到腹胀明显,腹围增大
水肿得分					

体格检查脂肪、肌肉及液体分项目计分。

按多数部位情况确定患者脂肪、肌肉及液体分项目得分,如多数部位脂肪为轻度减少,脂肪丢失的最终得分即为轻度,计1分;如多数部位肌肉为中度消耗,则肌肉消耗的最终得分为2分。不同部位脂肪、肌肉及体液的评分参考标准详见图10-2-1~图10-2-10(脂肪丢失情况,见图10-2-1~图10-2-3;肌肉丢失情况,见图10-2-4~图10-2-9;液体情况见图10-2-10)。

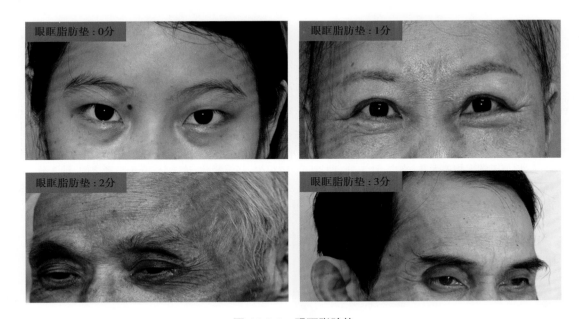

图 10-2-1　眼眶脂肪垫

检查眼眶脂肪时,应观察眼眶有无凹陷、眉弓是否突出。正常人眼眶无凹陷,眉弓不突出。眼眶轻度凹陷,
眉弓轻度突出计 1 分;眼窝凹陷明显,皮肤松弛,眉弓明显突出计 3 分;介于二者之间,计 2 分。

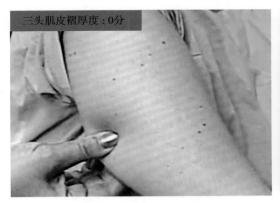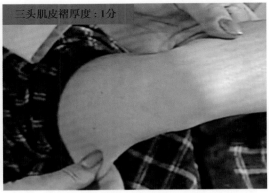

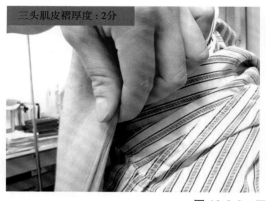
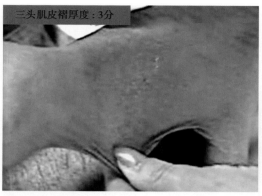

图 10-2-2 三头肌皮褶厚度

检查三头肌皮褶厚度时,前臂内收 90° 弯曲,拇指与示指对捏皮肤,不要捏起肌肉。健康人有大量脂肪组织;感觉与正常人相差无几,略少,计 1 分;两指间空隙很少,甚至紧贴,计 3 分;介于二者之间,计 2 分。

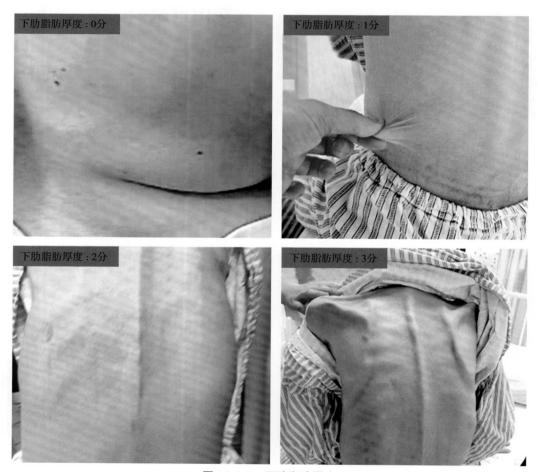

图 10-2-3 下肋脂肪厚度

检查下肋脂肪厚度时,先捏自己肋缘下脂肪,再与患者比较。观察背部下肋骨轮廓。健康人拇指与示指两指间很厚,看不到肋骨;感觉与正常人相差无几,可以看到肋骨轮廓,计 1 分;两指间空隙很少,甚至紧贴,下肋骨明显突出,计 3 分;介于二者之间,计 2 分。

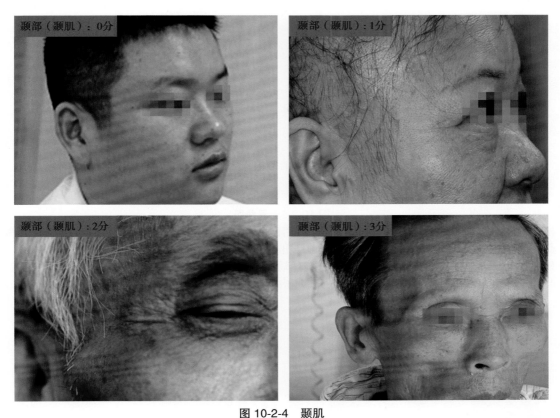

图 10-2-4　颞肌

检查颞部(颞肌)时,让患者头转向对侧,直接观察颞部(太阳穴)有无凹陷。健康人看不到明显的凹陷;轻度凹陷,计 1 分;凹陷,计 2 分;显著凹陷,计 3 分。

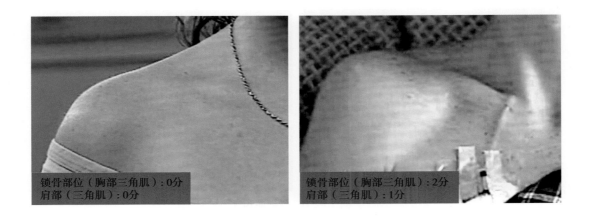

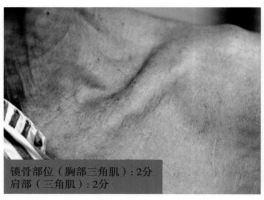
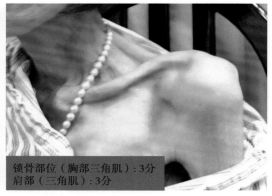

锁骨部位（胸部三角肌）：2分
肩部（三角肌）：2分

锁骨部位（胸部三角肌）：3分
肩部（三角肌）：3分

图 10-2-5 三角肌

检查锁骨部位（胸部三角肌）时，主要观察看锁骨是否凸出。健康男性看不到锁骨，女性可以看到锁骨但不凸出；锁骨部分凸出，计1分；凸出，计2分；明显凸出，计3分。

检查肩部（三角肌）时，双手自然下垂，主要观察肩部是否凸出及肩峰形状。健康人肩峰呈圆形；肩峰轻度凸出，计1分；肩锁关节方形，骨骼凸出，计3分；介于二者之间，计2分。

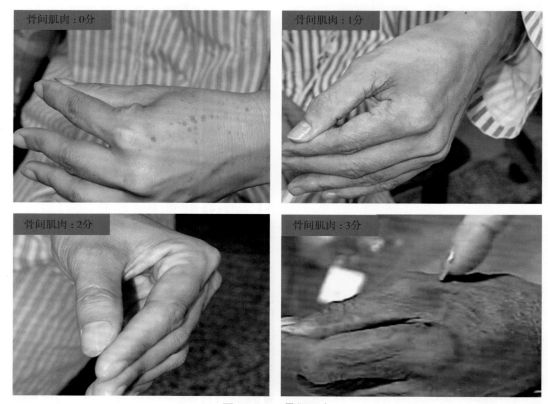

骨间肌肉：0分

骨间肌肉：1分

骨间肌肉：2分

骨间肌肉：3分

图 10-2-6 骨间肌肉

检查骨间肌时，主要观察手背，拇指和示指对捏，观察虎口处是否凹陷，健康男性拇指和示指对捏时肌肉凸出，女性可平坦。拇指和示指对捏时，虎口平坦，计1分；平坦和凹陷，计2分；明显凹陷，计3分。

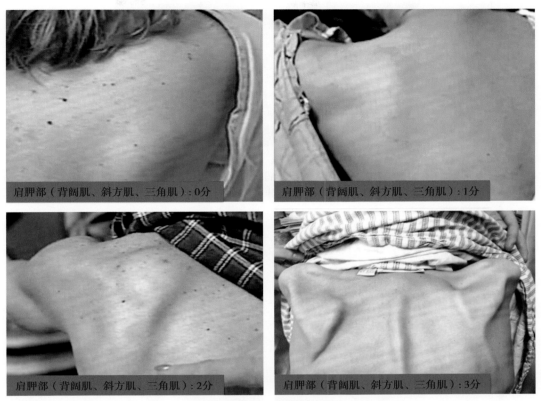

图 10-2-7　肩胛部肌肉

检查肩胛骨(背阔肌、斜方肌、三角肌)时,患者双手向前平伸,看肩胛骨是否凸出。健康人肩胛骨不凸出,肩胛骨内侧不凹陷。肩胛骨轻度凸出,肋、肩胛、肩、脊柱间轻度凹陷,计 1 分;肩胛骨凸出,肋、肩胛、肩、脊柱间凹陷,计 2 分;肩胛骨明显凸出,肋、肩胛、肩、脊柱间显著凹陷,计 3 分。

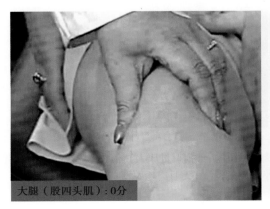

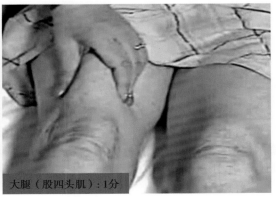

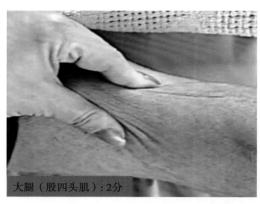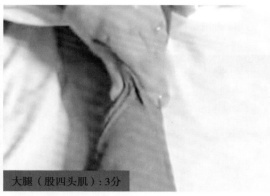

图 10-2-8　股四头肌

大腿(股四头肌)不如上肢敏感。健康人大腿圆润,张力明显。大腿轻度消瘦,肌力较弱,计1分;
大腿明显消瘦,几乎无肌张力,计3分。介于二者之间,计2分。

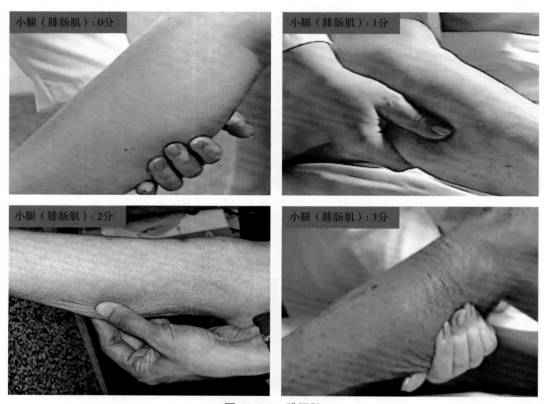

图 10-2-9　腓肠肌

检查小腿(腓肠肌)时,主要观察小腿有无消瘦,有无肌肉轮廓,肌力如何。健康人,肌肉发达。小腿消瘦,有
肌肉轮廓,计1分;小腿消瘦,肌肉轮廓模糊,计2分;小腿明显消瘦,无肌肉轮廓,肌肉松垮无力,计3分。

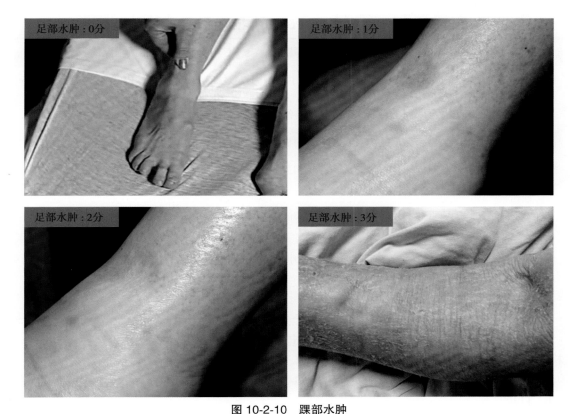

图 10-2-10　踝部水肿

检查踝部水肿时,患者仰卧,按压足背踝部 5 秒。健康人,无凹陷。轻微的凹陷,计 1 分;凹陷非常明显,不能回弹,计 3 分;介于二者之间,计 2 分。

体格检查总得分(D 评分):

在体格检查的肌肉、脂肪及体液三个方面,肌肉权重最大,因此,以肌肉丢失得分为体格检查项目的最终得分,即 D 评分。而不是将肌肉、脂肪及体液三个方面的得分相加。

三、综合评价

1. 定量评价　将患者自我评价(A 评分)及医护人员评价(B、C、D 评分)相加即得该患者 PG-SGA 最终得分,公式如下:

患者 PG-SGA 最终得分 =A 评分 +B 评分 +C 评分 +D 评分

通过 PG-SGA 定量评价,根据患者 PG-SGA 得分将患者分为如下四类:

0~1 分,无营养不良;

2~3 分,可疑或轻度营养不良;

4~8 分,中度营养不良;

≥9 分,重度营养不良。

临床实际工作中,以 PG-SGA ≥4 分作为诊断营养不良的切点值。

2. 定性评价　按多数项目得分确定患者 PG-SGA 的最终定性评价。PG-SGA 定性评价将患者分为营养良好(A)、可疑或中度营养不良(B)、重度营养不良(C)三类(表 10-2-10)。

表 10-2-10　PG-SGA 定性评价

分类	A（营养良好）	B（可疑或中度营养不良）	C（重度营养不良）
体重	无丢失或无水肿或近期无明显改善	1 个月内丢失不超过 5%（或 6 个月丢失不超过 10%）或体重持续下降	1 个月内丢失超过 5%（或 6 个月丢失超过 10%）或体重持续下降
营养摄入	无缺乏或近来显著改善	摄入明显减少	摄入重度降低
营养相关症状	没有症状或近期显著改善	存在相关症状	存在明显的症状
功能	无缺陷或近期明显改善	中度功能缺陷或近期加重	重度功能缺陷或显著的进行性加重
体格检查	无缺陷或慢性缺陷但近期有临床改善	轻至中度的体脂 / 肌肉丢失	显著的营养不良指征，包括水肿
总评价			

临床实际工作中，PG-SGA 定性评价比定量评价更加困难，其难点在于定性评价本身，检查人员常常感觉到难以判定患者属于 A、B、C 哪一类。

3. 定性评价与定量评价的关系　PG-SGA 定性评价与定量评价的关系密切（表 10-2-11）。

表 10-2-11　PG-SGA 定性评价与定量评价的关系

等级	定性评价	定量评价
PG-SGA　A	营养良好	0~1 分
PG-SGA　B	可疑或中度营养不良	2~8 分
PG-SGA　C	重度营养不良	≥9 分

定性评价与定量评价相比，定量评价判定更加容易，患者营养状况分类更加明晰，临床操作性更强，治疗指导意义也更大。

第三节　临床应用评价

一、PG-SGA 的临床意义

1. 定量评价的临床指导意义　如前所述，根据 PG-SGA 得分将患者分为如下 4 类：0~1 分，2~3 分，4~8 分，≥9 分。根据得分不同，对患者进行分类指导治疗（表 10-3-1）。

表 10-3-1　PG-SGA 定量评价的临床指导意义

得分	营养状况评价	指导意见
0~1 分	无营养不良	此时不需要干预措施,治疗期间保持常规随诊及评价。
2~3 分	可疑或轻度营养不良	由营养师、护师或医师进行患者或患者家庭营养教育,并根据患者存在的症状和实验室检查的结果,进行药物干预。
4~8 分	中度营养不良	由营养师进行干预,并根据症状的严重程度,与医师和护师联合进行营养干预。
≥9 分	重度营养不良	急需进行症状改善和 / 或同时进行营养干预。

2. 基于 PG-SGA 定量评价的肿瘤患者营养治疗临床路径　肿瘤患者入院后应该常规进行营养评估,以了解患者的营养状况,从而确立营养诊断。一个完整的肿瘤患者的入院诊断应该常规包括肿瘤诊断及营养诊断两个方面。中国抗癌协会肿瘤营养专业委员会推荐的肿瘤患者营养疗法临床径路如下:肿瘤患者入院后应该常规进行营养评估,根据 PG-SGA 得分多少将患者分为无营养不良(0~1 分)、可疑或轻度营养不良(2~3 分)、中度营养不良(4~8 分)及重度营养不良(≥9 分)四类。无营养不良者,不需要营养干预,直接进行抗肿瘤治疗(包括手术、放疗、化疗等,下同);可疑或轻度营养不良者,在营养教育的同时,实施抗肿瘤治疗;中度营养不良者,在人工营养(EN、PN)的同时,实施抗肿瘤治疗;重度营养不良者,应该先进行人工营养(EN、PN)1~2 周,然后在营养治疗的同时,进行抗肿瘤治疗。无论有无营养不良,所有患者在完成一个疗程的抗肿瘤治疗后,应该重新进行营养评估(图 10-3-1)。

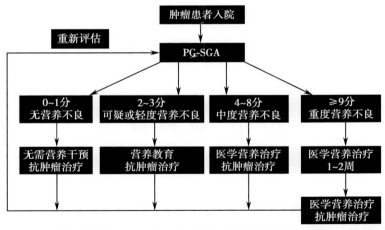

图 10-3-1　《中国抗癌协会肿瘤营养专业委员会》推荐的肿瘤患者营养治疗临床路径
PG-SGA. patient generated-subjective global assessment,患者主观整体评估。
抗肿瘤治疗泛指手术、化疗、放疗、免疫治疗等,医学营养治疗指 EN(含 ONS 及管饲)及 PN,营养教育包括饮食指导、饮食调整与饮食咨询。

3. PG-SGA 的临床评价　Bauer J 等比较了 PG-SGA 及 SGA 在肿瘤患者的应用,发现 PG-SGA 对 SGA 的灵敏度为 92%、特异度为 82%,作者认为 PG-SGA 是发现、预测住院肿瘤患者营养不良的一种快速而且有效的评价工具。随后的很多研究发现:PG-SGA 不仅适用于住院肿瘤患者,而且适用于门诊肿瘤患者;不仅适用于实体肿瘤患者,而且适用于血液肿瘤患者;不仅适用于非治疗肿瘤患者,而且适用于接受抗肿瘤治疗如手术、放疗、化疗、骨髓移植的患者。

4. PG-SGA 在其他领域的应用　大量的临床研究显示,PG-SGA 是一种有效的肿瘤患者特异性营养状况评估工具,但是临床上它的应用不仅仅局限于肿瘤患者。Desbrow B 等报告了 PG-SGA 在肾透析患者的应用,发现 PG-SGA 得分与白蛋白、体重下降百分率密切相关。Martineau J 等报告了 PG-SGA 在急性脑卒中患者的应用,发现 PG-SGA 得分更高的患者,其体重更低、住院时间更长、并发症更多、吞咽困难更重、临床预后更差。其他方面的使用包括淀粉样变、慢性肾衰竭、HIV 及临终关怀患者。

二、abPG-SGA

PG-SGA 是目前为止最合适的肿瘤患者营养不良评估工具。但是,由于 PG-SGA 的评估内容涉及 7 个方面,项目较多,比较费时,因此不太适合门诊使用。有鉴于此,加拿大 Gabrielson DK 等人提出:省略 PG-SGA 的第七部分体格检查不计,从而形成删减版患者参与的主观全面评定(abridged scored patient-generated subjective global assessment,abPG-SGA)。他们以 SGA 为标准、用 PG-SGA、MST、abPG-SGA 等 3 种方法独立评估了 90 例门诊化疗肿瘤患者的营养状况,并将 abPG-SGA 与 PG-SGA、MST 比较,SGA 发现 36% 肿瘤患者存在营养不良,abPG-SGA 的灵敏度为 94%,特异度为 78%,曲线下面积(area under the curve,AUC)=0.956,略低于 PG-SGA(灵敏度 97%,特异度 86%,AUC=0.967),高于 MST(灵敏度 81%,特异度 72%,AUC=0.823)。结论认为 abPG-SGA 适用于门诊肿瘤患者,是门诊肿瘤患者营养状况评估的有效、实用、准确的工具。但是,abPG-SGA 报道很少,有待进一步验证。Abbott J 等报告,简版 PG-SGA(patient-generated subjective global assessment short form,PG-SGA SF)可以有效区分门诊化疗患者的营养状况,并认为患者自我评分中的第 4 项"活动和身体功能"没有提高 PG-SGA SF 的效度,可以删减。

第四节　病 例 报 告

患者,女,36 岁,极度消瘦,因反复呕吐入院。患者意识清楚,但是不愿意讲话。患者体重下降明显,在过去的 4 天内未进食。一年前患者体重为 56kg,她的丈夫不清楚患者现在的体重,但他说最近几个月,患者吃得很少。她的衣服都太大了,不合身。患者胃肠消化功能没有太大变化,常常感到饥饿,但是进食后感觉腹胀,呕吐明显,以至于不能正常进食,只能进食少量流食。患者自觉口干舌燥。其活动明显不如平常,卧床 4 天。

体格检查发现患者非常衰弱,几乎触不到体脂和肌肉。口唇异常红润,头发干枯易脱落。皮肤干燥。因病情限制没称体重,但看起来不到 40kg。胃镜提示胃癌并幽门梗阻。

用 PG-SGA 评估患者的营养状态:

患者自我评价(A 评分)

1. 体重　过去 6 个月体重的变化:16kg,降低的百分比:29%,计 4 分

过去 2 周体重的变化:(1)降低

本项得分 5 分(累积计分)。

2. 进食情况　进食情况与平时相比:比以往少(1)

目前进食:比正常情况少(1),只能进食流食(3),几乎吃不下什么(4)

本项得分 4 分(取最高得分)。

3. 症状　有以下问题,影响进食:呕吐(3),口干(1),一会儿就饱了(1)

本项得分 5 分(累积计分)。

4. 活动和身体功能　完全卧床,无法起床(3)

本项得分 3 分(单项计分)。

医护人员评估

5. 疾病(B 评分)　患者为胃癌

本项得分 1 分。

6. 应激状态(C 评分)　患者无发热,应激状态:无(0)

本项得分 0 分。

7. 体格检查　(对每一项检查 0 代表正常,1+ 代表轻度,2+ 代表中度,3+ 代表重度)

皮下脂肪的丢失(肱三头肌,胸壁)(3);

肌肉消耗(股四头肌,三角肌)(3);

踝部水肿(0),骶部水肿(0),腹水(0)

本项得分 3 分(肌肉丢失情况权重最大,所以,以肌肉丢失得分为体格检查的最终评分)。

8. PG-SGA 综合评价

定量评价　PG-SGA 得分 =A+B+C+D=A(5+4+5+3)+B(1)+C(0)+(3)=21;

定性评价　重度营养不良:C。

参 考 文 献

[1] OTTERY F D. Rethinking nutritional support of the cancer patient: The new field of nutritional oncology [J]. Semin Oncol, 1995, 21 (6): 770-778.

[2] MARTIN L, WATANABE S, FAINSINGER R, et al. Prognostic factors in patients with advanced cancer: use of the patient-generated subjective global assessment in survival prediction [J]. J Clin Oncol, 2010, 28 (28): 4376-4383.

[3] ABE VICENTE M, BARÃO K, Silva T D, et al. What are the most effective methods for assessment of nutritional status in outpatients with gastric and colorectal cancer [J]. Nutri Hosp, 2013, 28 (3): 585-591.

[4] BAUER J, CAPRA S, FERGUSON M. Use of the scored patient-generated subjective global assessment (PG-SGA) as a nutrition assessment tool in patients with cancer [J]. Eur J Clin Nutri, 2002, 56 (8): 779-785.

[5] LAKY B, JANDA M, CLEGHORN G, et al. Comparison of different nutritional assessments and body-composition measurements in detecting malnutrition among gynecologic cancer patients [J]. Am J Clin Nutr, 2008, 87 (6): 1678-1685.

[6] GUPTA D, VASHI P G, LAMMERSFELD C A, et al. Role of nutritional status in predicting the length of stay in cancer: a systematic review of the epidemiological literature [J]. Ann Nutr

Metab, 2011, 59 (2-4): 96-106.

[7] GABRIELSON D K, SCAFFIDI D, LEUNG E, et al. Use of an abridged scored patient-generated subjective global assessment (abPG-SGA) as a nutritional screening tool for cancer patients in an outpatient setting [J]. Nutr Cancer, 2013, 65 (2): 234-239.

[8] ISENRING E, BAUER J, CAPRA S. The scored patient-generated subjective global assessment (PG-SGA) and its association with quality of life in ambulatory patients receiving radiotherapy [J]. Eur J Clin Nutr, 2003, 57 (2): 305-309.

[9] DESBROW B, BAUER J, BLUM C, et al. Assessment of nutritional status in hemodialysis patients using patient-generated subjective global assessment [J]. J Ren Nutr, 2005, 15 (2): 211-216.

[10] ABBOTT J, TELENI L, MCKAVANAGH D, et al. Patient-generated subjective global assessment short form (PG-SGA SF) is a valid screening tool in chemotherapy outpatients [J]. Support Care Cancer, 2016, 24 (9): 3883-3887.

[11] BALSTAD T R, BYE A, JENSSEN C R, et al. Patient interpretation of the patient-generated subjective global assessment (PG-SGA) short form [J]. Patient Prefer Adherence, 2019, 13: 1391-1400.

[12] VAN B P, THUY L N, THANH H N T, et al. Comparison of novel, bach mai boston tool (BBT) and the patient-generated subjective global assessment (PG-SGA) for oncology inpatients [J]. Cancer Control, 2019, 26 (1): 1073274819863767.

第十一章 | 儿童主观整体营养评估

第一节 概　　述

目前,尚无公认的有效的针对儿童使用的营养筛查及评估工作量表,现存的儿童营养评估方法是将人体测量、饮食、生物化学检查及免疫学试验结合起来,进行综合评价。加拿大多伦多大学 Secker DJ 和 Jeejeebhoy KN 于 2007 年首次报告儿童主观整体营养评估(pediatric subjective global nutritional assessment,SGNA)。它是在主观全面评定(subjective global assessment,SGA)的基础上进行了适当改进,是一种主观的非定量的工作量表。SGNA 不但可以作为儿童的营养筛查工具,还可以用来评估儿童营养不良的程度,其灵敏度和准确性尚需进一步验证。

第二节　操作方法与标准

SGNA 细分为 7 个有关营养的病史内容和 3 个有关营养的体格检查内容。营养相关病史包括发育曲线、体重/身高比值、体重改变、进食频次、胃肠道症状、机能受损情况、代谢应激。体格检查主要包括检查皮下脂肪、肌肉消耗和水肿情况。调查者首先使用该量表针对不同年龄的幼儿或儿童采用不同的问卷获取营养相关的病史,然后进行营养相关的体格检查,最终评定幼儿或儿童的营养状态,即正常、营养良好、轻度营养不良或严重营养不良。SGNA 量表并非是计数性质的,如果此量表中右侧的选项越多,那么表明患儿营养不良越严重。

一、病史

营养相关病史包括发育曲线、体重/身高比值、体重改变、进食频次、胃肠道症状、机能受损情况、代谢应激(表 11-2-1)。

表 11-2-1　儿童 SGNA 评定表格

营养相关病史	SGNA 评分		
	正常	中度	重度
当前年龄的合适身高(发育不良) 1)身高百分位数 _____ □≥75 百分位　□略低于 75 百分位 　　　　　　　□远低于 75 百分位			
2)身高是否处于父母中位身高曲线上?□是　□否			
3)生长曲线　□遵循生长曲线 　　　　　□超出生长曲线 　　　　　□落后生长曲线			
当前身高的合适体重(消耗) 标准体重 = _____kg 标准体重的百分比: _____% □>90%　□75%~90%　□<75%			
体重改变 1)体重曲线　□遵循生长曲线 　　　　　□比生长曲线快 1% 　　　　　□比生长曲线落后 1%			
2)体重下降　□<5% 平常体重 　　　　　□5%~10% 平常体重 　　　　　□>10% 平常体重			
3)2 周内有改变 □无变化　□增加　□下降			
膳食摄入频次 1)摄入　□足够 　　　□不足 - 低热量 　　　□不足 - 饥饿			
2)当前摄入量与平常相比 □无变化　□增加　□下降			
3)改变持续时间 □<2 周　□>2 周			
胃肠道症状 1)□无症状 　□1 个或多个症状,非每日出现 　□许多症状,每日出现			
2)症状持续时间　□<2 周　□>2 周			
功能状态(营养相关) 1)□未受影响,有活力,能进行与年龄相符的活动 　□剧烈活动受限,能够玩耍和在学校参加适度的活动,乏力,易疲倦 　□玩耍、活动较少或不能活动,清醒时超过一半时间坐在椅子上或 　　躺在床上,没有力气,嗜睡			

续表

营养相关病史	SGNA 评分		
	正常	中度	重度
2)过去 2 周的机能 □无变化 □增加 □下降			
疾病代谢应激 □无应激 □中度应激 □严重应激			

操作说明:

采用此表格评估时,主要考虑变化的严重性和持续时间以及最近的进展情况。

1. 生长曲线

父母中位身高水平:女孩为父亲身高减去 13cm 后与母亲身高的平均数。男孩为母亲身高加上 13cm 后与父亲身高的平均数。13cm 是男性与女性的平均身高差异。无论男孩女孩,用此方法计算出的身高(目标身高)加上 8.5cm 的范围代表了 3%~97% 的成人身高。

2. $\dfrac{\text{实际体重}}{\text{标准体重}} \times 100\%$

>90% 为营养良好,75%~90% 为中度营养不良,<75% 为严重营养不良。

3. 非有意的体重变化是一个重要的临床结局预测因素。体重下降平常体重的 5%~10% 为中度营养不良,下降超过 10% 为重度营养不良。

4. 进食量少、持续时间长、进食量逐步减少为重度,进食量少、但进食量有所改善为中度。

5. 每天都有胃肠道症状且持续时间超过两周定义为重度。

6. 运动机能持续下降定义为重度。

7. 代谢应激水平,参考表 11-2-2。

表 11-2-2 代谢应激水平

中度应激压力	重度应激压力
□常规手术(小肠切除等) □腹腔镜手术 □探查手术 □骨折 □感染(细支气管炎、胃肠炎等) □压疮	□重要器官手术(胃、肝、胰、肺;开胸;胆囊切除;储袋手术等) □结肠切除术(剩余肠管不足 50cm) □创伤,多发外伤 / 骨折 / 烧伤 □多器官衰竭 □重症胰腺炎 □重度脓毒症 □重度炎症反应 □多发压疮 □慢性疾病急性恶化 □获得性免疫缺陷综合征(艾滋病)伴有继发性感染 □甲状腺功能亢进

二、体格检查

体格检查主要包括检查皮下脂肪、肌肉消耗和水肿情况（表 11-2-3）。

表 11-2-3　SGNA 体格检查

体格检查		SGNA 评分		
		正常	中度	重度
皮下脂肪丢失	□全身或大部分部位没有丢失 □某些部位丢失但不是全部 □大部分部位或全身丢失			
肌肉消耗	□全身或大部分部位没有消耗 □某些部位有消耗但不是全部 □大部分部位或全身消耗			
水肿（营养相关）	□无水肿 □中度 □重度			

操作说明：进行营养相关的体格检查有助于支持营养病史中发现的问题。

1. 皮下脂肪

儿童脂肪含量随年龄变化而变化，出生初期占体重的 14%~15%，出生后 6 个月达顶峰为 25%~26%，此后，脂肪含量下降，男孩 7 岁时达 13%，女孩 6 岁时达 16%，然后到 10 岁左右时分别为 14% 和 19%。皮下脂肪的评分标准见表 11-2-4。

表 11-2-4　SGNA 皮下脂肪丢失的判定标准

皮下脂肪	操作要点	重度营养不良	中度营养不良	营养良好
面颊	轻轻垫起颊腭	空的，凹陷	平坦	饱满、隆起、突出
肱二头肌/肱三头肌	屈肘、注意不要夹起肌肉、用手指捏起脂肪	手指间空隙很小	手指间有些空隙	手指间有较厚的脂肪组织
肋骨 - 后背下方 - 腋前线	检查时患者用手压住坚硬的物体	肋间隙凹陷十分明显	肋骨明显，肋间隙不明显	胸部肌肉饱满，看不到肋骨
臀部	婴儿或儿童保持直立或站立	平坦、下垂或皮肤起皱	有轻微的弧度但不饱满	饱满，圆润

2. 肌肉消耗

评估肌肉情况时，应考虑有无神经源性或肌源性问题（表 11-2-5）。

表 11-2-5 SGNA 肌肉消耗的判定标准

肌肉消耗	操作要点	重度营养不良	中度营养不良	营养良好
锁骨	锁骨周围肌肉越少,锁骨越明显	锁骨明显	有些突出	可以看到但不明显
肩部(三角肌)	手放身体两侧,观察肌肉形状	"方肩"骨骼明显,肩峰明显	没有"方肩",肩峰稍明显	肌肉饱满,颈肩部肌肉圆润,在肩关节可以捏起肌肉
肩胛骨(当肩胛骨周围肌群消耗时,该骨更加明显)	患者双手前推,观察主要骨骼	肩胛骨突出,肩胛、肩、脊柱间凹陷	由于肌肉消耗位置和深度不同,程度不同,某些部位可见轻度凹陷	饱满,圆润
大腿(股四头肌,注意下肢对肌肉消耗不敏感)	患者取坐位,下肢搭在矮凳上,辨别脂肪组织,评估肌肉	股四头肌严重萎缩,大腿内侧凹陷明显	大腿内侧轻微凹陷	肌肉无减少,饱满,无凹陷
膝部	患者保持上述姿势检查	膝关节骨骼明显,无肌肉轮廓	膝关节骨骼明显,但有肌肉轮廓	肌肉饱满,骨骼不明显
小腿(腓肠肌)	抓住小腿肌肉评估肌肉量	瘦弱、平坦、明显肌肉减少	有肌肉轮廓	饱满,圆润

3. 水肿

水肿与某些儿童疾病如肾病综合征、肝脏疾病、充血性心力衰竭有关,而这些疾病不能认为有潜在的营养不良(表 11-2-6)。

表 11-2-6 SGNA 水肿情况判定标准

水肿	操作要点	重度营养不良	中度营养不良	营养良好
排除其他可能引起营养不良的原因(肾源性、肝源性、心源性) - 踝部(可行动的患者) - 骶骨(行动受限患者)	按压足背部中远部位(或骶骨部位)5秒以挤走皮下脂肪中的液体,观察凹陷情况	凹陷较深,或凹陷持续时间长	有轻度凹陷	很难按压出凹陷

三、SGNA 工作表

由于儿童的年龄跨度较大,不同年龄儿童的饮食、生长发育情况差异很大,SGNA 设计了两份工作表,一份适用于婴幼儿(表 11-2-7、表 11-2-8),另一份适用于年龄较大儿童(表 11-2-9、表 11-2-10)。

表 11-2-7 SGNA 问卷——婴儿 / 幼儿

SGNA 问卷——婴儿 / 幼儿

1. 1）您的婴儿 / 幼儿出生时体重是多少？ _____
   2）您的婴儿 / 幼儿出生时身高是多少？ _____
   3）健康专家上次检查您的婴儿 / 幼儿是什么时候？ _____
   4）您的婴儿 / 幼儿现在体重是多少？ _____
   5）您的婴儿 / 幼儿现在身高是多少？ _____
   6）婴儿 / 幼儿的父亲身高？ _____；母亲身高？ _____

2. 1）您的婴儿 / 幼儿喝什么样的奶？
   □母乳
   □配方奶
   □牛 / 羊奶——□全脂 3.25% 脂肪　□2% 脂肪　□1% 脂肪　□低脂
   □其他奶类 _____
   2）如何给婴儿 / 幼儿喂奶？
   □哺乳
   □奶瓶
   □杯子
   □喂养管

3. 哺乳
   1）这是您第一次哺乳？ 　□否　□是
   2）每次哺乳时是否轮流使用两侧乳房？ 　□否　□是
   3）24 小时内您哺乳几次？ _____
   4）哺乳一次通常需要多长时间？ _____ 分钟
   5）您如何辨别婴儿 / 幼儿饿了？ _____ 饱了？ _____
   6）对于母乳喂养您有什么担心吗？□无　□有 _____

4. 喂养牛奶或其他种类的奶
   平均每天给婴儿 / 幼儿奶的量是 _____ ml

5. 您还给婴儿 / 幼儿其他东西喝吗？
   □无
   □有　请填写以下表格

我给我的婴儿 / 幼儿喝	每天给的量有多少？
□水	
□果汁或水果饮料	
□茶或植物饮料	
□汽水	
□其他 _____	

6. 1）您的婴儿 / 幼儿每天吃什么类型的食物？

食物种类	每种所占的比例
□谷物,诸如婴儿麦片、面粉、大米	
□蔬菜和水果	
□肉、鱼、鸡或其他(蛋、豆腐等)	
□奶制品(奶酪、酸奶、冰激凌)	

2)您的婴儿 / 幼儿吃什么类型的食物?

□罐装婴儿食品或家庭自制用搅拌器制作的食物

□肉泥

□切片或切成小块的食物

7. 1)选择一个描述你的婴儿 / 幼儿胃口的词?

□非常好　□好　□一般　□差

2)与往常相比,婴儿 / 幼儿的食量近期有变化吗?

□没有

□有　□增加了　□减少了

变化有多久了?　＿＿＿＿＿＿＿(日、周、月)

8. 下列原因是否影响了婴儿 / 幼儿的食欲?

	无	有
有吮吸、吞咽、咀嚼的问题		
进食时哭闹、咳嗽、呛咳		
扭头、弓背、咬汤匙来拒绝进食		
不愿吞咽		
不愿吃细碎或大块的食物		
食物过敏、不耐受、特殊饮食		
其他		

9. 您的家中还有其他人吃特殊食物吗?

□没有

□有　原因 ＿＿＿＿＿＿＿＿＿＿＿＿＿＿＿＿＿＿-

婴儿 / 幼儿也吃这种食物?　□否　□是

10. 您的婴儿 / 幼儿是否现在有如下胃肠道问题限制了进食?

问题	从来没有	每2~3天	每天	婴儿 / 幼儿出现此问题多久?	
				<2周	≥2周
厌食					
呕吐					
腹泻					
便秘					

11. 1)请您挑选一个词来描述婴儿 / 幼儿的活力或体力?

□高　□一般　□低

2)与之前相比,婴儿 / 幼儿的活力或体力近期有变化吗?

□没有

□是　□升高了?　□降低了?

升高或降低有多长时间了?　＿＿＿＿＿＿＿(天、周、月)

表 11-2-8　SGNA 体格检查——婴儿 / 幼儿

体格检查——婴儿 / 幼儿

1. 消耗

　　脂肪组织减少表明严重能量缺乏。婴儿 / 幼儿面颊饱满还是消瘦？上臂肌肉是饱满难以抓起皮肤还是皮肤松弛易于抓起？胸部肌肉饱满肋骨不明显还是肋骨易见而且肋间凹陷明显？臀部脂肪轮廓饱满还是臀部的皮肤易起皱？下肢肌肉轮廓饱满还是皮肤松弛？

部位	无消耗	中度消耗	重度消耗
颞部			
面颊			
上肢			
胸部			
臀部			
下肢			

2. 水肿（营养相关）

　　足踝和骶骨部位的水肿表明有低蛋白血症；然而一些并存疾病如肾脏、心脏的疾病也会引起水肿，考察体重变化时需考虑水肿因素。

部位	无	中度	重度
骶骨（婴儿 / 幼儿经常躺卧时）			
足踝（可自由活动的婴儿 / 幼儿）			

3. 提示营养不良的其他征象

_____

表 11-2-9　SGNA 问卷——儿童 / 青少年

SGNA 问卷——儿童 / 青少年

1. a）您的小孩上次测体重和身高是什么时候？ _____
   b）您的小孩现在的体重是多少？ _____
   c）您的小孩现在的身高是多少？ _____
   d）小孩父亲身高？ _____；小孩母亲身高？ _____
2. 您的小孩一天吃几顿饭？ □ 3 □ 2 □ 1 □ 0
   您的小孩一天吃几次零食？ □ 3 □ 2 □ 1 □ 0
3. 您的小孩每天吃什么样的食物？
   □谷物，诸如麦片、面粉、大米
   □蔬菜和水果
   □猪肉、鱼肉、鸡肉或其他（鸡蛋、豆腐等）
   □奶或奶制品（奶酪、酸奶、冰激凌等）

续表

4. a) 选择一个描述孩子胃口的词?

　　□ 非常好　□ 好　□ 一般　□ 差

　　b) 与往常相比,食量近期有变化吗?

　　□ 无

　　□ 有　□ 增加了　□ 减少了

　　变化有多久了?　_____ (日、周、月)

5. 是否有以下问题限制了您孩子的进食?

	无	有
有吞咽、呕吐、咳嗽等		
进食时脾气烦躁		
"不想吃""我不饿"		
"吃几口就饱了"		
食物过敏、不耐受、特殊食物 如果有,能否进食除过敏食物或特殊食物以外的其他大量食物? □ 能　□ 不能		

6. 请描述您孩子的一日三餐和吃零食情况

早餐	午餐	晚餐
零食	零食	零食

7. 您的家中还有其他人喜欢特殊的食物吗?

　　□ 无

　　□ 有　原因 _____

　　您的孩子也喜欢这种特殊食物? □ 否　□ 是

8. 您是否尝试改变你吃的食物和饮料?

　　□ 无

　　□ 有　采用何种方法 _____

9. 您的小孩是否现在有如下胃肠道问题限制了进食?

问题	从来没有	每2~3天	每天	儿童/青少年出现此问题多久?	
				<2周	≥2周
胃痛					
厌食					
恶心					
呕吐					
腹泻					
便秘(次数减少,大便干、硬)					

续表

10. 请勾选下列选项
　　1)□我 / 我的小孩全天上学
　　　　□我 / 我的小孩非全天上学：　□因为我 / 我的小孩厌倦全天在学校
　　　　　　　　　　　　　　　　　　□其他原因 _____
　　　　□我 / 我的小孩不上学　□因为我 / 我的小孩厌倦
　　　　　　　　　　　　　　　　□其他原因 _____
　　2)□我 / 我的小孩有充足的精力和小伙伴们在学校玩耍和运动
　　　　□我 / 我的小孩和小伙伴们在学校玩耍和运动会感到疲倦
　　　　□我 / 我的小孩爬楼梯会感到疲倦
　　　　□我 / 我的小孩能在室内走动,但是太虚弱不能走到户外
　　3)□我 / 我的小孩睡眠时间与往常相同
　　　　□我 / 我的小孩睡眠时间比往常长
　　　　□我 / 我的小孩大部分时间在床上、沙发上和轮椅上
　　4)1)~3)中情况常见吗?
　　　　□无
　　　　□是　□增加了?　□减少了?
　　　　增加或减少有多长时间了?　_____(天、周、月)

表 11-2-10　SGNA 体格检查——儿童 / 青少年

体格检查——儿童 / 青少年

1. 皮下脂肪

　　脂肪组织明显减少表明存在严重的能量缺乏。当脂肪减少时,上位肋骨间肌肉清晰可见。患者面颊部是否有凹陷? 在肱二头肌和肱三头肌处能捏到多少皮下脂肪? 低位肋骨间是否有凹陷存在? 臀部是否因缺少脂肪而变得平坦?

部位	正常	中度丢失	重度丢失
面颊			
肱二头肌			
肱三头肌			
肋骨			
臀部			

2. 肌肉组织

评估肌肉含量时,主要依据锁骨、肩胛骨、肩部骨骼、膝关节骨骼的易见程度来判定。

注意:肌肉消耗有时也可因为神经源性或肌源性的病变造成。

续表

部位	正常	中度丢失	重度丢失
颞部			
锁骨			
肩部			
肩胛骨			
大腿			
小腿			

3. 水肿（营养相关）

　　足踝和骶骨部位的水肿表明有低蛋白血症；然而一些并存疾病如肾脏、心脏的疾病也会引起水肿，因此检查体重变化时需考虑水肿因素。

部位	无	中度	重度
骶骨（活动受限患者）			
足踝（可正常活动患者）			

4. 提示营养不良的其他征象：

_____

第三节　临床应用评价

　　由于 SGNA 量表问世时间相对较晚，因此其临床应用的报告较少。Secker DJ 等认为使用 SGNA 量表可有效评估儿童的基线营养状态，但不适宜用于急性病程的营养评估。在儿童重症监护室（pediatric intensive care unit,PICU）里，相比正常体重的儿童，低体重儿童有更高的死亡率。Vermilyea S 等使用 SGNA 量表来筛选营养不良的儿童并预测营养相关的并发症，通过对 150 名 PICU 患儿进行 SGNA 量表评定和对客观的身体测量结果进行分析，发现该量表为中度可信（kappa 值为 0.671），营养状态评定结果与身体测量结果有较强关联性（$P<0.05$），而该量表与住院时间以及其他量表尚无关联。Secker DJ 等用此量表对 175 名（年龄从 31 天 ~17.9 岁）将接受胸部或腹部手术的住院儿童进行术前筛查，认为此量表是一种有效可靠的儿童营养评估工具，并且可以预测营养相关并发症和住院时间。

　　鉴于目前使用该量表进行儿童营养评估的研究报告较少，其有效性和可靠性尚需大量临床研究进一步证实。

第四节　病 例 报 告

　　患儿出生 30 余天，目前体重为 3.6kg，身高为 50cm，出生后 2 周开始出现顽固性便秘，最初灌肠后减轻，但以后便秘越来越顽固，必须依靠灌肠才能排便，近两日出现腹部膨胀、拒食、呕吐、发热，行腹部 X 线检查结果考虑先天性巨结肠。SGNA 评估为严重营养不良。

参 考 文 献

［1］SECKER D J, JEEJEEBHOY K N. Subjective global nutritional assessment for children [J]. Am J Clin Nutr, 2007, 85 (4): 1083-1089.

［2］VERMILYEA S, SLICKER J, EL-CHAMMAS K, et al. Subjective global nutritional assessment in critically ill Children [J]. JPEN J Parenter Enteral Nutr, 2012, 37 (5): 659-666.

［3］MAHDAVI A M, OSTADRAHIMI A, SAFAIYAN A. Subjective global assessment of nutritional status in children [J]. Matern Child Nutr, 2010, 6 (4): 374-381.

［4］MAHDAVI A M, SAFAIYAN A, OSTADRAHIMI A. Subjective vs objective nutritional assessment study in children: a cross-sectional study in the northwest of Iran [J]. Nutr Res, 2009, 29 (4): 269-274.

［5］SECKER D J, JEEJEEBHOY K N. How to Perform Subjective Global Nutritional Assessment in Children [J]. J Acad Nutr Diet, 2012, 112 (3): 424-431.

第十二章 | 肿瘤患者营养不良筛查工具

第一节 概　　述

目前大家普遍认识到,由于肿瘤患者的疾病特点以及治疗特殊性,在该人群中营养不良的发病率较正常人群明显偏高。肿瘤患者伴发的营养不良常导致感染、治疗不良反应、病死率等增加。据统计,约 20%~50% 的肿瘤患者死亡与营养不良相关。

大多的肿瘤患者都需接受手术、化疗、放疗等治疗手段,这些治疗手段通常会引起各种各样的不良反应,如厌食、口咽部疼痛、口腔干燥、味觉丧失、恶心、呕吐、腹泻、便秘等,进而影响到患者正常的食物摄入。在高达 80% 的进展期肿瘤患者中,存在因饮食摄入不足引起的体重下降甚至是恶液质,其特征为进行性的骨骼肌比重下降,常规营养支持并不能完全逆转营养不良的发生,进一步发展可能导致机体功能障碍。目前共识认为,对于肿瘤患者恶液质的发生,预防的作用更胜于治疗。尽早通过有效的营养筛查工具发现营养不良人群并给予营养干预,才能更好解决肿瘤患者营养不良难题。

目前国际上存在很多的营养不良筛查工具,其中应用较广的有营养风险筛查 2002（nutritional risk screening,NRS 2002）、营养风险指数（nutrition risk index,NRI）、营养不良通用筛查工具（malnutrition universal screening tool,MUST）等,然而这些工具面向于普遍人群,并非为肿瘤患者的专用筛查工具,在应用于肿瘤患者时有各自的局限性。患者参与的主观全面评定（patient-generated subjective global assessment,PG-SGA）是由主观全面评定（subjective global assessment,SGA）发展而来,PG-SGA 基于人体成分分析、饮食摄入、症状、活动、年龄、代谢压力等指标,在肿瘤患者中应用广泛,美国营养学会亦选取 PG-SGA 作为肿瘤患者营养筛查的标准,并用于所有住院患者营养的筛查,但是该工具需要花费大量的时间和人力,而且需要由经过专门培训的专业人员来进行操作,因此不适合作为肿瘤患者的常规筛查工具,更适合作为营养评估工具。为了能建立一个更好的适用于肿瘤患者的营养筛查体系,2011 年 Kim JY 等通过对大量住院肿瘤患者的营养筛查研究提出了肿瘤患者营养不良筛查工具（malnutrition screening tool for cancer patients,MSTC）。作为目前国际上新出现的筛查工具,我们将介绍该工具的发展、验证过程,以及具体操作标准。

第二节 操作方法与标准

在 Kim JY 等的研究中,研究对象为韩国病死率最高的十大肿瘤住院患者(胃、结肠、肺、肝、胰腺、乳腺、前列腺、子宫、脑/脊髓和头颈部肿瘤)。PG-SGA、NRS 2002、NRI 及微型营养评定(mini-nutritional assessment,MNA)目前应用广泛、可信度较好,通过对以上工具中的变量进行筛选、统计分析,找出其中与营养状态显著相关的变量,也就是 MSTC 的主要组成内容。

MSTC 主要包括以下 4 项内容:①饮食摄入量变化(intake change);②体重减轻(weight loss);③东方肿瘤合作组(Eastern cooperative oncology group,ECOG)评分;④体重指数(body mass index,BMI)。根据以上变量的统计优势情况,研究提出了肿瘤患者营养不良的 Model 计算公式,通过逻辑回归方程计算,则可预测一名肿瘤患者发生营养不良的可能性(表 12-2-1)。需要说明的是,目前该研究尚未明确提出 P(营养不良指数)用于界定有无营养不良风险以及营养不良风险轻重程度的分界值,仍待该工具更多应用及推广后以得到更好的一致性。

表 12-2-1 MSTC 的操作模型与说明

模型计算公式:

Model=−0.116+(1.777×饮食摄入量变化指数)+(1.568×体重减轻指数)+(1.304×ECOG 评分)−(0.187×BMI)

参数说明:

饮食摄入量变化指数:

没有变化/增加(≥91% 日常饮食摄入) 记为 0

轻度降低(71%~90% 日常饮食摄入) 记为 1

明显降低(≤70% 日常饮食摄入) 记为 2

体重减轻指数:

无体重减轻 记为 0

有体重减轻 记为 1

说明:以 1 个月前的体重为对比

ECOG 评分:

0 分 活动能力完全正常,与起病前活动能力无任何差异。

1 分 能自由走动及从事轻体力活动,包括一般家务或办公室工作,但不能从事较重的体力活动。

2 分 能自由走动及生活自理,但已丧失工作能力,日间不少于一半时间可以起床活动。

3 分 生活仅能部分自理,日间一半以上时间卧床或坐轮椅。

4 分 卧床不起,生活不能自理。

说明:ECOG 5 分为死亡,故不包括在内

肿瘤患者营养不良风险的逻辑回归方程:

P(营养不良指数)$= \exp(\text{model})/\{1+\exp(\text{model})\}$ $\exp(x)=e^x$

$P \in (0,1)$

第三节　临床应用评价

作为一项新的筛查工具,MSTC 具有自身的优点。①操作简便,步骤精短:完成营养筛查的时间不超过 5 分钟;②可信度高:为了将 MSTC 与其他用于肿瘤患者营养筛查的工具进行适用性比较,Kim JY 等除了使用 MSTC 外,还同时应用了 NRI、NRS 2000 及 PG-SGA 等多个筛查工具对同一批入组对象进行营养筛查对比。结果显示,NRI 的灵敏度和特异度分别为81.8%、48.7%,NRS 2000 则分别为72.9% 及81.9%,而 MSTC 的灵敏度和特异度分别为94%和84.2%,与 PG-SGA 的一致性好,kappa 值为 0.7。与 PG-SGA 比较(图 12-3-1),MSTC 具有良好的准确性。

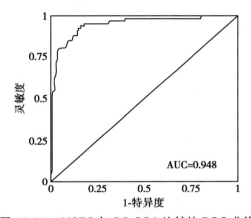

图 12-3-1　MSTC 与 PG-SGA 比较的 ROC 曲线

AUC. area under the curve,曲线下面积;

AUC 为 0.948,显示了 MSTC 很好的精确度;

ROC 曲线 . receiver operating characteristic curve,受试者工作特征曲线。

由于 MSTC 的发展与验证研究均来自对住院肿瘤患者的筛查,那么其对于门诊患者是否具有相同的适用性呢? 目前 MSTC 尚未得到大规模的应用及普及,2012 年,比利时 Anzévui A 等(未发表资料,ESPEN 摘要)对 95 名包含了各种类型肿瘤的门诊患者应用MSTC 进行营养筛查,结果显示 MSTC 操作快捷,患者对问卷问题理解容易,方便回答;更重要的是,MSTC 筛查结果与经过系统培训的营养师进行的营养评估结果有高度的一致性,研究结论认为 MSTC 实用性强,推荐用于肿瘤患者的筛查。

作为一项新出现的筛查工具,MSTC 亦具有其限制以及缺点。①筛查者偏差:筛查操作者对问题的不同判读结果可能直接影响到患者营养风险分组的不同;②被筛查者偏差:被筛查的患者在回答问卷时的身体及心情等状态均有可能影响对问卷的回答;③筛查一致性是否能保证:该问卷目前是由受过训练的专业营养师来完成,但是临床实践中很多情况是由护士进行营养的筛查和评估,是否能在结果判断中保证结果的准确和一致性尚不是十分明确。

MSTC 作为一个新的肿瘤患者营养筛查工具具有良好的推广价值,但其应用前景仍需要更多的研究及验证。

第四节 病 例 报 告

患者,男,58 岁,结肠癌,为行化疗入院。

1. Q:是否有饮食摄入量的改变?

A:饮食较病前下降,大约为病前饮食量的 80%。

记录:饮食摄入量评分为 1 分

2. Q:体重较 1 个月前有无变化?

A:跟 1 个月前相比,体重有减轻。

记录:体重减轻评分为 1 分

3. Q:目前活动能力怎么样?

A:目前能自由走动,生活自理,但不能做较重的体力活动。

记录:ECOG 评分为 1 分

4. 指标测量:身高 170cm,体重 52kg。

$BMI=17.99kg/m^2$

计算 1:

$Model=-0.116+(1.777 \times 1)+(1.568 \times 1)+(1.304 \times 1)-(0.187 \times 17.99)=1.169$

计算 2:

$P(营养不良)=exp(model)/\{1+exp(model)\}=exp(0.608)/\{1+exp(0.608)\}=0.77$

即该患者发生营养不良的可能性为 0.77。

参 考 文 献

[1] CSCO 肿瘤营养治疗专家委员会. 恶性肿瘤患者的营养治疗专家共识[J]. 临床肿瘤学杂志, 2012, 17 (1): 59-73.

[2] LEUENBERGER M, KURMANN S, STANGA Z. Nutritional screening tools in daily clinical practice: the focus on cancer [J]. Support Care Cancer, 2010, 18 (Suppl2): S17-S27.

[3] KIM J Y, WIE G A, CHO Y A, et al. Development and validation of a nutrition screening tool for hospitalized cancer patients [J]. Clin Nutr, 2011, 30 (6): 724-729.

[4] FEARON K, STRASSER F, ANKER S D. Definition and classification of cancer cachexia: an international consensus [J]. Lancet Oncol, 2011, 12 (5): 489-495.

[5] BOSAEUS I. Nutritional support in multimodal therapy for cancer cachexia [J]. Support Care Cancer, 2008, 16 (5): 447-451.

[6] NOURISSAT A, MILLEL D, DELAROCHE G, et al. Estimation of the risk for nutritional state degradation in patients with cancer: development of a screening tool based on results from a cross-sectional

survey [J]. Ann Oncol, 2007, 18 (11): 1882-1886.

［7］BAUER J, CAPRA S, FERGUSON M. Use of the scored patient-generated subjective global assessment (PG-SGA) as a nutrition assessment tool in patients with cancer [J]. Eur J Clin Nutr, 2002, 56 (8): 779-785.

［8］READ J A, CROCHETT N, VOLKER D H, et al. Nutritional assessment in cancer: comparing the mini-nutritional assessment (MNA) with the scored patient-generated subjective global assessment (PGSGA) [J]. Nutr Cancer, 2005, 53 (1): 51-56.

［9］KUBRAK C, JENSEN L. Critical Evaluation of nutrition screening tools recommended for oncology patients [J]. Cancer Nurs, 2007, 30 (5): E1-6.

［10］BOZZETTI F, GROUP O B O W. Screening the nutritional status in oncology: a preliminary report on 1000 outpatients [J]. Support Care Cancer, 2009, 17 (3): 279-284.

第十三章 | 肌酐身高指数

第一节 概 述

肌酐身高指数(creatinine-height index,CHI)是肾功能正常时衡量机体蛋白质水平的一项灵敏指标,是营养评价中评价蛋白质营养状况、测定肌蛋白消耗的一项生化指标。肌酐由肌肉中的磷酸肌酸经不可逆的非酶促反应脱去磷酸转变而来,在肌肉中形成后进入血液循环,最终由尿液排出,其排出量与肌肉总量、体表面积和体重密切相关,不受输液与体液潴留的影响,比氮平衡、血清白蛋白等指标敏感。当患者蛋白质营养不良、外伤、消耗性疾病时肌肉组织分解加强,蛋白质储备下降,肌肉萎缩,肌酐生成量减少,尿中肌酐排出量亦随之降低。2~3 次 24 小时尿肌酐总量测定的平均值与相同性别及身高的标准肌酐值比较可得到肌酐身高指数(CHI),用以衡量其骨骼肌的亏损程度。

可查阅到的最早关于肌酐身高指数(CHI)的文献为 1970 年 Viteri FE 和 Alvarado J 发表在 Pediatrics 上的题为 *The creatinine height index:its use in the estimation of the degree of protein depletion and repletion in protein calorie malnourished children* 的文章,之后查找的文献显示 CHI 多用于肾功能正常患者的营养评价。但在临床应用中,因各种原因准确收集 24小时尿液是困难的,缺乏相应的参考值,尤其是感染、肾功能障碍、肿瘤等对患者尿肌酐的排出影响较大等,使得 CHI 在临床营养评价应用中受到限制。

第二节 操作方法与标准

连续保留 3 天 24 小时尿液,测定 24 小时尿肌酐总量,取其平均值并与相同性别及身高的标准肌酐值比较,所得的百分比即为肌酐身高指数(CHI)。具体步骤为:

1. 准确收集患者 24 小时尿样。
2. 为提高测试的准确性,建议在收集尿样前几天给予固定不变的营养支持。

3. 指导患者收集尿液

(1)晨起排空膀胱,舍去该尿样;

(2)记录收集尿液时的时间;

(3)准确收集 24 小时尿样;

(4)避免粪便混入尿样;

(5)避免厕纸掉入尿样。

4. 如果患者能独立上卫生间,在卫生间放置尿样收集器。

5. 记录尿样收集的过程。

6. 将所收集的尿样冷藏保存。

7. 对于能独立排尿患者,应该收集包括第二天的第一次排空的尿样。对于插有导尿管的患者,尿液收集一直持续到第二天上午 7 点。

8. 标注所有尿样,并且把尿样送去实验室检验。

9. 计算肌酐身高指数

$$肌酐身高指数(CHI) = \frac{测量过或真实的 24 小时肌酐排泄量}{同性别理想身高 24 小时肌酐排泄量} \times 100\%$$

10. 同性别理想身高肌酐排泄量通过查找同性别理想身高 24 小时肌酐排出量表获得（表 13-2-1)。

11. 对于 CHI 低于 100% 的患者,首先计算出不足百分比。

不足百分比 =100%–CHI 测得值

将所得结果按如下评定指南进行评定:

轻微不足　5%~15%

中度不足　>15%~<30%

重度不足　≥30%

12. 因为肌肉质量改变缓慢,必须每 2~3 周测量一次 CHI,以便动态观察。

表 13-2-1　不同性别理想身高成年人 24 小时肌酐排出量表

男		女	
身高 /cm	肌酐排出量 /(mg/24h)	身高 /cm	肌酐排出量 /(mg/24h)
157.5	1 288	147.3	830
160.0	1 325	149.9	851
162.6	1 359	152.4	875
165.1	1 386	154.9	900
167.6	1 424	157.5	925
170.2	1 467	160.0	949
172.7	1 513	162.6	977
175.3	1 555	165.1	1 006

续表

男		女	
身高 /cm	肌酐排出量 /(mg/24h)	身高 /cm	肌酐排出量 /(mg/24h)
177.8	1 596	167.6	1 044
180.3	1 642	170.2	1 076
182.9	1 691	172.7	1 109
185.4	1 793	175.3	1 141
188.0	1 785	177.8	1 174
190.5	1 831	180.3	1 206
193.0	1 891	182.9	1 240

第三节　临床应用评价

肌酐身高指数优点在于：①成人体内肌酸和磷酸肌酸的总含量较为恒定；②运动和膳食的变化对尿中肌酐含量的影响甚微；③成人 24 小时尿肌酐排出量与 LBM 量一致；④不受肝病引起水肿等情况的影响，慢性肝病的营养不良评价应注重分析瘦组织群的减少，故肌酐身高指数变化价值更大。Schwebel C 等观察了肌酐身高指数（CHI）对肺移植患者手术后生存率的预测作用，发现 CHI>60% 的患者的生存率明显高于 CHI<60% 的患者，他们认为CHI 对肺移植手术后生存率有很好的预测作用（图 13-3-1）。

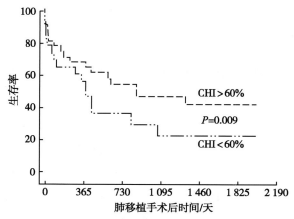

图 13-3-1　CHI 对肺移植手术后生存率的预测作用
CHI. creatinine-height index，肌酐身高指数。

在临床应用中，需要查表获得健康成年人 24 小时肌酐排出量，且计算过程较繁琐，各种原因准确收集 24 小时尿液亦存在一定的困难，健康成年人 24 小时肌酐排出量表多为国外数据,缺乏针对中国人群的相应参考值。在肌酐身高指数公式中需要查表获得相应身高的健康成年人 24 小时肌酐排出量,在原表中给出的是一系列标准身高所对应的肌酐排出量,而实际工作中受试者的身高是各不相同的,与表中标准身高是不一致的,此时,一般取与表中标准身高最接近的身高所对应的肌酐排出量作为此身高健康成年人 24 小时肌酐排出量,从而与实际身高的肌酐排出量存在一定的误差。感染、肾功能障碍、肿瘤等对患者尿肌酐的排出影响较大,此外尿肌酐还受饮食因素的影响,这些情况下,尿肌酐每天排泄量可能有波动。

　　肌酐身高指数适用范围有限,因为其结果易受到年龄、运动量、压力、月经周期和严重疾病状态等因素的影响。营养参数随着年龄改变是一个众所周知的现象,肌酐身高指数也会随着年龄增长而变化。对于老年人,肌酐身高指数降低也许是正常的年龄变化过程而不是因为疾病导致的蛋白消耗。肌酐身高指数评价老年人营养状况的时候需要考虑到由于年龄增长而导致的肌酐身高指数降低。

　　肌酐的准确测定是 CHI 用于营养评价的关键,指导患者正确留取检验样本、妥善保存、及时送检是得到准确检验结果的基础。一般尿液检验应及时检查新鲜样本,如不能及时检查,或预进行某些特殊试验需留取大量样本时,应根据不同检查目的妥善保存样本。保存方法有冷藏法和化学防腐剂法。然而在实际保存 24 小时尿样的过程中,不论是冷藏法还是化学防腐剂法,应用起来都不方便。很多患者需要定期留取 24 小时尿液来测定肌酐以监测营养状况的进展。将 24 小时尿液全部保存在冰箱显然是不合适的,而采用化学防腐的方法,在操作上也存在很多困难,比如防腐剂的用量有严格的限制,患者很难掌握合适的防腐剂用量。尽管肌酐十分稳定,但是却对不同种类的防腐剂反应不一,甲醛对于肌酐影响较大会造成检测结果的显著下降,因此虽然在一般条件下肌酐的稳定性很好,但如遇到高温等特殊条件需要加入防腐剂的时候会影响到检测的准确性。并且这些化学防腐剂均有一定的毒性和危险性,使用时也会存在一定的安全隐患。更为重要的是对于肌酐的测定在留取 24 小时尿液的过程中最常见的影响因素是细菌污染,这是无法避免的,更会影响到检测的准确性。

　　人体身高的测量是一件非常容易的事情,但是对于年龄大、长期卧床、无法站立的患者来说却是一件相当困难的事情,有时甚至是不可能的事情。Van Hoeyweghen RJ 等发现上肢长度与身高密切相关(图 13-3-2),于是提出以上肢长度代替身高,进而以肌酐-上肢指数

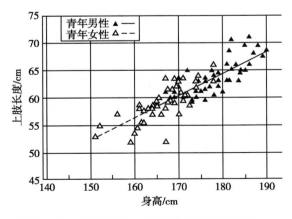

图 13-3-2　健康志愿者上肢长度与身高的关系
青年男性(n=50),r=0.78,P<0.001;青年女性(n=50),r=0.77,P<0.001。

(creatinine arm index,CAI)代替 CHI。并发现随着年龄增加,CHI 逐渐下降而 CAI 保持稳定 (表 13-3-1)。他们认为,结合年龄系数,CAI 可以完全代替 CHI。

表 13-3-1　健康志愿者 CHI 及 CAI 值

项目		20~40 岁	60~74 岁	>75 岁
男性	CHI/%	109 ± 18	75 ± 18[*]	59 ± 14[*×]
	CAI/%	108 ± 19	107 ± 27	107 ± 22
女性	CHI/%	110 ± 15	75 ± 15[*]	67 ± 19[*]
	CAI/%	103 ± 15	101 ± 22	98 ± 29

注:均数 ± 标准差,[*]$P<000\ 1$ 与 20~40 岁比较,[×]$P<0.001$ 与 60~74 岁比较。

CHI 本质上为实验室检查项目。血清蛋白测定项目包括:白蛋白、前白蛋白、转铁蛋白和视黄醇结合蛋白等,其中前白蛋白和视黄醇结合蛋白系急性营养不良早期诊断的敏感指标,而白蛋白和转铁蛋白在体内的半衰期较长,对营养不良的诊断具有非特异性,故其临床应用范围有限。代谢产物测定指标包括 3- 甲基组氨酸、尿羟脯氨酸、血及尿肌酐等,由此可计算出肌酐身高指数、尿羟脯氨酸指数、氮平衡等,只有在病患者肾功能正常情况下,肌酐身高指数才是衡量机体蛋白质水平的一项灵敏指标。

值得注意的是,所有实验室检查项目对患者营养不良的诊断均是非特异性的,需要结合检查结果与临床资料进行营养状况评估。

第四节　病 例 报 告

患者,男,45 岁,身高 175cm,体重 55kg,主因严重脱水、疲乏无力、食欲减退入院。患者乙型肝炎史 20 余年,3 个月前确诊肝癌。近 6 个月来,患者饮食减退、食量明显减少,目前仅进食流质、半流质食物,每日 500~800ml,体重明显下降(半年前 67kg)。入院前在家每日自行输注 5% 葡萄糖盐水注射液 1 000ml。体格检查:体温 36.5℃,脉搏 78 次 /min,呼吸 20 次 /min,血压 100/55mmHg,身高 175cm,体重 55kg,皮肤干燥,口唇轻度干裂,消瘦,恶液质,心肺无异常,腹部凹陷,其他无异常。实验室检查:红细胞 $4.02×10^{12}$/L,血红蛋白 108g/L,血小板 $232×10^9$/L,白细胞 $5.7×10^9$/L,白蛋白 25g/L,前白蛋白 0.12g/L,尿素 5.5mmol/L,血肌酐 82μmol/L,葡萄糖 7.4mmol/L,甘油三酯 1.8mmol/L,总胆固醇 5mmol/L,钠 155mmol/L,钾 5.2mmol/L,镁 0.68mmol/L。

请问:如何测得该患者肌酐身高指数(CHI)?

1. 核实该患者肾功能正常,适合应用 CHI。

2. 该病患者能独立上卫生间,在卫生间放置尿样收集器。

3. 指导患者收集尿液注意事项:①晨起排空膀胱,舍去该尿样;②记录每次留取尿液标本的时间;③告诉患者一定要高度重视准确收集 24 小时尿样的重要性;④避免粪便混入尿样;⑤避免厕纸掉入尿样。

4. 在收集尿样前几天保持规律的饮食和给予稳定的营养支持。

5. 认真记录每次尿样收集的时间和过程。

6. 将所收集的尿样冷藏保存,一定避免细菌污染。

7. 该患者能独立排尿,应该收集包括第二天的第一次排空的尿样。

8. 标注所有尿样,送去实验室检验,经检验获得该患者平均 24 小时尿肌酐浓度为 6 178μmol/L,总尿量为 1 730ml。

9. 在实际工作中测得的尿肌酐浓度的表示单位为 μmol/L 或 mmol/L,本例中采用的单位即为 μmol/L,而在 CHI 计算公式中需转换为 mg/L。已知尿肌酐的摩尔质量为 113g/mol,可知二者的转换关系为 1mmol 尿肌酐 =113mg 尿肌酐,该患者平均 24 小时尿肌酐浓度为 6 178μmol/L,总尿量为 1 730ml,则

$$肌酐总量 = 6\ 178μmol/L \times 1.73L$$
$$= 10\ 687.94μmol = 10.687\ 94mmol$$
$$= 10.687\ 94 \times 113mg = 1\ 207.737\ 22mg \approx 1\ 208mg$$

10. 从表 13-2-1 查找同性别理想身高 24 小时肌酐排出量表,获得最接近的对应身高同性别理想身高 24 小时肌酐排出量为 1 555mg。

11. 根据下列公式计算肌酐身高指数:

$$肌酐身高指数(CHI) = \frac{测量过或真实的 24 小时肌酐排泄量}{同性别理想身高 24 小时肌酐排泄量} \times 100\%$$

$$= \frac{1\ 208mg}{1\ 555mg} \times 100\% = 77.68\% \approx 78\%$$

12. 计算得知该患者 CHI 为 78%,低于 100%,则

不足百分比 =100%–CHI 测得值 =100%–78%=22%。

13. 与评定指南相比较,即中度不足。

14. 因为肌肉质量改变缓慢,需每 2~3 周测量一次肌酐身高指数(CHI),约定该患者 2 周后再次留取尿液标本以便动态观察。

参 考 文 献

[1] VITERI F E, ALVARADO J. The creatinine height index: its use in the estimation of the degree of protein depletion and repletion in protein calorie malnourished children [J]. Pediatrics, 1970, 46 (5): 696-706.

[2] VITERI F E. Creatinine-height index in malnourished children [J]. Nutr Rev, 1972, 30 (1): 24-26.

[3] MENDEZ J, BUSKIRK E R. Creatinine-height index [J]. Am J Clin Nutr, 1971, 24 (4): 385-386.

[4] VITERI F E, ALVARADO J, Alleyne G A. Creatinine--height index: reply to Drs. Mendez and Buskirk [J]. Am J Clin Nutr, 1971, 24 (4): 386-387.

[5] DRIVER A G, MCALEVY M T. Creatinine height index as a function of age [J]. Am J Clin Nutr, 1980, 33 (9): 2057.

[6] VAN HOEYWEGHEN R J, DE LEEUW I H, VANDEWOUDE M F. Creatinine arm index as alternative for creatinine height index [J]. Am J Clin Nutr, 1992, 56 (4): 611-615.

[7] SUZUKI T, INAOKA T, KAWABE T. Creatinine height index in a sample of Japanese adults under seden-

tary activities [J]. J Nutr Sci Vitaminol (Tokyo), 1984, 30 (5): 467-473.

［8］ ROSENFALCK A M, SNORGAARD O, ALMDAL T, et al. Creatinine height index and lean body mass in adult patients with insulin-dependent diabetes mellitus followed for 7 years from onset [J]. JPEN J Parenter Enteral Nutr, 1994, 18 (1): 50-54.

［9］ GARNACHO MONTERO J, ORTIZ LEYBA C, JIMÉNEZ JIMÉNEZ FJ, et al. The behavior and utility of 3-methylhistidine, urinary urea excretion and the creatinine height index in the sepsis patient [J]. Nutr Hosp, 1994, 9 (5): 311-315.

［10］ 陈博, 伍晓汀. 住院病人营养状况监测与评估 [J]. 中国实用外科杂志, 2012, 32 (2): 161-164.

［11］ 张永, 李婧, 张荣欣. 运用 Excel 函数实现肌酐身高指数的快速自动化计算 [J]. 中国医疗设备, 2010, 25 (05): 44-46.

［12］ 鲍云菲, 王兰, 左力. 24 小时尿肌酐检测样本保存方法的探讨 [J]. 检验医学, 2009, 24 (12): 866-868

［13］ SCHWEBEL C, PIN I, BARNOUD D, et al. Prevalence and consequences of nutritional depletion in lung transplant candidates [J]. Eur Respir J, 2000, 16 (6): 1050-1055.

［14］ VAN HOEYWEGHEN R J, DE LEEUW I H, VANDEWOUDE M F. Creatinine arm index as alternative for creatinine height index [J]. Am J Clin Nutr, 1992, 56 (4): 611-615.

［15］ DATTA D, FOLEY R, WU R, et al. Can Creatinine Height Index Predict Weaning and Survival Outcomes in Patients on Prolonged Mechanical Ventilation After Critical Illness ? [J]. J Intensive Care Med, 2018, 33 (2): 104-110.

第十四章 │ 营养不良炎症评分

第一节　概　　述

营养不良炎症评分(malnutrition-inflammation score,MIS)是专门针对终末期肾病维持性血液透析(maintenance hemodialysis,MHD)患者的营养不良-炎症复合体综合征(malnutrition inflammation complex syndrome,MICS)的一种评价方法。最先由美国 Kalantar-Zadeh K 等于 2001 年提出,在透析营养不良评分(dialysis malnutrition score,DMS)的基础上,加入了与 MHD 患者营养状态及死亡率密切相关的体重指数、血清白蛋白水平和总铁结合力三个指标。临床研究显示,MIS 是 MHD 患者病死率和住院率的预测因子,是判断终末期肾脏病患者预后的独立因素,是首个可以全面定量评价 MICS 的评分系统。

第二节　操作方法与标准

MIS 包括病史、体格检查、体重指数及实验室检查 4 项共 10 个指标,具体包括:①干体重变化;②饮食情况;③胃肠道症状;④功能状态;⑤接受透析治疗的时间和合并症;⑥皮下脂肪情况;⑦肌肉消耗;⑧体重指数;⑨血清白蛋白;⑩血清总铁结合力。10 个指标中每一项又分为 0(正常)~3(严重)级 4 个等级,共 30 分。积分越高提示患者的营养不良及炎症程度越重。操作说明如下:

1. 病史

①干体重变化:调阅患者过去 3~6 个月的透析记录,其状态稳定时干体重与评估当时干体重差值即为干体重变化。

人体测量(包括干体重、身高、皮下脂肪和肌肉消耗等)需在血液透析时或透析结束后的5~20 分钟内进行。

②饮食情况:主要根据患者主观感受及前后对照进行评估。

③胃肠道症状:主要根据患者主观感受及前后对照进行评估。

④功能状态：主要根据患者主观感受及前后对照进行评估。

⑤接受透析治疗的时间及合并症：接受透析治疗的时间应根据患者病历记载及其口述病史确定；合并症的确定需要结合患者临床表现及相关的辅助检查结果，如心脏彩超、头部CT和生化检查等。

2. 体格检查

⑥皮下脂肪厚度：具体测量参照改良量化主观全面评定（modified quantitative subjective global assessment，MQ-SGA）。

⑦肌肉消耗：具体测量参照 MQ-SGA。

3. 体重指数

⑧体重指数：根据公式计算，体重按患者评估当时干体重计算。

4. 实验室检查

⑨血清白蛋白：在透析开始时采血样。

⑩血清转铁蛋白：在透析开始时采血样。

具体详见表 14-2-1。

表 14-2-1　营养不良炎症评分（malnutrition-inflammation score，MIS）

项目	0 分	1 分	2 分	3 分
1. 病史				
①干体重变化（过去 3~6 个月总体变化）	无变化或下降 <0.5kg	轻度下降，0.5kg≤体重下降 <1.0kg	体重下降≥ 1.0kg，但 <5.0%	体重下降≥5.0%
②饮食情况	食欲好，摄入量无减少	固体饮食摄入量轻度减少	摄入量中度减少，甚至全流食	低热量流食，甚至饥饿
③胃肠道症状	食欲好，无症状	轻度胃肠道症状，食欲减低或偶有恶心	偶有呕吐或中度胃肠道症状	频繁腹泻、呕吐或严重厌食
④功能状态（营养相关的功能障碍）	功能正常，感觉良好	偶感日常活动受限或常感疲倦	部分日常活动受限（如，独立洗澡）	卧床，基本无法自行活动
⑤透析治疗时间**和合并症	接受透析治疗时间不足 1 年，无合并症	透析治疗 1~4 年，或轻度合并症（除外严重合并症*）	透析治疗 >4 年，或中度合并症（包括 1 种严重合并症*）	严重、多发合并症（包括 2 种或 2 种以上严重合并症*）
2. 体格检查				
⑥脂肪储备下降或皮下脂肪丢失（眼眶、三头肌、二头肌、胸部）	无变化	轻度	中度	重度

续表

项目	0分	1分	2分	3分
⑦ 肌肉消耗(颞部、锁骨、肩胛部、肋骨间、股四头肌、膝部、骨间肌)	无变化	轻度	中度	重度
3. 体重指数(BMI)				
⑧ BMI/(kg/m^2)	≥20.00	18.00~19.99	16.00~17.99	<16.00
4. 实验室检查				
⑨血清白蛋白/(g/L)	≥40	35~39	30~34	<30
⑩血清总铁结合力/(mg/dl)***	≥250	200~249	150~199	<150

注:*严重合并症(major comorbid conditions,MCC):慢性心功能不全(3或4级)、获得性免疫缺陷综合征(acquired immune deficiency syndrome,AIDS)、严重的冠状动脉性心脏病、中至重度慢性阻塞性肺疾病(chronic obstructive pulmonary disease,COPD)、严重神经系统后遗症、转移性恶性肿瘤或最近接受化疗。

**近期的相关研究中,已经将病史项目中透析治疗时间去除,仅保留合并症,即无合并症(0分),轻度合并症(除外严重合并症*)(1分),中度合并症(包括1种严重合并症*)(2分)和严重、多发合并症(包括2种或2种以上严重合并症*)(3分)。

***相当于血清转铁蛋白(mg/dl)≥200(0分),170~199(1分),140~169(2分)和<140(3分)。

第三节 临床应用评价

营养不良是进展性慢性肾脏病(advanced chronic kidney disease,ACKD)最常见、最难被纠正的并发症。欧美6个透析中心的联合评价显示维持性血液透析的患者中,大约有6%~8%存在严重营养不良,33%存在轻至中度的营养不良。持续性微炎症状态是透析患者隐匿性存在的一种病理状态,是引起和加重营养不良的重要原因。营养不良与微炎症状态可互为因果,形成恶性循环而加重心、脑、血管等重要脏器损害,从而影响患者生存质量。因此,将蛋白质-能量营养不良、慢性消耗状态和持续性微炎症状态并存者称之为营养不良-炎症复合体综合征(malnutrition inflammation complex syndrome,MICS)或营养不良-炎症-动脉粥样硬化综合征(malnutrition inflammation atherosclerosis syndrome,MIAS)。多项临床研究证实,MICS是MHD患者高住院率和高死亡率的主要原因。MIS最初是针对MHD患者的MICS的一种评价方法,具有无创、定量、简便、易操作和可重复的特点,自2001年公布以来,备受关注,已经逐渐应用于血液透析、腹膜透析(peritoneal dialysis,PD)和肾移植术后等患者的评估。

(一)用于维持性血液透析患者的评估

MIS目前已经广泛用于MHD患者营养不良-炎症状态及预后的评估。Kalantar-Zadek

K 等对 83 例于门诊行维持性血液透析的患者进行了为期 1 年的随访观察,结果证实 MIS 对 MHD 患者 MICS 的评估优于 SGA、DMS 或单纯的实验室检查。与单独应用 MIS 中的 10 个评价指标相比,MIS 预测首次住院和死亡率的效果更好,MIS 每增加 10 分,与基线相比,首次住院的相对危险度增加 3.83 倍,而死亡的相对危险度增加 10.43 倍。2004 年,他们对 378 例 MHD 患者进行营养不良研究,结果显示所有患者 MIS 的中位评分为 5.5 分,其中 0~4 分、5~8 分和 >8 分的患者分别占 25%、50% 和 25%。与其他量表或实验室参数相比,包括 MQ-SGA、CRP、IL-6、TNF、白蛋白、前白蛋白、总铁结合力、肌酐、总胆固醇、标准化蛋白代谢分解率(normalized protein catabolic rate,nPCR)等,只有 MIS 评分可持续性地预测 MHD 患者的死亡率和住院率。此外,Ho LC 等对 357 名 MHD 患者进行为期 1 年的随访,发现 MIS 评分 3、4 和 5 分的患者 1 年可能死亡率分别为 10%、40% 和 80%,提示 MIS 评分可以用来对 MHD 患者进行风险分层并预测其短期死亡风险,并建议将 MIS=5 作为其 cut-off 值。Rambod M 等通过对 809 名 MHD 患者进行 5 年的随访研究显示,MIS 可用于预测 MHD 患者的长期死亡率(图 14-3-1),其中 MIS 评分每升高 2 分,死亡风险升高 2.03 倍。其他的研究则观察了 MIS 对患者生活质量、冠状动脉性疾病发生率、睡眠、抑郁、运动能力和摄氧量、红细胞生成素低反应性的预测作用,发现 MIS 对上述指标也具有良好的预测性。在美国已经有超过 10 万名透析患者应用 MIS 进行评估,普遍认为 MIS 的应用有利于慢性肾脏病患者营养状况和微炎症状态的早期发现、准确评估和动态监测,并对判断预后有一定的帮助,甚至有日本学者认为 MIS 可以作为其他评价手段的参考标准。

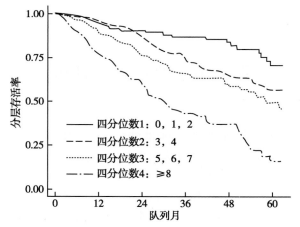

图 14-3-1　MHD 患者 MIS 评分与总生存 Kaplan-Meier 分析

(二)用于腹膜透析患者的评估

2006 年,Afsar B 等首先将 MIS 用于 PD 患者的评估,并证实 MIS 与 PD 患者营养不良 - 微炎症状态相关;认为相对于 SGA,MIS 用于预测 PD 患者腹膜炎的发生率、总的住院时间、住院次数和红细胞生成素的应用量等更为敏感,推荐将 MIS 作为预测 PD 患者发生并发症及死亡风险的工具。随后进行的多个针对中国 PD 人群的研究也证实了 MIS 是评估中国 PD 患者营养不良 - 微炎症状态的良好指标,并指出基线时的 MIS 可预测 PD 患者发生感染及心血管并发症的风险。2013 年发表的一项针对中国 PD 患者的前瞻性队列研究证实,

MIS 可用于预测 PD 患者总的长期死亡率,并将 MIS=7 作为 cut-off 值(图 14-3-2),同时推荐其作为评估 PD 患者营养不良、微炎症状态和死亡风险的工具。

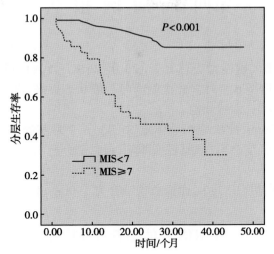

图 14-3-2 腹膜透析患者 MIS 评分与总生存

MIS. malnutrition-inflammation score,营养不良炎症评分。

(三)用于肾移植患者的评估

2008 年,Molnar MZ 等首次将 MIS 评分用于肾移植患者 MICS 的评估,研究对象为 993 例肾移植患者,结果显示 MIS<3 分、3~5 分、6~8 分、>8 分的患者分别占 40%、32%、20% 和 8%,MIS 评分与 CRP、腹围、IL-6 和 TNF 有良好的相关性,可以反映患者的营养不良及微炎症状态。MIS 评分与肾移植患者全因死亡风险密切相关,MIS 评分 3~5 分、6~8 分、>8 分患者的全因死亡风险分别是 MIS<3 分患者的 1.53 倍、3.66 倍和 6.82 倍,MIS=5 分可作为评估肾移植患者死亡风险的 cut-off 值(图 14-3-3)。后续的研究中应用多变量 cox 回归分析显示,MIS 评分是肾移植患者发生移植肾功能死亡(death with a functioning transplant)和移植肾功能丧失死亡(death censored transplant loss)风险的独立预后因素。

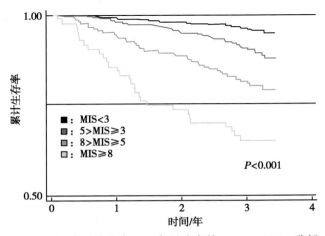

图 14-3-3 肾移植患者 MIS 与总生存的 Kaplan-Meier 分析

MIS. malnutrition-inflammation score,营养不良炎症评分。

第四节 病 例 报 告

患者,男,42 岁,确诊"慢性肾小球肾炎"20 年,高血压 10 年,诊断慢性肾功能不全(尿毒症期)1 年,规律血液透析 6 个月。此次就诊时一般状态良好,食欲可,饮食情况较前无明显变化,偶感日常活动受限,常感疲倦。

体格检查:身高 178cm,此次透析后体重 55.5kg(6 个月前透析后干体重 57kg),体型偏瘦,眼眶轻度凹陷,眉弓轻度凸出,颞肌轻度凹陷,锁骨部分凸出,肩峰轻度凸出,三头肌皮褶厚度略低于正常。

实验室检查:血清白蛋白 32g/L,血清总铁结合力 190mg/dl。

用 MIS 评估患者营养状态

1. 病史
①干体重变化:6 个月内体重下降 1.5kg(约 2.6%),2 分
②饮食情况:食欲可,较前无明显变化,0 分
③胃肠道症状:食欲可,无胃肠道症状,0 分
④功能状态:偶感日常活动受限,常感疲倦,1 分
⑤透析治疗时间和合并症:透析治疗时间 6 个月,不足 1 年,无严重合并症,0 分
2. 体格检查
⑥脂肪储备下降或皮下脂肪丢失:眼眶轻度凹陷,眉弓轻度凸出,三头肌皮褶厚度略低于正常,1 分
⑦肌肉消耗:颞肌轻度凹陷,锁骨部分凸出,肩峰轻度凸出,1 分
3. 体重指数(BMI)
⑧ BMI= $17.51kg/m^2$,2 分
4. 实验室检查
⑨血清白蛋白 32g/L,2 分
⑩血清总铁结合力 190mg/dl,2 分
合计:共 11 分

参 考 文 献

［1］ STENVINKEL P, HEIMBÜRGER O, PAULTRE F, et al. Strong association between malnutrition, inflammation, and atherosclerosis in chronic renal failure [J]. Kidney Int, 1999, 55 (5): 1899-1911.

［2］ DUMMER C D, THOME F S, VERONESE F V. Chronic renal diseasein flammation and atherosclerosis: new concepts about an oldproblem [J]. Rev Assoc Med Bras, 2007, 53 (5): 446-450.

［3］ KALANTAR-ZADEH K, KOPPLE J D, BLOCK G, et al. Amalnutrition-inflammation score is correlated with morbidity and mortality in maintenance hemodialysis patients [J]. Am J Kidney Dis, 2001, 38 (6): 1251-1263.

［4］ KALANTAR-ZADEH K, IKIZLER T A, BLOCK G, et al. Malnutrition-inflammation complex syndrome in dialysis patients: causes and consequences [J]. Am J Kidney Dis, 2003, 42 (5): 864-881.

［5］ RAMBOD M, BROSS R, ZITTERKOPH J, et al. Association of Malnutrition-Inflammation Score with quality of life and mortality in hemodialysis patients: a 5-year prospective cohort study [J]. Am J Kidney Dis, 2009, 53 (2): 298-309.

［6］ HO L C, WANG H H, PENG Y S, et al. Clinical utility of malnutrition-inflammation score in maintenance hemodialysis patients: focus on identifying the best cut-off point [J]. Am J Nephrol, 2008, 28 (5): 840-846.

［7］ YAMADA K, FURUYA R, TAKITA T, et al. Simplified nutritional screeningtools for patients on maintenance hemodialysis [J]. Am J Clin Nutr, 2008, 87 (1): 106-113.

［8］ ELSURER R, AFSAR B, SEZER S, et al. Malnutrition inflammation scoreis associated with coronary artery disease in hepatitis C virus-infected hemodialysis patients [J]. Eur J Clin Nutr, 2008, 62 (12): 1449-1454.

［9］ AFSAR B, SEZER S, OZDEMIR F N, et al. Malnutrition-inflammation score is a useful tool in peritoneal-dialysis patients [J]. Perit Dial Int, 2006, 26 (6): 705-711.

［10］ CHAN J Y, CHE K I, LAM K M, et al. Comprehensive malnutrition inflammation score as a marker of nutritional status in Chinese peritoneal dialysis patients [J]. Nephrology (Carlton), 2007, 12 (2): 130-134.

［11］ HE T, AN X, MAO H P, et al. Malnutrition-inflammation score predicts long-term mortality in Chinese PD patients [J]. Clin Nephrol, 2013, 79 (6): 477-483.

［12］ MOLNAR M Z, CZIRA M E, RUDAS A, et al. Association of the malnutrition-inflammation score with clinical outcomes in kidney transplant recipients [J]. Am J Kidney Dis, 2011, 58 (1): 101-108.

［13］ MOLNAR M Z, KESZEI A, CZIRA M E, et al. Evaluation of the malnutrition-inflammation score in kidney transplant recipients [J]. Am J Kidney Dis, 2010, 56 (1): 102-111.

第十五章 | 营养风险指数

第一节 概　　述

营养风险指数（nutritional risk index，NRI）的起源有多种说法。国内重庆医科大学金涛波、唐华认为是加拿大多伦多大学 Baker JP 等于 1982 年提出的，他们的根据是 Baker JP 等 1982 年发表在新英格兰医学杂志上的文章 "Nutritional assessment：a comparison of clinical judgement and objective measurements"。笔者通读 Baker JB 的全文，未见有关 NRI 的描述，只是提出了一个将病史与体格检查结合起来，而不是依靠实验室及器械检查来进行营养状况评估的理念。那篇文章正是 SGA 的设想起源，或者说就是 SGA 的雏形，说它是 NRI 的起源有点牵强。意大利学者 Cereda E 等认为是美国宾夕法尼亚大学 Buzby GP 等于 1988 年提出的，他们的根据是 Buzby GP 等在美国临床营养杂志发表的论文 "Study protocol：a randomised clinical trial of total parenteral nutrition in malnourished surgical patients"，外国学者多数认同 Buzby GP 起源说。实际上，德州农工大学 Wolinsky FD 等 1983、1984、1985、1986 年就已经有 NRI 的连续研究报告发表。

一、早期 NRI 评估表

实际上，NRI 有两个完全不同的概念，早期的 NRI 概念，如 Wolinsky FD 提出的，是指一个包含主观及客观资料的多参数（通常为 16 个参数）营养状况评估系统，其最早来源可以追溯到 1971—1973 年美国教育、卫生及福利三部门联合举行的全国调查项目——National Health and Nutrition Examination Survey（NHANES），该调查结果于 1977 年正式出版公布。早期 NRI 的条目部分来自 NHANES。Wolinsky FD 等的 NRI 的 16 个条目见表 15-1-1。

表 15-1-1　早期 NRI 条目表

条目编号	实际问题（条目）
5	你戴假牙吗？
14	过去的 1 个月里，您吃过医师开具的任何处方药吗？

条目编号	实际问题（条目）
11	您做过腹部手术吗？
15	过去的 1 个月里，您吃过非医师开具的任何药吗？
9	您的肠道有导致便秘或腹泻的任何问题吗？
4	有没有使您不舒服而不吃的任何食品？
3	您有没有咀嚼问题？
1	您目前有没有导致进食障碍的任何疾病或状况？
13	您规律吸烟吗？
16	您在节制任何一种食物吗？
12	医师是否曾经告诉您"您有贫血"？
6	过去 1 个月里，您的胃或腹部有无 3 天及 3 天以上的疼痛或不适？
2	是否有导致食欲下降的任何疾病？
7	过去 1 个月里，您有没有至少 3 天时间的吞咽困难？
8	过去 1 个月里，您有没有至少 3 天时间的呕吐？
10	过去 1 个月里，您的体重有没有增加或减少？

说明：表中 16 个条目没有按照顺序排列，Wolinsky FD 等认为 16 个条目的重要性不一样，所以他们把最重要的 5 个条目放到了 NRI 问卷的最前面。

由此可见，早期的 NRI 是一份问卷调查，而不是一个公式。该 NRI 目前几乎没有再见到研究或使用。

二、后期 NRI 计算公式

后期的 NRI，即 Buzby GP 等的 NRI，是一个公式。

人们在营养状况审查与评估的实际工作中，希望在纷繁复杂的众多资料（参数）中找出最为重要的参数，并通过数学计算，得出一个可以反映或预测临床结局的公式，Buzby GP 等的 NRI 就是这样的一个公式。一个与早期 NRI 评估表完全不同的 NRI。

1988 年由 Buzby GP 等在围手术期营养支持研究（编号 CSP#221）临床试验报告中明确提出了 NRI 的计算方法：NRI=15.9 × ALB+0.417 × %UBW（ALB，albumin，白蛋白，g/L；UBW，usual body weight，平常体重），并用于评估全肠外营养（total parenteral nutrition，TPN）的外科手术患者的营养风险。

1991 年美国退伍军人协会肠外营养研究协作组（veterans affairs total parenteral nutrition cooperation study group，VATPNCS）在他们的围手术期 TPN 研究报告中提出了系数不完全一致的另一种 NRI 计算方法，即 NRI=1.519 × 血清白蛋白浓度 +0.417 × （目前体重 / 平常体重）× 100，这就是目前我们常用的 NRI 计算公式；同时提出了 NRI 的分级标准，即：临界营养不良（NRI ＞97.5）、中度营养不良（NRI 83.5~97.5）、重度营养不良（NRI ＜83.5）。VATPNCS

发现 NRI 的灵敏度和特异度很好,可以预测患者的营养相关并发症。但由于老年患者日常体重难以评估,导致其在老年患者中应用受限。法国营养学会(French Programme National Nutrition Santé,PNNS)2003 年推荐使用 NRI 评估所有年龄住院患者的营养风险。

第二节 操作方法与标准

通过公式计算营养风险指数,其中血清白蛋白浓度可经血液检查获得,日常体重是指患者发病前 2 个月前至 6 个月前体重的最高值。如果目前体重比日常体重大,即目前体重 / 日常体重 >1 时,该比值按 1 计算。如果患者目前体重无变化,即目前体重 / 日常体重 =1,则 ALB <27.8g/L 时才能诊断重度营养不良;如果患者目前体重变化显著,目前体重 / 日常体重 =0.8 时,则 ALB <33.1g/L 即可诊断重度营养不良。NRI 评分标准:>100 为营养正常,97.5~100 为临界营养不良,83.5~97.5 为轻度营养不良,<83.5 为重度营养不良。

第三节 临床应用评价

Oh CA 等探讨营养风险指数与术后伤口并发症的相关性,从 2008 年 1 月至 2008 年 6 月,对 669 例行根治性胃切除术的胃癌患者进行了一项回顾性研究。应用 NRI 评估术后第 5 天营养状况和其他可能的风险因素,并对伤口并发症的发生率进行分析,找出影响术后伤口并发症的因素。在术后第 5 天 NRI 显示患者营养不良的发生率为 84.6%。然而,只有 9.86% 的患者(66 例)术后伤口出现并发症,其中 94% 的患者(62 例)属于营养不良组(NRI <97.5),另外 6% 的患者(4 例)属于非营养不良组(NRI ≥97.5)(表 15-3-1)。根据单因素及多因素分析,唯一与伤口并发症相关的因素是术后第 5 天的 NRI(优势比 ≥97.5 vs. NRI <97.5 :0.653 ;95% 置信区间:0.326~0.974 ;P =0.014)。因此手术后第 5 日进行 NRI 评定营养不良风险,并给予适当干预,在防治伤口并发症的发生、发展中具有重要的作用。

表 15-3-1 依据 NRI 伤口并发症的类型分布

	NRI	
	<97.5 n=62	≥97.5 n=4
血清肿	36	0
血肿	4	0
伤口感染	9	0
伤口裂开	13	4
总数	62	4

Shinkawa H 等对行胰十二指肠切除术患者手术前后进行 NRI 及 NRS 2002 评价,以明确手术部位感染(surgical site infection,SSI)与之相关性。研究者统计 2004 年 1 月至 2010 年 12 月院内共 64 位预计行胰十二指肠切除术患者的临床资料、NRI 评分,以及 NRS 2002 评分,术后发生手术部位感染的共有 21 人(占总人数的 33%),其中 11 位患者(占总人数的 17%)存在创口感染,14 位患者(占总人数的 22%)存在腹腔内脓肿。单因素的分析提示胰瘘、NRI 及 NRS 2002 与手术部位感染密切相关($P<0.05$);多因素回归分析显示,胰瘘与 NRI 是手术部位感染的独立危险因素;分析术前及术中因素,排除存在胰瘘的患者,NRI 仍然是手术部位感染发生的独立危险因素。因此,术前经 NRI 评定为营养不良风险的拟行胰十二指肠切除术的患者应当给予术前营养支持(表 15-3-2)。

表 15-3-2 NRI 评价营养不良及营养良好的分析

变量	NRI 评估		
	营养不良 (n=28)	营养良好 (n=36)	P
年龄 / 岁	66.6 ± 9.2	65.3 ± 10.8	0.600
性别 /(男 / 女)	15/13	23/13	0.450
BMI/(kg/m^2)	21.2 ± 2.2	23.1 ± 3.9	0.030
糖尿病	8	6	0.360
贫血	9	7	0.260
淋巴细胞计数 /$(10^9/L)$			
<1.5(n=33)	13	20	0.610
≥1.5(n=31)	15	16	
总胆红素 /(mg/dl)			
<3.0(n=55)	22	33	0.160
≥3.0(n=9)	6	3	
ASA 评分			
<3(n=57)	22	35	0.037
≥3(n=7)	6	1	
术前胆道梗阻			
是(n=37)	22	15	<0.010
否(n=27)	6	21	
良性疾病或恶性疾病			
良性(n=8)	1	7	0.070
恶性(n=56)	27	29	

注:ASA.American Society of Anesthesiologists,美国麻醉医师协会。

Clugstion A 等对 39 例梗阻性黄疸患者进行前瞻性研究,发现黄疸患者普遍存在营养不良(无论疾病为良性还是恶性),通常伴有高死亡率与较长住院时间。NRI 计算方法简便,在本研究中黄疸患者 NRI <83.5 的为高风险亚组,其死亡率高达 33%,均明显高于对照组;但与患者并发症发生率无关。因此,NRI 评定对存在营养风险的患者给予营养支持十分重要。

NRI 作为营养不良风险的评估指标,主要不足是该评估方法需要根据患者目前和既往的体重来评估,由于老年患者日常体重难以评估或无法获得,因此其临床应用受限;如果患者由于疾病的原因出现水肿,则会影响测量的结果;另外,应激影响血清白蛋白浓度也是 NRI 筛查方法使用受到限制的原因。

第四节 病 例 报 告

患者,女,59 岁,因大便习惯改变 1 月余就诊,近 2 个月体重下降 5kg,经无痛结肠镜及结肠二期增强 CT 明确诊断为结肠癌,拟行腹腔镜下结肠癌根治术。患者身高 155cm,体重 43kg。2~6 个月前体重最高达 60kg,血清白蛋白浓度为 36g/L。

术前评估 NRI,依据公式计算 NRI=$1.519 \times 36+41.7 \times (43 \div 60)$=84.57,存在轻度营养不良。提示患者需要进行营养支持治疗,给予患者口服肠内营养混悬液 500ml 以及静脉营养等对症治疗,同时滴注白蛋白,5 天后患者血清白蛋白浓度上升至 44g/L,体重上升至 46kg,再次计算 NRI=$1.519 \times 44+41.7 \times (46 \div 60)$=98.81,处于临界营养不良。遂行腹腔镜下结肠癌根治术。术后患者恢复良好,无伤口愈合不良、感染等并发症。

参 考 文 献

[1] 金涛波,唐华.综合营养评定方法的临床应用与进展 [J]. 检验医学与临床, 2010, 7 (12): 1263-1265.

[2] BAKER J P, DETSKY A S, WESSON D E, et al. Nutritional assessment: a comparison of clinical judgement and objective measurements [J]. N Engl J Med, 1982, 306 (16): 969-972.

[3] CEREDA E, LIMONTA D, PUSANI C, et al. Assessing elderly at risk of malnutrition: the new geriatric nutritional risk index versus nutritional risk index [J]. Nutrition, 2006, 22 (6): 680-682.

[4] WOLINSKY F D, COE R M, MILLER D K, et al. Health services utilization among the noninstitutionalized elderly [J]. J Health Soc Behav, 1983, 24 (4): 325-337.

[5] WOLINSKY F D, COE R M, MILLER D K, et al. Measurement of the global and functional dimensions of health status in the elderly [J]. J Gerontol, 1984, 39 (1): 88-92.

[6] WOLINSKY F D, PRENDERGAST J M, MILLER D K, et al. A preliminary validation of a nutritional risk measure for the elderly [J]. Am J Prev Med, 1985, 1 (1): 53-59.

[7] WOLINSKY F D, COE R M, CHAVEZ M N, et al. Further assessment of the reliability and validity of a nutritional risk index: analysis of a three-wave panel study of elderly adults [J]. Health Serv Res, 1986, 20 (2): 977-990.

[8] The Veterans Affairs Total Parenteral Nutrition Cooperative Study Group. Perioperative total parenteral nutrition in surgical patient [J]. N Engl J Med, 1991, 325 (8): 525-532.

［9］ BOUILLANNE O, MORINEAU G, DUPONT C, et al. Geriatric Nutritional Risk Index: a new index for evaluating at-risk elderly medical patients [J]. Am J Clin Nutr, 2005, 82 (4): 777-783.

［10］ BUZBY G P, KNOX L S, CROSBY LO, et al. Study protocol: a randomised clinical trial of total parenteral nutrition in malnourished surgical patients [J]. Am J Clin Nutr, 1988, 47 (2): 366-381.

［11］ OH C A, KIM D H, OH S J, et al. Nutritional risk index as a predictor of postoperative wound complications after gastrectomy [J]. World J Gastroenterol, 2012, 18 (7): 673-678.

［12］ LEE J S, CHOI H S, KO Y G, et al. Performance of the Geriatric Nutritional Risk Index in predicting 28-day hospital mortality in older adult patients with sepsis [J]. Clin Nutr, 2013, 32 (5): 843-848.

［13］ CEREDA E, ZAGAMI A, VANOTTI A, et al. Geriatric nutritional risk index and overall-cause mortality prediction in institutionalised elderly: a 3-year survival analysis [J]. Clin Nutr, 2008, 27 (5): 717-723.

［14］ CEREDA E, PUSANI C, LIMONTA D, et al. The association of Geriatric Nutritional Risk Index and total lymphocyte count with short-term nutrition-related complications in institutionalised elderly [J]. J Am Coll Nutr, 2008, 27 (3): 406-413.

［15］ CEREDA E, LIMONTA D, PUSANI C, et al. Geriatric nutritional risk index: a possible indicator of short-term mortality in acutely hospitalized older people [J]. J Am Geriatr Soc, 2006, 54 (6): 1011-1012.

［16］ SHINKAWA H, TAKEMURA S, UENISHI T, et al. Nutritional risk index as an independent predictive factor for the development of surgical site infection after pancreaticoduodenectomy [J]. Surg Today, 2013, 43 (3): 276-283.

［17］ CLUGSTON A, PATERSON H M, YUILL K, et al. Nutritional risk index predicts a high-risk population in patients with obstructive jaundice [J]. Clin Nutr, 2006, 25 (6): 949-954.

［18］ ALMEIDA A I, CORREIA M, CAMILO M, et al. Nutritional risk screening in surgery: valid, feasible, easy [J]. Clin Nutr, 2012, 31 (2): 206-211.

［19］ CEREDA E, LIMONTA D, PUSANI C, et al. Assessing elderly at risk of malnutrition: The new Geriatric Nutritional Risk Index versus Nutritional Risk Index [J]. Nutrition, 2006, 22 (6): 680-682.

［20］ MAS-PEIRO S, PAPADOPOULOS N, WALTHER T, et al. Nutritional risk index is a better predictor of early mortality than conventional nutritional markers after trans-catheter aortic valve replacement: A prospective cohort study [J]. Cardiol J, 2019. DOI: 10. 5603/CJ. a2019. 0038.

［21］ SAGOU K, OZEKI K, UKAI S, et al. Impact of a nutritional risk index on clinical outcomes after allogeneic hematopoietic cell transplantation [J]. Biol Blood Marrow Transplant, 2019, 25 (11): 2287-2296.

第十六章 │ 预后营养指数

第一节　概　　述

全面评价患者营养不良,对于疾病的辅助治疗、营养支持和防止并发症极为重要。患者营养不良的临床表现和实验室检验呈多样性,单一指标评定人体营养状况局限性多,误差较大,因此不能依据某一指标来判定。目前,多数学者主张采用综合性营养评定方法以提高营养评定的灵敏度和特异度。手术可增加营养不足患者应激反应,增加外科手术后发病率和死亡率。如何在手术前预测手术后的临床结局是人们关心的问题。人们希望通过对多项与营养状况密切相关的参数进行分析,提出一个预测手术后并发症及死亡率的公式,预后营养指数(prognostic nutritional index,PNI)应运而生。研究发现,PNI 作为客观的综合营养评价方法有其特别的实用性。目前,PNI 有多种,比较常用的如下:

(一) Mullen 指数

1979 年,美国宾夕法尼亚大学 Mullen JL 等在美国外科学院的外科论坛(Surg Forum)发表了题目为 *Prediction of operative morbidity and mortality by preoperative nutritional assessment* 的论文,文中介绍了 PNI,为纪念 Mullen JL 教授的贡献,后人称它为 Mullen 指数。1980 年该团队又在美国外科医师杂志(Am J Surg)上进一步介绍了 PNI 及其应用。他们在对血清白蛋白(albumin,ALB,g/dl)、三头肌皮褶厚度(triceps skinfold,TSF,mm)、血清转铁蛋白(transferrin,TFN,mg/dl)、迟发性超敏皮肤试验(delayed-hypersensitivity skin test,DHST)等 4 种营养状态评价参数与外科手术患者预后的相关性进行了分析统计之后,提出来了一种综合营养评价方法,即 PNI。可以作为评价外科患者手术前营养状况和预测手术并发症危险性的综合指标。

(二) Onodera 指数

由于 Mullen 指数项目较多、操作复杂、ALB 及 TFN 检查价钱昂贵、DHST 等待时机较长,1984 年日本学者 Onodera T 等在分析 200 例胃肠手术病例的基础上提出了 Onodera 指数,该指数由血清白蛋白和外周血淋巴细胞总数两项计算得出。可以作为患者术后并发症及生存率预测指标。

(三) Glasgow 预后评分

Glasgow 预后评分(Glasgow prognostic score, GPS)是 Glasgow 皇家学院 Forrest LM 等提出的,由 C 反应蛋白及白蛋白组成。最初用于非小细胞肺癌预后分析,发现 GPS 与预后密切相关,随后大量研究证明对其他恶性肿瘤的生存预后也有很好的预测作用。还可以作为手术后并发症的预测。2011 年 Glasgow 皇家学院 Proctor MJ 等发现白蛋白不能预测肿瘤预后,因此在 GPS 的基础上提出了改良版本的 GPS(modified Glasgow prognostic score, mGPS)。

第二节　操作方法与标准

一、Mullen 指数

在众多与营养状况密切相关的参数中,Mullen JL 等经过研究分析发现,ALB(g/dl)、TSF(mm)、TFN(mg/dl)、DHST 等 4 项参数与手术后结局的关系最为密切。通过数学计算,确定了相关系数,从而形成了 Mullen 指数。计算公式如下:PNI(%)=158−16.6×ALB−0.78×TSF−0.20×TFN−5.8×DHST。该综合评估指标主要包括以下因素:

1. 血清蛋白水平

反映机体蛋白质的营养状况。该公式中包括血清白蛋白(ALB)和血清转铁蛋白(TFN)。ALB 和 TFN 于肝细胞内合成,合成后进入血液。白蛋白的半衰期为 14~20 天,可以反映半个月至三周的营养状态。TFN 的半衰期为 8.8 天,可以反映近 10 天的营养状态。血清蛋白水平较低时,组织愈合能力差,胶原合成减少,伤口不易恢复,免疫功能受损。研究表明,ALB 和 TFN 可作为营养评定的指标,它们的降低可能与多种术后并发症相关。

检测方法:两者均可以通过血清学检验进行检测。

2. 三头肌皮褶厚度

反应机体脂肪的营养状况。皮下脂肪含量约占全身脂肪总量的50%,通过皮下脂肪含量的测定可推算体脂总量,并间接反映热能的变化。常用的是三头肌皮褶厚度(triceps skinfold thickness, TSF)检测。

检测方法:被检测者上臂自然下垂,取非力手上臂背侧自肩峰至尺骨鹰嘴连线中点,于该点上方 2cm 处,测定者以左手拇指与示指将皮肤连同皮下脂肪捏起呈皱褶,捏起处两边的皮肤必须对称。然后用压力为 $10g/mm^2$ 的皮褶厚度测量仪测定。应在夹住后 3 秒钟内读数,连续测定 3 次后取其平均值。为减少误差,应固定测定者和皮褶厚度测量仪。

结果判定:TSH 正常参考值男性为 8.3mm,女性为 15.3mm。实测值相当于正常值的 90% 以上为正常,介于 80%~90% 为轻度缺乏,介于 60%~80% 为中度缺乏,小于 60% 为重度缺乏。

3. 迟发性超敏皮肤反应试验

反映细胞免疫功能。细胞免疫功能在人体抗感染中起重要作用,营养不良患者常常伴有细胞免疫功能损害,这将增加患者术后感染率和死亡率。迟发性超敏皮肤反应试验

（delayed hypersensitivity skin test reaction，DHST）是被用来评定细胞免疫功能的一项常用方法。

检测方法：将不同的抗原于被检测者前臂屈侧表面不同部位注射 0.1ml，待 48 小时后测量接种处硬结直径。

结果判定：硬结直径 >5mm=2 ;<5mm=1 ;无反应者 =0。常用抗原包括链激酶 / 链球菌 DNA 酶、流行性腮腺炎病毒素、白色念珠菌提取液、植物血凝素和结核菌素（表 16-2-1）。

表 16-2-1　Mullen 预后营养指数判定标准

术后并发症及死亡可能	评分值
较小	PNI <30%
轻度手术危险性	30%≤PNI <40%
中度手术危险性	40%≤PNI <50%
较大	PNI ≥50%

注：PNI.prognostic nutritional index，预后营养指数。

二、Onodera 指数

1984 年，Onodera T 等在分析 200 例胃肠手术病例的基础上提出了 Onodera 指数，该指数选择血清白蛋白和外周血淋巴细胞总数两项计算得出。其中，血清白蛋白可作为慢性疾病蛋白质营养不良的指标；淋巴细胞总数是反映免疫功能的简易参数，营养不良和细胞免疫功能低下均可引起其下降。计算公式：$PNI(\%)=10 \times ALB+0.5 \times Lymph \cdot C(\times 10^8/L)$。其中 ALB 是白蛋白（g/dl）；Lymph·C 是总淋巴细胞计数（total lymphocyte count，TLC）。

该综合评估指标主要包括以下因素：

1. 总淋巴细胞计数

反映细胞免疫功能。总淋巴细胞计数是评定细胞免疫功能的简易方法。

检测方法：抽血进行血常规检测。计算公式为：TLC= 淋巴细胞百分比 × 白细胞计数。

结果判定：$TLC>20 \times 10^8/L$ 者为正常，$(12\sim20) \times 10^8/L$ 者为轻度营养不良，$(8\sim12) \times 10^8/L$ 者为中度营养不良，$<8 \times 10^8/L$ 者为重度营养不良。

2. 血清白蛋白　同前阐述。

Onodera 预后营养指数预后判定标准见表 16-2-2。

表 16-2-2　Onodera 预后营养指数预后判定标准

手术安全性	评分值
安全	PNI >45%
有危险	40%≤PNI <45%
禁忌	PNI <40%

注：PNI.prognostic nutritional index，预后营养指数。

三、Glasgow 预后评分

Glasgow 预后评分由系统性炎症指标 CRP 及营养指标白蛋白组成,有传统 GPS 及改良 GPS 两个版本,两个版本的计分系统不同,改良 GPS(mGPS)取消了白蛋白的独立计分,对比如下(表 16-2-3、表 16-2-4):

表 16-2-3　传统 GPS 预后评分

内容	分值
CRP ≤ 10mg/L	0
CRP > 10mg/L	1
白蛋白 ≥ 35g/L	0
白蛋白 < 35g/L	1

注:CRP.C 反应蛋白。

表 16-2-4　改良 GPS 预后评分

内容	分值
CRP ≤ 10mg/L	0
CRP > 10mg/L+ 白蛋白 ≥ 35g/L	1
CRP > 10mg/L+ 白蛋白 < 35g/L	2

注:CRP.C 反应蛋白。

研究发现,GPS 及 mGPS 对肿瘤患者的预后都有比较好的预测作用。Fan H 等对两者比较研究发现,GPS 比改良 GPS 更好,但是也有研究得出完全相反的结论。

第三节　临床应用评价

一、Mullen 指数

Mullen JL 等对 161 例非急诊手术患者的调查显示,PNI 测定手术危险增加与术后并发症发生及死亡率升高相关,其灵敏度为 86%,特异度为 69%。能够较准确地反映肿瘤患者的手术耐受性、风险性及术后恢复能力,确实是一个具有临床应用价值的术前评估指标。

二、Onodera 指数

1. 综合 Nozoe T 和 Kanda M 等多项研究,Onodera 指数与食管癌和胃癌患者的肿瘤大小、远处转移及 TNM 分期密切相关。因此,Onodera 指数可能与食管癌和胃癌的恶性程度及预后相关(图 16-3-1)。

2. Pinato DJ 等证实,Onodera PNI 与肝癌患者或肝硬化患者预后密切相关(图 16-3-2)。

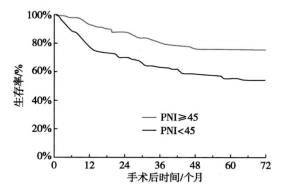

图 16-3-1　PNI 对于食管癌患者生存率的影响
PNI. prognostic nutritional index,预后营养指数。

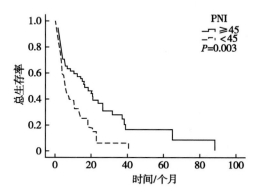

图 16-3-2　PNI 对于肝癌患者总生存率的影响
PNI. prognostic nutritional index,预后营养指数。

3. Mohride 等研究表明,Onodera PNI 可作为结直肠癌患者术后并发症及生存期的独立预测指标。同时,较低的 PNI 可与肿瘤标志物增高、肿瘤进展、TNM 分期呈正相关(图 16-3-3)。

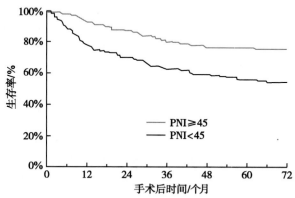

图 16-3-3　PNI 对于结直肠癌患者生存率的影响
PNI. prognostic nutritional index,预后营养指数。

4. Kanda M 等研究表明,Onodera PNI 可作为胰腺癌患者术后并发症及生存期的独立预测指标(图 16-3-4)。

5. Takushima Y 等研究证实,在妇科肿瘤中,较低的 Onodera PNI 预示较差的预后。

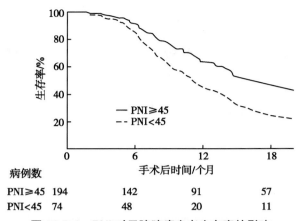

图 16-3-4 PNI 对于胰腺癌患者生存率的影响

PNI. prognostic nutritional index, 预后营养指数。

三、Glasgow 预后评分

GPS 与疾病、特别是与肿瘤的预后已经有大量研究,而且结论已经非常明确。一组包括 6 115 例食管癌患者、21 个研究的最新荟萃分析显示(图 16-3-5),与 GPS 9 分患者比较,GPS 升高的患者总生存时间(overall survival, OS)更短(HR=2.12, 95% CI=1.83~2.45, P<0.001)、肿瘤特异性生存(cancer-specific survival, CSS)更差(HR=2.16, 95% CI=1.56~2.98, P<0.001)。Ihara K 等报告,营养状况差(Onodera 指数≤40, GPS>0)的患者化疗不良反应更多,无疾病生存时间更短(图 16-3-6)。

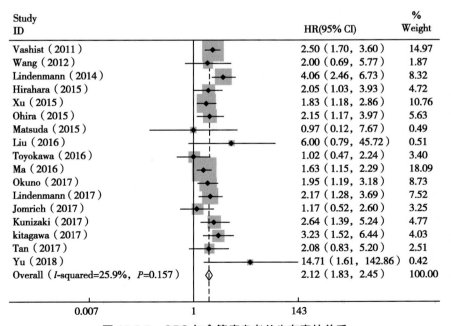

图 16-3-5 GPS 与食管癌患者总生存率的关系

GPS. Glasgow prognostic score, 格拉斯哥预后评分。

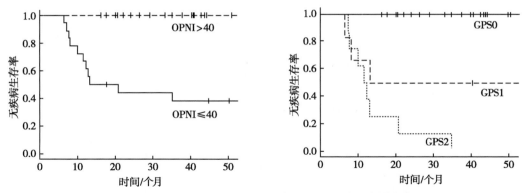

图 16-3-6　营养状况(OPNI, GPS)与结直肠癌患者生存率的关系

OPNI. Onodera prognostic nutritional index, Onodera 预后营养指数;

GPS. Glasgow prognostic score, 格拉斯哥预后评分。

　　综上,预后评估指数能够较客观地反映肿瘤患者的手术耐受性、风险性及术后恢复能力,是具有临床应用价值的术前评估指标。同时也可以成为手术患者,尤其是恶性肿瘤患者的预后预测指标,因此,我们推荐患者手术前常规进行 PNI 评估。

第四节　病 例 报 告

　　患者,男,56 岁,因"大便不成形 6 个月"就诊我院。行结肠镜检查及病理检查提示降结肠腺癌,腹部 + 盆腔(平扫 + 三期增强)CT 可见降结肠占位病变,肠周淋巴结肿大,未见其他转移征象。肺部 CT 未提示转移征象。KPS 评分 90 分。三头肌皮褶厚度 7.5mm。实验室检查:血常规示白细胞 8.2×10^9/L,淋巴细胞百分比 0.46,血红蛋白 123g/L,血小板 272×10^9/L。凝血常规结果正常。肝功能示血清白蛋白 30g/L,余未见异常。血清转铁蛋白 3.2g/L。结核菌素试验(PPD 试验)4mm。肿瘤多学科综合治疗协作组(multidisciplinary team, MDT)会诊,考虑可行手术切除。

　　应用预后营养指数对该患者进行营养风险评估。

　　1. Mullen 指数:PNI(%)=158–16.6 × ALB–0.78 × TSF–0.20 × TFN–5.8 × DHST=32.55。(注,公式里面的白蛋白是传统单位)

　　根据判定结果,该患者有轻度的手术危险性。

　　2. Onodera 指数:PNI(%)=10 × ALB+0.5 × Lymph·C(× 10^8/L)=48.86

　　根据判定结果:该患者手术较为安全,预测有较低的手术并发症发生率。

　　综合判定结果,结合 MDT 意见,建议患者行结肠癌根治术,术后进行辅助化疗,并进行定期随访。

参 考 文 献

［1］ MULLEN J L, BUZBY G P, WALDMAN M T, et al. Prediction of operative morbidity and mortality by preoperative nutritional assessment [J]. Surg Forum, 1979, 30: 80-82.

［2］ BUZBY G P, MULLEN J L, MATTHEWS D C, et al. Prognostic nutritional index in gastrointestinal surgery [J]. Am J Surg, 1980, 139 (1): 160-167.

［3］ ONODERA T, GOSEKI N, KOSAKI G. Prognostic nutritional indexin gastrointestinal surgery of malnourished cancer patients [J]. Nippon Geka Gakkai Zasshi, 1984, 85 (9): 1001-1005.

［4］ FORREST L M, MCMILLAN D C, MCARDLE C S, et al. Evaluation of cumulative prognostic scores based on the systemic inflammatory response in patients with inoperable non-small-cell lung cancer [J]. Br J Cancer, 2003, 89 (6): 1028-1030.

［5］ PROCTOR M J, MORRISON D S, TALWAR D, et al. An inflammation-based prognostic score (mGPS) predicts cancer survival independent of tumour site: a Glasgow Inflammation Outcome Study [J]. Br J Cancer, 2011, 104 (4): 726-734.

［6］ BOUILLANNE O, MORINEAU G, DUPONT C, et al. Geriatric Nutritional Risk Index: a new index for evaluating at-risk elderly medical patients [J]. Am J Clin Nutr, 2005, 82 (4): 777-783.

［7］ NOZOE T, KIMURA Y, ISHIDA M, et al. Correlation of preoperative nutritional condition with postoperative complications in surgical treatment for esophageal carcinoma [J]. Eur J Surg Oncol, 2002, 28 (4): 396-400.

［8］ NOZOE T, NINOMIYA M, MAEDA T, et al. Prognostic nutritional index: a tool to predict the biological aggressiveness of gastric carcinoma [J]. Surg Today, 2010, 40 (5): 440-443.

［9］ KANDA M, FUJII T, KODERA Y, et al. Nutritional predictors of postoperative outcome in pancreatic cancer [J]. Br J Surg, 2011, 98 (2): 268-274.

［10］ ELLIS M C, CASSERA M A, VETTO J T, et al. Surgical treatment of intrahepatic cholangiocarcinoma: outcomes and predictive factors [J]. HPB (Oxford), 2011, 13 (1): 59-63.

［11］ FUJIWARA Y, SHIBA H, FURUKAWA K, et al. Glasgow prognostic score is related to blood transfusion requirements and post-operative complications in hepatic resection for hepatocellular carcinoma [J]. Anticancer Res, 2010, 30 (12): 5129-5136.

［12］ LAI C C, YOU J F, YEH C Y, et al. Low preoperative serum albumin in colon cancer: a risk factor for poor outcome [J]. Int J Colorectal Dis, 2011, 26 (4): 473-481.

［13］ PINATO D J, NORTH B V, SHARMA R. A novel, externally validated inflammation-based prognostic algorithm in hepatocellular carcinoma: the prognostic nutritional index (PNI)[J]. Br J Cancer, 2012, 106 (8): 1439-1445.

［14］ MOHRI Y, INOUE Y, TANAKA K, et al. Prognostic Nutritional Index Predicts Postoperative Outcome in Colorectal Cancer [J]. World J Surg, 2013, 37 (11): 2688-2692.

［15］ KOIKE Y, MIKI C, OKUGAWA Y, et al. Preoperative C-reactive protein as a prognostic and therapeutic marker for colorectal cancer [J]. J Surg Oncol, 2008, 98 (7): 540-544.

［16］ CRUMLEY A B, STUART R C, MCKERNAN M, et al. Is hypoalbuminemia an independent prognostic factor in patients with gastric cancer?[J]. World J Surg, 2010, 34 (10): 2393-2398.

［17］ TAKUSHIMA Y, ABE H, YAMASHITA S. Evaluation of prognostic nutritional index (PNI) as a prognostic indicator in multimodal treatment for gynecological cancer patients [J]. Gan To Kagaku Ryoho, 1994, 21 (5): 679-682.

［18］　WANG Y, LI P, LI J, et al. The prognostic value of pretreatment Glasgow Prognostic Score in patients with esophageal cancer: a meta-analysis [J]. Cancer Manag Res, 2019, 11: 8181-8190.

［19］　IHARA K, YAMAGUCHI S, SHIDA Y, et al. Nutritional status predicts adjuvant chemotherapy outcomes for stage Ⅲ colorectal cancer [J]. J Anus Rectum Colon, 2019, 3 (2): 78-83.

［20］　FAN H, SHAO Z Y, XIAO Y Y, et al. Comparison of the Glasgow Prognostic Score (GPS) and the modified Glasgow Prognostic Score (mGPS) in evaluating the prognosis of patients with operable and inoperable non-small cell lung cancer [J]. J Cancer Res Clin Oncol, 2016, 142 (6): 1285-1297.

第十七章 | 营养评定指数

第一节 概 述

营养评定指数（nutritional assessment index，NAI）是日本学者 Iwasa M 等在 1983 年对食管癌患者进行营养状况评价时提出的综合评价指标。Iwasa M 等将三头肌皮褶厚度（triceps skinfold，TSF）（mm）、上臂围（mid-arm circumference，MAC）（cm）、上臂肌围（mid-arm muscle circumference，MAMC）（cm）、白蛋白（albumin，ALB）（g/L）、前白蛋白（prealbumin，PA）（mg%）、视黄醇结合蛋白（retinol-binding protein，RBP）（mg/L）、结核菌素纯蛋白衍生物（purified protein derivative，PPD）皮内过敏试验（mm）等指标进行逐步回归，得出数学公式形式的 NAI，用来评估食管癌患者的营养状态及预测食管癌患者术后的并发症和病死率。NAI 主要适用于食管癌患者的营养状况评价及术后并发症和病死率的判断。

第二节 操作方法与标准

一、身体测量

1. TSF 测量

反映机体脂肪指标。测量三头肌皮褶厚度时，取肩峰到尺骨鹰嘴中点前侧上方约 2cm 处，皮肤连同皮下脂肪捏起，使脂肪与肌肉分开，用皮褶厚度测量仪测量，共测 3 次，取平均值。三头肌皮褶厚度男性为 8.3mm，女性为 15.3mm。实测值＞标准值 90% 为营养正常；80%~90% 为轻度体脂消耗；60%~＜80% 为中度体脂消耗；＜60% 为重度体脂消耗；若＜5mm 时表示无脂肪可检出。

2. AC 测量

反映肌肉蛋白量贮存和消耗程度的指标，也可反映热能代谢情况。被测者上臂自然下垂，取上臂中点，用软尺测量。共测 3 次，取平均值。我国男性上臂围平均为 27.4cm，女性为

25.8cm。实测值＞标准值90%为营养正常；80%~90%为轻度营养不良；60%~＜80%为中度营养不良；＜60%为重度营养不良。

3. MAMC

可间接反映体内蛋白质储存水平，它与血清白蛋白水平相关，MAMC=AC−3.14×TSF。我国男性MAMC为25.3mm，女性MAMC为23.2mm。实测值＞标准值90%为营养正常；90%~80%为轻度蛋白消耗；80%~60%为中度蛋白消耗；＜60%为重度蛋白消耗。

二、实验室检测

1. ALB

白蛋白半衰期较长，为2~3周。在静止评价或以月、周为单位来观察其变化时血清白蛋白水平代表内脏的蛋白质储存，是反映患者营养状态的有用指标。血清白蛋白低于35g/L诊断为蛋白质-能量营养不良（protein-energy malnutrition，PEM），低于30g/L的低蛋白血症是死亡的唯一的指标，白蛋白易于检查，而且比较经济。缺点是白蛋白反映营养状态欠敏感，易受其他营养因素的影响。

2. PA

前白蛋白半衰期为2天，在任何急需合成蛋白质的情况下，前白蛋白都迅速下降，故在判断蛋白质急性改变方面较白蛋白更为敏感。正常值为3g/L（30mg/dl）以上，为目前国际上评价营养状况和监测营养支持效果的重要指标之一。

3. RBP

视黄醇结合蛋白半衰期短，为12~16小时。是判断蛋白质急性改变的敏感指标。血清正常值为5.1mg/dl。

三、免疫状态评估

营养不良时，免疫球蛋白浓度的降低，迟发性皮肤过敏反应减弱，体液以及细胞免疫功能降低。DCH是将PPD抗原皮内注射，来测量48~72小时后的发红、硬结的直径。斑块硬结直径正常值为＞15mm，若15~10mm为轻度营养不良；10~5mm为中度营养不良；＜5mm为重度营养不良。对感染有高度危险性，死亡率也高。每3~4周测定一次。

四、公式计算

计算公式：NAI=2.64×AC+0.6×PA+3.76×RBP+0.017×PPD−53.8

五、评价标准

NAI＜40为营养不良，40~60为营养中等，≥60为营养良好。

第三节　临床应用评价

在20世纪80年代前，营养状态是根据视诊、触诊、体重的变化等情况，粗略地进行判断的。对此,Blackburn GL 等提议把人体构成成分分为脂肪、肌肉及内脏蛋白等几大类,分别对其规定了专门的指标,并据此进行综合的评价。这些指标包括:身体测定、肌酐身高指数、内脏蛋白状态、氮平衡和免疫力等。然而,单一指标不能够全面反映患者的营养状况。1983 年,日本学者 Iwasa M 将各个指标进行综合,通过回归方程式的形式得出 NAI,以进行食管癌患者的营养状况评估,提高了评价的灵敏度和特异度。同时,他将 NAI 用来评估 130 例食管癌患者的术后并发症的发生率和生存率,发现 NAI 可进行食管癌术后并发症发生率和病死率的判断。NAI 虽然客观、有效,但是操作复杂、费用较高,临床实践较困难,故应用较少。尤其是近年新的营养评定工具的出现,NAI 已较少应用。

第四节　病　例　报　告

患者,男,66 岁,因进行性吞咽困难 3 个月入院。患者于 3 个月前无明显诱因出现吞咽困难,并进行性加重。现只能进流食,伴有消瘦,近 3 个月体重下降 5kg。无其他不适。查体:意识清楚、贫血面容、消瘦,浅表淋巴结未触及肿大,心、肺、腹查体未见明显异常。辅助检查:食管镜检查提示食管中段狭窄,黏膜紊乱。病理提示食管鳞癌。胸片、腹部 CT、骨扫描均未提示有转移病灶。拟于近期行食管癌根治术。

对该患者进行营养状态相关评估:评估指标为 NAI。

具体操作:

1. 体格检查

TSF:5.7mm

AC:19.6mm

MAMC:17.5mm

2. 实验室检测

ALB:33.5g/L

PA:2.8g/L

RBP:4mg/dl

PPD:12mm

将上述指标代入公式:

$NAI=2.64 \times AC+0.6 \times PA+3.76 \times RBP+0.017 \times PPD-53.8$

$=51.744+1.68+15.04+0.204-53.8=14.868$

NAI<40,故提示该患者营养不良,存在术后并发症增加及病死率增加的风险。

参 考 文 献

[1] IWASA M. Nutritional assessment of patients with esophageal cancer. "Nutritional Assessment

Index (NAI)" to estimate nutritional conditions in pre-and postoperative period [J]. Nihon Geka Gakkai Zasshi, 1983, 84 (10): 1031-1041.

［2］李艳玲, 阎安. 危重病人的营养评价及营养支持的研究进展 [J]. 危重病医学, 2003, 23 (1): 34-35.

［3］王燕, 甄严杰, 张苑何, 等. 住院患者营养状况评价方法的研究 [J]. 河北医药, 2010, 32 (24): 3546-3549.

第十八章 | 老年营养风险指数

第一节 概　　述

老年患者营养风险指数（geriatric nutritional risk index，GNRI）顾名思义，是针对老年人这一特定群体使用的营养评估手段，2005 年由法国的 Olivier Bouillanne 团队经由 Buzby GP 设计的营养风险指数（nutritional risk index，NRI）改良而来，主要用于医院、康复中心以及一些可以提供长期护理的机构。NRI 主要用于评价营养不良患者及其相关的发病率和死亡率，然而，该指数对于很难维持自己体重的老年患者存在很多的局限，老年患者日常体重难以评估，导致其在老年患者中应用受限。改良后的 GNRI 旨在检测营养相关并发症的风险程度。值得注意的是，它是与营养相关的风险指数，而并非营养不良指数。GNRI 适用于预测住院老年患者营养相关的发病率及死亡率风险，有较高的灵敏度及特异度。

第二节　操作方法与标准

GNRI 操作简单，由一个计算公式及四个参考范围组成。计算公式中需要医护人员获取的信息包括血清白蛋白值、实际体重以及标准体重。其中，白蛋白值需要抽血进行生化检测，实际体重需要进行实地测量，而标准体重则需要通过身高测量并按照 Lorentz 公式计算获得。

一、公式及参考范围

由于 GNRI 是在 NRI 的基础上形成的，那么我们首先了解一下 NRI 的计算公式和参考范围（表 18-2-1）。

1. $NRI = 1.519 \times 白蛋白(g/L) + 41.7 \times \dfrac{实际体重(kg)}{平常体重(kg)}$

表 18-2-1　NRI 营养风险等级标准

风险	参考范围
高	<83.5
中	83.5~97.5
低	>97.5~100.0
无	>100.0

Robbins LJ 研究表明一半以上的老年人不记得自己的平常体重。有鉴于此,2005 年 Olivier Bouillanne 等依据 Lorentz 公式,通过将平常体重更改为标准体重,在 NRI 的基础上进一步发展出了老年营养风险指数,可以通过以下公式计算:

2. $GNRI=1.489 \times 白蛋白(g/L)+41.7 \times \dfrac{实际体重(kg)}{标准体重(kg)}$

注:标准体重采用 Lorentz 公式计算得出。

二、操作说明

1. 白蛋白检测　嘱被测试者从检测日前一天晚上 8 点半开始禁食,次日早晨 8 点半抽取被测试者的静脉血,并采用比色法测定血清白蛋白水平,单位以 g/L 记录并参与计算。

2. 实际体重称量　被测试者需仅穿轻薄的贴身衣物,采用经过每年计量校准的称重器械进行称重,可以是坐式、立式或者卧式的,单位以 kg 记录。

3. 根据 Lorentz 公式进行标准体重的计算

$$男性:标准体重(kg)=身高(cm)-100-\dfrac{身高(cm)-150}{4}$$

$$女性:标准体重(kg)=身高(cm)-100-\dfrac{身高(cm)-150}{2.5}$$

根据膝高(knee height)进行身高的计算:

$$男性:身高(cm)=[2.02 \times 膝高(cm)]-[0.04 \times 年龄(y)]+64.19$$

$$女性:身高(cm)=[1.83 \times 膝高(cm)]-[0.24 \times 年龄(y)]+84.88$$

膝高的测量:被测试者端坐,屈膝 90°,测量从足跟底到膝部大腿表面的距离,单位以 cm 计量。

三、评分标准

GNRI 的切点值是基于体重减轻 5%~10% 和正常血清白蛋白浓度制定的。经临床观察,体重丢失与年龄的相关性约为每年下降 5%。体重下降 5%~10% 也是 ESPEN 指南对营养监测的指标。正常人白蛋白含量约为 38~50g/L,Reuben 等发现老年住院患者中,血清白蛋白 <38g/L 的患者消耗更多的医疗资源,血清白蛋白 <35g/L 与营养相关风险增高密切相关,30g/L 则是与高死亡率相关的临界阈值。因此定义重度营养风险 GNRI<82;中度营养风险 82≤GNRI<92;轻度营养风险 92≤GNRI≤98;无营养风险

GNRI>98（表18-2-2）。GNRI 评分处于中、重度老年患者的营养相关风险较高,适于应用营养支持治疗。

表 18-2-2　GNRI 营养风险等级标准

风险	参考范围
高	<82
中	82~<92
低	92~98
无	>98

第三节　临床应用评价

GNRI 被越来越多的运用在临床,特别是对于老年患者。GNRI 在临床使用上耗时更少,评估程序也更简单,并且不需要被评价者过多的参与和回答问题,因此,GNRI 较为适合生活无法自理的老年人。其缺点是需要检测血清白蛋白水平,因此,在评价的花费上会更高一些。

对于 70 岁以上的老年人,无论是欧洲肠外与肠内营养学会（European society of parenteral and enteral nutrition,ESPEN）还是法国国家营养计划（French programme national nutrition santé,PNNS）均推荐使用微型营养评定（mini-nutritional assessment,MNA）评估其营养不良的风险。MNA 基于问卷调查法,而不使用任何生物指标,它更适合于居家的或者在养老院的老年人而非住院的老年人。而对于住院的所有年龄的成年人,ESPEN 推荐使用 BMI 与体重减轻（营养不良通用筛查工具,MUST）的组合评估法,而 PNNS 则推荐使用 NRI。NRI 中的平常体重通常无法使用,因为老年人通常记不清楚自己的平常体重,且即便有专业护理的情况下也极少称重。

Bouillanne O 等在 NRI 的基础上创建了 GNRI,应用该工具将患者分为无营养风险、轻度营养风险、中度营养风险、重度营养风险,同时依据白蛋白值（<30g/L,30~<35g/L,35~38g/L,>38g/L）分为 4 组,比较其实际发生感染并发症、压疮及死亡的患者数及比例,发现 NRI 与 GNRI 评估结果近似。Bouillanne O 等特别强调 GNRI 应当作为一种"营养相关"风险指标而不是一个营养不良的指标。这是区分 GNRI 与 NRI 的重点。NRI 将血清白蛋白及第二营养预测指标（如近期体重下降）作为营养不良的识别及分级的依据。而 GNRI 的分级基于评价体重的下降,它与所有的营养相关的生化指标均有显著的相关性。营养相关风险的发生率及死亡率在不同分组中具有明显差别（表18-3-1）。因此,系统性应用 GNRI 可以分出适合于营养支持治疗的老年患者,中、重度营养风险的老年患者适于应用营养支持治疗。

表 18-3-1　基于 GNRI 评分评价死亡风险或感染并发症风险

	营养相关风险			
	重度 GNRI<82 （n=16）	中度 82≤GNRI<92 （n=43）	轻度 92≤GNRI<98 （n=62）	无风险 GNRI≥98 （n=60）
死亡				
n（%）	8（50）	8（19）	10（16）	2（3）
优势比（95%CI）	29.0（5.2,161.4）	6.6（1.3,33.0）	5.6（1.2,26.6）	—
P	<0.001	≈0.020	≈0.020	—
感染并发症、压疮或两者兼有				
n（%）	7（44）	20（47）	23（37）	9（15）
优势比（95%CI）	4.4（1.3,14.9）	4.9（1.9,12.5）	3.3（1.4,8.0）	—
P	≈0.030	<0.001	≈0.006	—
死于感染并发症　[n（%）]	4[50]	4[50]	3[30]	1[50]
CRP≥20mg/L　[n（%）]	12[81]	15[35]	17[28]	7[12]

　　Cereda E 等认为,作为老年患者营养相关风险的预测指标,GNRI 的有效性毋庸置疑,应用广度上仍需加强。营养不良可以导致肌肉功能障碍,因此 GNRI 也可作为预测肌肉功能障碍的指标。研究者选取 153 名患者,排除肝肾功能不全患者及肿瘤患者。收集其 2 个月的各项指标（包括 GNRI 评分）。肌肉功能通过非利手握力（handgrip strength,HG）来确定。女性寿命通常较男性长,同时握力和臂肌面积（arm muscle area,AMA）值均较男性略低。在总人群中,GNRI 与 AMA、HG 以及中心肌肉面积力量（HG/AMA）密切相关,将所有患者依据 GNRI 分层后各组之间的 HG 和 HG/AMA 的区别较其他临床和人体测量参数更加明显。因此,GNRI 是一个良好的肌肉功能障碍的预测指标,尤其在男性患者中效果更佳。对于在患者是否适合应用营养支持治疗及临床治疗上均有良好的预测意义。

　　Cereda E 等将 117 名老年患者,通过营养变量（体重、BMI、上臂周径、臂肌面积、白蛋白、前白蛋白、全血淋巴细胞计数、体重减少百分比等）的改变比较 NRI 及 GNRI 的实用性,提示 GNRI 可以更好地显示营养相关生化指标变化规律,更加适用于老年患者的营养风险评估。与 NRI 相比,除臂肌面积外,GNRI 在人体测量的变量上均体现出更好的相关性;而对于血液生化指标,这两个评价指数均有很好的相关性（表 18-3-2）。因此,评价老年人群是否存在营养并发症高危风险,GNRI 作为一个简单易行的工具,可以广泛用于临床。与白蛋白水平密切相关的急症,通常少有营养并发症发生,也同样可以通过 NRI 以及 GNRI 评价其营养风险。多因素监测的工具给予我们简单、快捷、准确的营养风险评估方法,MNA、MUST、NRS 2002 等目前已经得到广泛的认同,并已经普遍应用于临床,而 GNRI 则仅在老年患者的营养评估中使用。基于初步的结果,提示 GNRI 有良好的预测营养风险的前景,理论上它可以进一步发展,拓宽适应证,尤其是基于血清白蛋白水平在急性复杂的住院患者中的重要意义,应用 GNRI 评分评价预后应当被强调甚至推荐。

表 18-3-2　通过营养变量数据比较 GNRI 及 NRI

	例数	分析方法	体重/kg	BMI/(kg/m²)	体重下降/%	上臂围/cm	三头肌皮褶厚度/mm	臂肌面积/cm²	白蛋白/(g/L)	前白蛋白/(g/L)	全血淋巴细胞计数/mm³
GNRI											
		$P^{†}$	<0.000 5	<0.000 1	<0.000 1	<0.005 0	<0.005 0	>0.050 0	<0.000 1	<0.000 1	<0.005 0
		$R^{‡}$	0.264 6	0.285 2	0.324 0	0.240 6	0.212 7	0.134 7	0.947 3	0.524 6	0.217 9
<82	6		51.2±9.4	20.6±4.1	−7.3±4.6	22.5±2.9	10.2±3.1	37.0±14.1	25.1±7.1	8.5±8.3	1 078±547
82~<92	25		58.8±13.0	22.9±4.5	−3.6±5.5	25.1±4.6	11.6±6.0	45.3±21.1	32.7±2.4	14.8±6.2	1 347±670
92~<98	60		64.1±15.2	25.6±5.1	−0.9±3.7	27.9±4.6	15.5±6.6	54.8±23.8	36.7±2.0	21.3±5.7	1 789±835
≥98	86		66.2±12.1	25.9±4.1	−1.0±2.7	27.9±4.3	15.8±5.6	52.9±22.1	41.0±2.3	22.8±5.9	1 874±688
		$P^{§}$	<0.010 0	<0.005 0	<0.000 1	<0.005 0	<0.010 0	>0.050 0	<0.000 1	<0.000 1	<0.050 0
NRI											
		$P^{†}$	>0.050 0	>0.050 0	>0.050 0	<0.000 1	>0.050 0	>0.050 0	<0.000 1	<0.000 1	<0.001 0
		$r^{‡}$	0.137 5	0.146 5	0.433 6	0.101 2	0.128 1	0.012 3	0.982 3	0.524 1	0.259 2
<83.5	7		53.6±9.9	22.1±2.6	−10.5±5.7	24.5±3.4	11.9±3.6	46.2±14.4	25.7±6.5	10.2±7.5	844±501
83.5~97.5	60		64.4±12.4	25.2±4.7	−2.3±4.0	27.7±4.5	15.2±7.0	55.3±23.6	34.5±2.2	18.6±6.9	1 592±734
>97.5~100	32		62.3±15.6	25.5±4.8	−0.5±3.5	27.3±4.8	14.9±6.1	50.8±21.9	37.9±0.5	19.8±6.6	1 957±775
>100	68		64.9±13.8	25.4±4.7	−0.6±2.1	27.3±4.6	15.0±6.6	50.3±22.6	41.5±2.1	23.5±5.3	1 862±723
		$P^{§}$	>0.050 0	>0.050 0	<0.000 1	>0.050 0	>0.050 0	>0.050 0	<0.000 1	<0.000 1	<0.001 0

注:† 线性回归模型;‡ Pearson 线性相关系数;§ 单因素变量分析。

Lee JS 等认为,GNRI 是一种监测住院老年患者营养相关风险死亡率的重要工具,它能够快速、简便、客观的用于临床,并期望其能够预测在短程住院患者中老年菌血症患者的死亡率。观察纳入急诊室 401 名老年菌血症或全身炎症反应综合征(systemic inflammatory response syndrome,SIRS)的患者,通过 GNRI 将其分为五组:极低危险组(>98),低危险组(92~98),中危险组(87~92),高危险组(82~87),极高危险组(<82)。主要研究终点为住院患者 28 天死亡率.单因素及多因素分析提示,51 名(12.7%)患者在住院 28 天内死亡,合并转移癌、心率增快、呼吸频率增加、体温增高、血清肌酐值、全血淋巴细胞计数和 GNRI<87 均为独立的危险因素。因此证明 GNRI 用于预测老年菌血症短期住院患者死亡率预测性良好,GNRI <87 的患者在疾病急性期即应增加适当的营养支持。

GNRI 在慢性肾病透析患者的应用研究较多,发现 GNRI 是透析患者并发症及死亡率的一个有效预测指标。在一项 GNRI 作为腹膜透析预后因素的研究中,初始 GNRI 与体重指数、肌酐、白蛋白以及上臂围显著相关。老年心衰患者也可以使用 GNRI 来预测死亡风险,以 92 作为没有营养风险或者有中高营养风险的分界。与高 GNRI 值组相比,低 GNRI 值组患者往往是女性,并有较低水平的血清血红蛋白和钠,但血清尿素氮、C 反应蛋白和 B 型利钠肽水平较高。日本学者 Kobayashi I 等随访观察了 490 例、平均年龄 60 岁的透析患者,发现:患者平均 GNRI 为 98 ± 6(图 18-3-1),GNRI 与患者年龄及透析病程长短呈显著的负相关(图 18-3-2);在 60 个月的随访过程中,129 例患者死亡,死亡风险的 GNRI 切点值为 90(图 18-3-3)。Kaplan-Meier 生存率分析提示:GNRI <90(n=50)患者的生存率显著低于 GNRI ≥90(n=440)患者(log-rank test,P<0.000 1)。多变量 Cox 风险模型分析提示:GNRI 是一个显著的死亡风险预测指数,HR=0.962,95%CI=0.931~0.995,P<0.05。

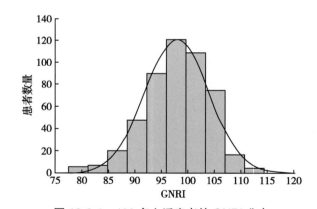

图 18-3-1　490 名血透患者的 GNRI 分布

GNRI. the geriatric nutritional risk index,老年患者营养风险指数;
GNRI 为正态分布,所有患者的平均 GNRI 值为 98。

GNRI 还被引入并使用在康复中心,用于评价老年患者中期(6 个月的随访)营养结果,这些患者中约 75% 的患者来自医院。GNRI <92 被认为是开始营养治疗的指征。也有研究显示,GNRI 是脓毒症老年患者短期死亡率的预后因素,GNRI <87 建议作为需要进行营养治疗的指征。此外,GNRI 还可以单独预测未来的医疗费用风险和独立生活的老年人住院的风险,并且可以在以人群为基础的大规模机构中使用。文献报道 BMI、白蛋白水平以及全血淋

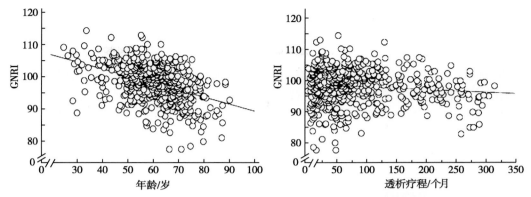

图 18-3-2　GNRI 与血透患者年龄与血透疗程的相关关系

GNRI. the geriatric nutritional risk index，老年患者营养风险指数；
显示 GNRI 与年龄有显著的负相关关系（$r=-0.436$，$P<0.000\ 1$）。
GNRI 与透析时间有显著的负相关关系（$r=-0.111$，$P=0.014\ 4$）。

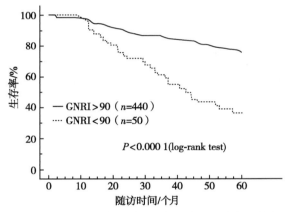

图 18-3-3　GNRI 与随访 60 个月的血透患者生存率

GNRI. the geriatric nutritional risk index，老年患者营养风险指数；Kaplan-Meier 分析显示，
随访 60 个月后，与 GNRI ≥ 90 的血透患者相比，GNRI <90 的血透患者生存率显著降低。

巴细胞计数均可以影响临床结局，GNRI 评分与白蛋白、血红蛋白以及淋巴细胞等营养相关指标具有正相关关系，而 GNRI 作为第一个描述预测营养的指标，可以综合以上各指标，预测住院老年患者营养相关的发病率及死亡率风险。

第四节　病　例　报　告

患者，男，72 岁，消瘦。因"脑梗死"急诊入三级医院内科治疗数月后出现半侧偏瘫而在康复医院进行住院康复治疗 6 月余。精神尚可，少言，每日三餐外加三顿加餐。长期卧床，每日由护理人员翻身、拍背、擦洗，并进行半侧肢体的按摩，由医师进行药熏、针灸治疗。

三餐均为医院统一伙食供给,主要以添加新鲜绿叶蔬菜、鸡蛋花、胡萝卜组成的大米粥为主要饮食,此外还有烂面条以及馄饨,加餐以藕粉为主。该患者主食的每顿进食量较为平均(100g 左右),大小便较正常。

体格检查发现四肢力量较差,臀部有 1cm×1cm 大小的压疮 3 个,皮肤红,肌肉含量少。因长期卧床没有称重,目测体重 40kg 左右。

用 GNRI 工具进行营养评估

一、实际体重称量

晚餐后开始禁食,次日早晨着轻薄的内衣,由一名护工横抱立式进行体重称量,记录两人的体重共 105kg,之后护工单独称量,体重为 65kg,二者相减后得到患者体重为 40kg。

二、标准体重的计算

膝高的测量:56cm

身高计算(男性):身高(cm)=［2.02× 膝高(cm)］－［0.04× 年龄(y)］+64.19=174.42cm

标准体重(男性):标准体重(kg)= 身高(cm)－100－$\dfrac{身高（cm）-150}{4}$=66.315kg

三、白蛋白的检测

经过空腹检测,该患者的白蛋白为 25g/L。

四、GNRI 计算

$$GNRI=1.489× 白蛋白（g/L）+41.7× \frac{实际体重（kg）}{标准体重（kg）}=62.37$$

由于该患者的 GNRI 值为 62.37,小于 82,因此,其营养风险为"高",需要即刻进行营养治疗。

五、公式的变化体

在 GNRI 指数中,关于标准体重的计算是一个核心的环节。目前也有将 GNRI 的计算公式书写成:

$$GNRI=14.89 × 白蛋白（g/dl）+41.7× \frac{体重指数}{22}$$

而在这种公式的变化体中,体重指数是一个需要知道身高和体重才能计算的指标,因此需要对实际体重和身高进行测量,这种变化体减弱了 GNRI 本身不需要实际体重称量的优势。

参 考 文 献

［1］ BOUILLANNE O, MORINEAU G, DUPONT C, et al. Geriatric Nutritional Risk Index: a new index for evaluating at-risk elderly medical patients [J]. Am J Clin Nutr, 2005, 82 (4): 777-783.

［2］ CEREDA E, PEDROLLI C. The geriatric nutritional risk index [J]. Curr Opin Clin Nutr Metab Care, 2009, 12 (1): 1-7.

［3］ LABOSSIERE R, BERNARD M A. Nutritional considerations in institutionalized elders [J]. Curr Opin Clin Nutr MetabCare, 2008, 11 (1): 1-6.

［4］ BUZBY G P, KNOX L S, CROSBY L O, et al. Study protocol: a randomized clinicaltrial of total parenteral nutrition in malnourished surgical patients [J]. Am J ClinNutr, 1988, 47 (Suppl 2): 366-381.

［5］ KUCZMARSKI M F, KUCZMARSKI R J, NAJJAR M. Effects of age on validity of selfreportedheight, weight, and body mass index: findings from the Third National Health and Nutrition Examination Survey, 1988-1994 [J]. J Am Diet Assoc, 2001, 101 (1): 28-34.

［6］ CEREDA E, LIMONTA D, PUSANI C, et al. Feasible use of estimated height for predicting outcome by the Geriatric Nutritional Risk Index in long-term careresident elderly [J]. Gerontology, 2007, 53 (4): 184-186.

［7］ CEREDA E, VANOTTI A. The new Geriatric Nutritional Risk Index is a goodpredictor of muscle dysfunction in institutionalized older patients [J]. Clin Nutr, 2007, 26 (1): 78-83.

［8］ CEREDA E, VANOTTI A. Short dietary assessment improves muscle dysfunction identification by geriatric nutritional risk index in uncomplicated institutionalised patients over 70 years old [J]. Clin Nutr, 2008, 27 (11): 126-132.

［9］ CEREDA E, PUSANI C, LIMONTA D, et al. The association of geriatric nutritional risk index and total lymphocyte count with short-term nutrition-related complications in institutionalised elderly [J]. J Am Coll Nutr, 2008, 27 (3): 406-413.

［10］ CEREDA E, ZAGAMI A, VANOTTI A, et al. Geriatric nutritional risk index and overall-cause mortality prediction in institutionalised elderly: a 3-year survivalanalysis [J]. Clin Nutr, 2008, 27 (5): 717-723.

［11］ CEREDA E, LIMONTA D, PUSANI C, et al. Assessing elderly at risk of malnutrition: the new Geriatric Nutritional Risk Index versus Nutritional Risk Index [J]. Nutrition, 2006, 22 (6): 680-682.

［12］ CONSTANS T, BACQ Y, BRÉCHOT J F, et al. Protein-energy malnutrition in elderly medical patients [J]. J Am GeriatrSoc, 1992, 40 (3): 263-268.

［13］ LARSSON J, UNOSSON M, EK A C, et al. Effects of dietary supplement on nutritional status and clinical outcome in 501geriatric patients: a randomized study [J]. Clin Nutr, 1990, 9 (4): 179-184.

［14］ TAMÁS F J R, HERRMANN F, RAPIN C H. Prognostic role of albumin and prealbumin levels in elderly patients at admission to a geriatric hospital [J]. Arch Gerontol Geriatr, 1991, 12 (1): 31-39.

［15］ SULLIVAN D H, BOPP M M, ROBERSON P K. Protein-energy undernutrition and life-threatening complications among the hospitalized elderly [J]. J GenIntern Med, 2002, 17 (12): 923-932.

［16］ KINUGASA Y, KATO M, SUGIHARA S, et al. Geriatric nutritional risk index predicts functional dependency and mortality in patients with heart failure with preserved ejection fraction [J]. Circ J, 2013, 77 (3): 705-711.

［17］ LEE J S, CHOI H S, KO Y G, et al. Performance of the Geriatric Nutritional Risk Index in predicting 28-day hospital mortality in older adult patients with sepsis [J]. Clin Nutr, 2013, 32 (5): 843-848.

［18］ KANG S H, CHO K H, PARK J W, et al. Geriatric nutritional risk index as a prognostic factor in peritoneal dialysis patients [J]. Perit Dial Int, 2013, 33 (4): 405-410.

［19］ PARK J H, KIM S B, SHIN H S, et al. Geriatric nutritional risk index may be a significant predictor of mortality in Korean hemodialysis patients: a single center study [J]. Ther Apher Dial, 2012, 16 (2): 121-126.

［20］ KOBAYASHI I, ISHIMURA E, KATO Y, et al. Geriatric nutritional risk index, a simplified nutritional screening index, is a significant predictor of mortality in chronic dialysis patients [J]. Nephrol Dial Transplant, 2010, 25 (10): 3361-3365.

［21］ ROBBINS L J. Evaluation of weight loss in the elderly [J]. Geriatrics, 1989, 44 (4): 31-34, 37.

［22］ HANADA M, YAMAUCHI K, MIYAZAKI S, et al. Geriatric nutritional risk index, a predictive assessment tool, for postoperative complications after abdominal surgery: a prospective multicenter cohort study [J]. Geriatr Gerontol Int, 2019, 19 (9): 924-929.

［23］ KONISHI T, DOKI N, KISHIDA Y, et al. Geriatric nutritional risk index (GNRI) just before allogeneic hematopoietic stem cell transplantation predicts transplant outcomes in patients older than 50 years with acute myeloid leukemia in complete remission [J]. Ann Hematol, 2019, 98 (7): 1799-1801.

第十九章 | 身体组成评价法

第一节 概 述

美国哈佛大学医学院 Blackburn GL 等于 1976 年在第 62 届美国外科学院年会上介绍了他们的住院患者营养与代谢评价,他们借助病史、体格检查、实验室检查及人体测量资料,对住院患者的身体各个组成成分进行全面检测,根据这些检测结果,判断患者的营养状况,此即身体组成评价法(body composition assessment, BCA)。1977 年他们在 JPEN(J Parenter Enteral Nutr)杂志上正式发表了 *Nutritional and metabolic assessment of the hospitalized patient* 的论文。从论文题目中可以看出,他们当时的对象为住院患者。由于 BCA 评估内容涉及实验室检查,而且参数较多,所以 BCA 只适用于住院患者的营养评估,它是一种营养评估方法,而不是营养筛查方法。这一方法曾帮助欧美发达国家住院患者的营养不良发病率从 45%~50% 降到 20%~25%。

身体组成评价法(body composition assessment, BCA)与人体成分分析(body composition analysis, BCA)是两个完全不同的概念。后者是采用各种不同的方法如双能 X 射线吸收法(dual energy X-ray absorptiometry, DEXA)、生物电阻抗分析(bio-electrical impedance analysis, BIA)等对人体组成成分进行分析,从而了解人体组成成分的变化。广义的人体成分分析方法包括病史、体格检查、人体测量、实验室检查及器械检查(如 DEXA、BIA、PET-CT)等各种直接、间接的人体成分分析方法。早期的人体成分分析方法如 Blackburn 时代只包括病史、体格检查、人体测量、实验室检查。狭义的人体成分分析特指借助器械(仪器)对人体成分进行检测。而身体组成评价法(body composition assessment, BCA)是在广义的人体成分分析的基础上,通过对人体成分分析的结果进行分析,判断患者的营养状况。Blackburn 在 1977 年的论文中只是使用了病史、体格检查、实验室检查及人体测量资料,而没有使用器械(仪器)对人体进行检查。Blackburn 时代的人体组成成分示意图及不同成分的检查方法见图 19-1-1。

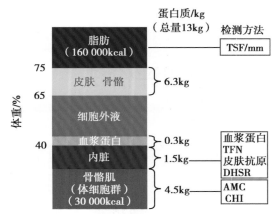

图 19-1-1　Blackburn 人体组成成分示意图及不同成分的检查方法

TSF. triceps skinfold，三头肌皮褶；TFN. transferrin，转铁蛋白；DHSR. delayed hypersensitivity reaction，迟发超敏反应；AMC. arm muscle circumference，上臂肌肉周径；CHI. creatinine height index，肌酐身高指数；皮肤抗原指腮腺炎、念珠菌、结核菌素、双链酶试验。

第二节　操作方法与标准

Blackburn GL 等提出，应该从 16 个方面检测患者的营养与代谢情况（表 19-2-1）。

表 19-2-1　Blackburn 身体组成评价参数

项目		
1. 身高 /cm		
2. 体重 /kg		
3. BEE/（kcal/d）		
4. 实际体重 / 标准体重百分比 /%		
5. 实际 TSF 厚度 /mm 与标准正常值的比例 /%		
6. 实际 MAMC 与标准正常值的比例 /%		
7. 肌酐身高指数		
8. 血清白蛋白水平		
9. 血清转铁蛋白或总铁结合力		
10. 总淋巴细胞数量		
11. 细胞免疫功能（如 DHSR）		
12. 氮平衡		
13. 表观蛋白质净利用（apparent net protein utilization）		
14. 单位时间内的体重变化 /%		
15. 热卡摄入量		
16. 体表面积 /m²		

注：BEE.basal energy expenditure，基础能量消耗；TSF.triceps skinfold，三头肌皮褶；MAMC.mid-arm muscle circumference，上臂肌围；DHSR.delayed hypersensitivity reaction，迟发超敏反应。

围绕上述 16 个方面的内容,他们提出了身体组成评价法的工作表,工作表一共包括人体测量、实验室检查、饮食与营养三个方面,共计 29 个参数(表 19-2-2)。

表 19-2-2 Blackburn 身体组成评价工作表

参数	结果
人体测量 1. 身高 /cm 2. 体重(现在实际体重)/kg 3. 平常体重 /kg 4. 性别(男 / 女) 5. 标准体重(ideal body weight,IBW)/kg 6. 实际体重与 IBW 的百分比 /% 7. 实际体重与平常体重的百分比 /% 8. TSF/mm 9. 上臂围(mid-arm circumference,MAC)/cm 10. MAMC/mm 11. TSF 与标准 TSF 的百分比 /% 12. MAMC 与标准 MAMC 的百分比 /%	
实验室检查 13. 血清白蛋白 /(g/dl) 14. 总铁结合力 /(μg/dl) 15. 血清转铁蛋白 /(mg/dl) 16. 淋巴细胞百分比 /% 17. 白细胞总数 /(10^9/L) 18. 总淋巴细胞数量 19. 24 小时尿素氮 /g 20. 24 小时尿肌酐 /mg 21. 肌酐身高指数	
饮食与营养 22. 蛋白质摄入量 /g 23. 热卡摄入量 /kcal 24. 氮平衡 25. 必需氮丢失 /g 26. 净蛋白质利用(表观) 27. 基础能量消耗(BEE)/(kcal/d) 28. 热卡摄入量与 BEE 百分比 /% 29. 皮肤细胞免疫试验(如结核菌素)结果 /mm	

注:MAMC.mid-arm muscle circumference,上臂肌围。

根据上述参数,他们提出了营养不良的分类及其等级标准(表 19-2-3、表 19-2-4)。

表 19-2-3　MARASMUS 分级标准

MARASMUS	%IBW	CHI	ST 结果 /mm
中度	60~80	60~80	—
重度	<60	<60	<5

注:ST.skin test,皮肤试验。

表 19-2-4　Kwashiorkor 分级标准

Kwashiorkor	白蛋白 /(g/dl)	转铁蛋白 /(mg/dl)	总淋巴细胞数量 /mm³	ST 结果 /mm
中度	2.1~3.0	100~150	800~1 200	<5
重度	<2.1	<100	<800	<5

需要说明的是,1977 年 Blackburn 等提出的 BCA 中的一些参数尽管现在不再使用或较少使用,但是,通过对人体不同组成成分进行分析,进而判断患者营养状况的概念已经深入人心。

第三节　常用人体成分分析方法

身体成分是组成人体各组织、器官的成分的总称,常用体内各种物质的组成含量和比例表示。身体成分反映人体内部结构的比例特征,只有各成分之间以合理的比例存在,才能维持机体的正常结构和功能。一旦体内各成分比例失衡,不仅会使人体正常结构和功能遭到破坏,而且还会影响人体的生长发育和疾病恢复。

近年来,随着人体组成概念的发展,人体组成分析逐渐成为营养监测的一个重要指标。人体不同的组成在代谢过程中有不同的作用,它们是机体形态和功能的物质基础,在一定程度上反映机体的健康水平和营养状态。机体组成成分分析在反映体重变化的同时,更能够了解是由于哪一部分组织丢失导致的体重变化,十分适用于动态观察人体组成的变化,在营养评估的应用中逐步受到重视,为临床诊治及判断疗效提供依据。

身体组成分析可以确定不同水平上身体的构成,根据人体组成的 5 个水平,身体组成评价同样可以分为原子、分子、细胞、组织、总体 5 个层次。具体方法包括直接测量法(即化学分析法)和间接测量法,间接测量法有水下称重法、双能 X 射线吸收法(dual energy X-ray absorptiometry,DEXA)、生物电阻抗分析(bio-electrical impedance analysis,BIA)等。对活体进行人体成分的分析和测量多是间接的。

身体组成分析的方法历经了一段发展过程,最早采用尸体解剖分离脂肪组织称重的方法分析人体成分。1942 年,根据阿基米德原理利用水下称重法推算体密度来计算人体脂肪含量。随后的几十年,以此为经典方法(金标准)相继对比许多方法进行了研究,如放射性核素稀释法、总体钾法、中子活化法、光子吸收法、计算机断层扫描(computed tomography,CT)、超声波法、双能 X 射线吸收法、磁共振成像(magnetic resonance imaging,MRI)及生物电阻抗分析等。

一、水下称重法

采用受试者水下称重,根据水的密度,利用浮力定律计算出实际人体密度。根据全身体密度由脂肪组织密度和去脂组织密度构成,两者密度分别为 0.9 和 1.1,利用公式计算出身体脂肪量和体脂百分比。虽然水下称重法得到的仅是两组分模型,但由于其对脂肪的测量较为精确,是目前公认的体成分测定的"黄金标准法",故经常用作标准来校验其他方法。但该方法需要特定的设备,操作复杂,难以推广。因对受试者体力活动能力状况有一定的要求,故体质较弱的人群应慎用,如患者和老年人。

用该法预测脂肪组织和去脂组织理论上误差在 3%~4%,这是由于去脂组织的密度和化学组成的不确定性造成的,这种不确定性主要是指水的含量及骨骼密度。在实际测量中,变异还可能来源于胃肠道气体容量及肺部残余气体。

二、身体总体水量测定法

去脂组织的含水量是比较固定的,约 73%,所以可以通过测定体重和总体水来计算脂肪组织和去脂组织的含量,即:

$$去脂组织含量 = \frac{总含水量}{0.73}$$

$$脂肪组织含量 = 体重 - 去脂组织含量$$

总体水测定采用同位素方法,如氢元素和氧元素的同位素氚(^{3}H)、氘(^{2}H)、^{18}O,这些同位素与水在体内的分布是一致的。给受试者口服或静脉注射一定剂量同位素标记的水,平衡一段时间后,对其体液取样。剂量、平衡的时间以及采样的方法取决于同位素、给予途径及样品分析的设备要求。^{3}H 是放射性同位素,用液体闪烁计数法来测量。^{2}H 和 ^{18}O 都是稳定同位素,较高浓度的 ^{2}H 可以用红外吸收法来测定。体液采样包括唾液、血液和尿液。通过静脉给予同位素平衡时间至少需要 2 小时,采血样进行检测。经口摄入平衡时间至少需要4~6 小时,采尿液进行检测。

三、双能 X 射线吸收法（DEXA）

Cameron 和 Sorenson 于 1963 年首先采用单光子吸收法和双光子吸收法对骨矿含量和骨密度进行了测定。1980 年该方法发展为 DEXA 法。Mazess RB 等在 1981 年首先报道 DEXA 应用于身体组成成分的测定,之后 Cullum ID 等将其进一步推广应用。DEXA 是在利用骨密度测定仪测量骨密度的基础上,扩展和延伸用于测定身体脂肪组织、瘦体重和骨矿物质含量的方法。其主要原理是该装置由一种超稳定 X 线发生器发射一束宽波长的射线束,通过 X 线束滤过式脉冲技术可获得两种能量的 X 线,即高能量(80~100keV)和低能量(40~50keV)两束不同能量的弱 X 线,X 线穿过受检部位后,被与 X 线管球同步的高能量及低能量探测器所接收,由于受检部位的吸收量与射线所穿过的组织量呈正比,探测扫描系统将接收的信号传送到计算机进行数据处理,就可以计算出身体脂肪组织、瘦体重和骨矿质含量、骨矿密度等参数。

与水下称重法相比,DEXA 测量身体成分的最大优势是能评定全身、局部、任意部位的脂肪含量;操作过程简单易行,对那些水下称重法难以测试的人群(如儿童、老人、患者等)

更为实用。Wendy 在采用 DEXA 技术及水下称重法进行的体脂百分含量的测试研究中发现,两种方法测定的结果具有高度相关性($r=0.95,P<0.01$)。Nord 和 Payne 在 1996 年报道利用 DEXA 测定人体的脂肪组织、瘦体重和骨矿质的含量,并与所谓测定体脂含量的"金标准"——水下称重法进行了对比,结果显示 DEXA 对这 3 种成分测定的灵敏度和准确性非常高,认为 DEXA 可以作为测定体脂含量的另一个"金标准"。

DEXA 具有很高的准确性和良好的重复性,可作为测定人体组成成分特别是脂肪成分含量的一种准确、可靠方法。然而,DEXA 测量身体组成成分时存在一定误差。由于低能量 X 线的薄束会产生 X 射线的硬化偏差,而硬化偏差的程度与组织的厚度相关,所以被测组织的厚度是影响 DEXA 准确性的一个潜在因素。此外,数据收集方式(笔形束、窄束、排列束)和分析数据的软件等都会影响 DEXA 测试的精确度。虽然随着测试仪器和测试技术的不断改进,测试过程中人体所受到的辐射量已大量减少,但 DEXA 是建立在"X 线分光光度测量法"基础上的,照射源毕竟为 X 线,因此依然存在少量的辐射,对人体有微小的伤害,并不适用于孕妇等特殊人群。而且该方法所需设备昂贵,很难在临床实践中普及应用。

DEXA 不仅能对体内脂肪含量进行定量诊断,同时对体内包括上肢、下肢和躯干部位的脂肪异常分布也能进行客观的评价,这对进行分型诊断肥胖症和深入了解肥胖症容易出现的脂肪肝、冠心病等并发症都具有重要价值。Wang 等利用 DEXA 能够测量任意部位体成分的特点,研究了与性别、年龄、妇女绝经的关系,克服了体重指数、腰臀比指数(waist-to-hip ratio,WHR)等方法的缺陷,发现妇女绝经后向男性型脂肪分布发展。应用 DEXA 对 135 例肥胖者及 75 例正常体重者进行全身及局部包括上肢、下肢、躯干的脂肪含量测定,发现利用 DEXA 测量人体内全身的脂肪含量判断肥胖症的切点值为 23%(男性)和 29%(女性),其准确率较高。用 DEXA 测定 2 型糖尿病患者全身部位的骨密度和肌肉、脂肪含量,并根据体重指数将患者分为肥胖组和正常体重组,结果显示,肥胖的 2 型糖尿病患者以脂肪含量升高为主,其肌肉组织含量和脂肪异常分布对骨密度有显著的影响。对慢性阻塞性肺疾病(chronic obstructive pulmonary disease,COPD)患者人体组成的研究发现男女两组体重指数(body mass index,BMI)、瘦体重(lean body mass,LBM)的比例下降,表明 COPD 患者有不同程度的营养不良、LBM 丢失。

四、影像学方法

近年来,影像学技术在体成分测量与评价领域,尤其是皮下脂肪分布与内脏间脂肪分布方面,已获得较大发展。MRI 与 CT 可通过多层切面图像获得不同脂肪库的值,从而进行局部脂肪组织分析,测量内脏、局部与全身脂肪组织的分布,对瘦体重进行量化,有助于更深入了解体成分与健康、疾病的复杂关系。

CT 扫描法测量脂肪面积是迄今为止评价脂肪区域性分布最准确方法之一。但是价格昂贵,对人体有辐射的影响。

MRI 扫描法完全不同于传统的 X 射线和 CT 扫描法,其无放射性,不需借助造影剂,清晰度较理想,对受试对象不会造成任何健康方面的影响,因此这种方法非常适合测量整体脂肪组织分布。研究显示,利用 MRI 扫描法计算体成分具有很好的重复性,同一个人重复计算误差仅为 2.8%,相关性达 0.984。

五、生物电阻抗法（BIA）

（一）原理

人体脂肪组织（fat mass，FM）和瘦体重不同的电阻抗特性，即瘦体重含有大量的水分和电解质，电阻抗较低，脂肪是无水物质，电阻抗很高。生物电阻抗法是近20年发展起来的一项人体成分测量技术，通过放置在手和脚上的电极向人体施加一个微小的交流测量电流，从而提取人体阻抗信息，测定人体脂肪与瘦体重含量。

已往的研究中绝大多数采用的是单频电阻抗法（50kHz，800μA），其测定对象和结果有一定的局限性。因为50kHz的频率电流只通过细胞外液，而不能穿透细胞膜，所以单频电阻抗法主要测定细胞外液容量，并由此预测正常人体全身水量。但临床上在各种疾病状况下，人体的全身水量和细胞内、外液容量及比例会发生变化，单频电阻抗法也就不能准确地测定人体的各组成部分。后来逐渐发展至多频生物电阻抗法，使不同频率的电流传遍全身；低频电流不能穿过细胞膜，由此测算出细胞外液的阻抗，而高频电流能穿过细胞膜，此时测得为细胞外液与细胞内液的阻抗，即全身水量的阻抗，再利用公式推算出脂肪组织与瘦体重的构成含量。由此可见BIA可直接测得细胞内外液含量，然后计算得出体内蛋白质、骨骼肌、体脂肪等含量。BIA测量机体组成成分的理论是将人的体重分为脂肪组织和瘦体重两大部分。目前认为，瘦体重由约70%的水、20%的蛋白质和10%的骨及矿物质构成。因此，以BIA测量伴有胸腔积液或腹水患者的机体组成成分时，患者瘦体重的丢失易被掩盖，从而影响对机体组成成分判断的准确性。

最早的BIA是将人体近似为一段圆柱进行测量的BIA全身测量方法。由于BIA全身测量结果中四肢部分的贡献很大，往往掩盖了躯干部分的有用信息，而在人体成分测量中，躯干部分的成分信息往往更为重要，更具临床应用价值，于是在全身法的基础上，发展形成了分段阻抗测量方法（segment bioelectrical impedance analysis，SBIA）。

SBIA将人体分成五段，即左上肢、左下肢、右上肢、右下肢和躯干，所以也称五段法。五段法考虑了人体上肢、下肢、躯干由于体积和形状不同，对阻抗测量结果影响的差别，可以较好地测量躯干成分，在一定程度上解决了全身阻抗法模型粗糙、数据分散、忽视了躯干部分阻抗对人体成分的重要影响等缺陷。

（二）优点与缺点

生物电阻抗法具有操作简便、安全性好、多用途、非侵入性等特点，且其用于体成分分析的准确性也早已得到许多研究的证实。但是值得注意的是生物电阻抗法测量体成分的准确性易受饮水及活动水平影响，对于体内安装心脏起搏器等电子医疗仪器者不宜使用。

（三）人体成分分析仪操作规范

生物电阻抗法建立在身体各个组织电导率不同的基础上，含有较多水分和电解质的组织是很好的导电体，而脂肪组织、空气和骨骼是不良导电体。在较低频率和较高频率时测量的电阻值可以用于计算细胞外液和总体水，这些数据又可以用来计算脂肪组织和去脂组织。

1. 操作规程

（1）将人体成分分析仪放在平坦水平的地面上，连接主机和打印机电源。

（2）打开电源，开启人体成分分析仪主机和打印机，主机进入预热界面，预热时间10分钟。

（3）预热结束后，进入测量界面，用电解湿巾擦拭四个金属接触面（电极），准备测量。

（4）让被测者脱去手套、鞋袜，充分暴露手掌和脚掌，双脚踩在脚踏电极上，主机自动称体重。

（5）称好体重后，输入被测者序号、年龄、身高、性别，嘱被测者双手握住手掌电极，两臂自然分开下垂。

（6）点击 enter 键开始测量，测量时间为 1 分钟，测试过程中嘱被测者保持站姿勿动。

（7）测量结束，点击 print 打印报告。

2. 注意事项

（1）测量时尽量除去身上的杂物（手表、手机、钥匙、打火机等金属物品）。

（2）手掌和脚掌必须充分和金属电极接触。

（3）若被测者的手掌、脚掌干燥或角质太厚，应先用电解湿巾擦拭电极。

（4）测试过程中，保持站姿不要随意移动。特别是不要移动抓握电极的双手或踩在电极板上的双脚。测试中不要讲话和碰触其他人。

（5）测试条件为餐后 2 小时，并且测试前半小时不宜饮水。

（6）洗澡和锻炼后不宜测试，相隔时间为 2 小时。

（四）临床应用

吴国豪等应用生物电阻抗法对 936 例恶性肿瘤患者和 840 例非恶性肿瘤患者进行机体组分测定，结果显示，恶性肿瘤患者体脂、瘦体重、体细胞量含量以及体脂占体重的百分比、总体水、细胞内液及细胞内液与细胞外液比值均低于对照组，而细胞外液含量两组间比较无显著性差异。经过体重矫正后，恶性肿瘤组瘦体重占体重的百分比高于对照组，总体水、细胞内液明显低于对照组，而细胞外液却高于对照组。细胞内液减少反映了机体瘦体重及体细胞量的消耗。瘦体重比例增加可能是机体利用体脂作为能量消耗的主要物质，而尽量避免蛋白质过度被消耗的缘故。

对伴有胸腔积液或腹水的恶性肿瘤患者，在行穿刺引流术前、术后 30 分钟通过 BIA 测量机体组成成分，可见瘦体重的丢失和脂肪群的减少，而体细胞量（body cell mass，BCM）无明显变化。由此认为，以 BIA 测得的体细胞量，在伴或不伴体腔积液的患者中都是可靠的。BCM 反映人体内功能细胞群的数量，是机体进行物质代谢和能量代谢的主要物质。晚期肿瘤患者的体细胞量与其预后具有明显相关性，可作为机体组成改变和判断预后的有效指标。

六、人体测量法

人体测量法进行人体成分分析具有快捷、非侵入性的特点，与实验室检查相比，需要很少的仪器设备。人体测量法相关指标包括身高、体重、BMI、腰围、臀围、腰臀比指数及皮褶厚度。大多数人体测量法进行人体成分分析是基于将人体分为脂肪组织和无脂组织，无脂组织又分为骨骼肌、非骨骼肌、软瘦组织和骨骼。人体测量可以间接测量脂肪组织和无脂组织，在一定程度上也是评估患者营养状况的指标。

（一）体重及 BMI

体重是营养评价中最简单、直接而可靠的指标。它是人体各器官、骨骼系统、体液的总重量，是反映其营养状况的直接参数，但它受机体水分多少的影响较大，对肥胖或水肿患者常不能反映真实体重和营养状态。可采用实际体重占标准体重百分比(%)(表示实际体重偏离总体标准的程度)、体重改变(%)(将体重变化的幅度和速度结合起来考虑)来评价营养状况。

BMI 被公认为是反映蛋白质-能量营养不良以及肥胖症的可靠指标,其临床价值已被认可,但因其受年龄、性别、种族和疾病等因素的影响,单纯应用 BMI 评定患者的营养状况存在局限性。BMI 与人体组成、机体功能之间的关系难以确定,也难以反映近期体重的下降量,难以预见未来体重的变化趋势。BMI 正常为 $18.5\sim23.9\text{kg/m}^2$。临床分析 BMI 时,不仅要与以上标准值比较,而且要与自身最近的 BMI 比较,则 BMI 具有更大意义(表 19-3-1、表 19-3-2)。

$$\text{BMI}(\text{kg/m}^2) = \frac{\text{体重}(\text{kg})}{\text{身高}(\text{m}) \times \text{身高}(\text{m})}$$

$$\text{标准体重百分比}(\%) = \frac{\text{实际体重}(\text{kg})}{\text{标准体重}(\text{kg})} \times 100\%$$

$$\text{体重改变}(\%) = \frac{\text{平常体重}(\text{kg}) - \text{实测体重}(\text{kg})}{\text{平常体重}(\text{kg})} \times 100\%$$

表 19-3-1　实际体重占标准体重百分比评价标准

百分比	体重评价
<80%	消瘦
80%~89%	偏轻
90%~109%	正常
110%~120%	超重
>120%	肥胖

表 19-3-2　体重变化的评价标准

时间	中度体重减轻	重度体重减轻
1 周	1.0%~2.0%	>2.0%
1 个月	5.0%	>5.0%
3 个月	7.5%	>7.5%
6 个月	10.0%	>10.0%

(二)脂肪组织测量

1. 皮褶厚度　最经济、最快捷的进行脂肪组织测量的方法是测量皮褶厚度。皮下脂肪含量约占全身脂肪总量的 50%,通过皮下脂肪含量的测定可推算体脂总量。用皮褶厚度测量仪测量人体几个点的皮褶厚度,代入公式后计算人体密度,由此推算出人体脂肪率。常选择的部位包括:肱三头肌、肱二头肌、肩胛下和髂嵴上。选择使用何部位,应根据所测量对象的年龄、性别、种族等来确定。测量时在同一部位测量 3 次,取平均值作为测量结果。国际上最常用的公式为日本的铃木 - 长岭公式和美国的 Jackson-Polock 公式。

虽然此法方便经济,但也存在缺陷,如年龄、性别、种族等因素都会影响身体密度及脂肪的分布,因此不同人群应该选择不同的计算公式,国际上常用的公式对中国人来说不一定适合。皮褶厚度的测量需要相当的技巧,选择位置时应特别加以注意,否则复现率较低且推算的准确程度较低。另外,该方法对比较瘦的受试者较为实用,但对于结缔组织疏松的老年人和过度肥胖者往往难以获得准确的测量结果。

2. 腰围、腰臀比指数　腰臀比指数是用于区分躯干下部肥胖和上部肥胖的指标。这个指标被越来越多地应用于发现向心性肥胖。一些前瞻性研究已经证实,无论是男性还是女性,腰臀比指数的升高增加冠心病、卒中和 2 型糖尿病的风险。WHO 推荐的腹部脂肪分布过多的标准为:男性 WHR>1,女性 WHR>0.8。

研究证明,腰围与腰臀比指数相比,其与通过 CT 或双能 X 射线吸收法测得的腹部脂肪相关性更好。腰围比 WHR 更适合检测内脏脂肪性肥胖,对个体的指导更实用。国际肥胖工作组在《对亚太地区肥胖及其治疗的重新定义》中建议将 90cm 和 80cm 作为亚太地区男性和女性腰围的最低标准。国际生命科学学会中国肥胖问题工作组根据我国人群大规模测量数据,建议将 85cm 和 80cm 作为中国男性和女性腰围的最低标准。

在测量腰围和臀围时应采取标准的解剖位置。WHO 推荐的测量方法是嘱受试者取站立位,双足分开 25~30cm 以使体重均匀分布,在肋骨最下缘和髋骨上缘之间的中点水平位置测腰围,需平稳呼吸时测量。在臀部(骨盆)最突出部测量臀围。腰臀比指数(WHR)可按下列公式计算:

$$WHR = \frac{腰围(cm)}{臀围(cm)}$$

此方法优点是能很好地反映腹内脂肪的变化,但测量者经验、手法等会影响结果。

3. 无脂组织测量　无脂组织是由水、矿物质、蛋白质等构成的。多数蛋白质贮存于肌肉中,因此,通过对肌肉组织的测量可以得到机体蛋白质的贮存。上臂围、上臂肌围和上臂肌面积都可以用于预测机体蛋白质的变化。

(1) 上臂围(MAC):上臂既有皮下脂肪也有肌肉组织,所以上臂围的减少可由肌肉组织的减少、脂肪组织的减少或两者都减少所造成。对于皮下脂肪很少的人来说,上臂围的减少,主要反映了肌肉组织的减少,因而此项指标对于蛋白质 - 能量营养不良的患者是一个很好的诊断指标。在营养治疗过程中,连续监测上臂围的变化,可用于判断营养治疗的效果。

(2) 上臂肌围:上臂肌围是通过上臂围和三头肌皮褶厚度计算而来的,可以用来测量身体总的肌肉组织,也可用于评估患者的蛋白质 - 能量营养不良。

$$MAMC(cm) = MAC(cm) - 3.14 \times TSF(cm)$$

(3) 上臂肌面积:上臂肌面积与上臂肌围相比,能够更好地反映机体总的肌肉组织变化。对成年人及儿童的研究均表明,上臂肌面积与上臂肌围相比,与肌酐身高指数有更好的相关性。上臂肌面积的计算公式:

$$上臂肌面积 = \frac{上臂围 - (3.14 \times TSF)^2}{4} \times 3.14$$

表 19-3-3 比较了身体成分分析常用方法的优缺点。

表 19-3-3 身体成分分析常用方法优缺点比较

	人体测量	生物电阻抗法（BIA）	双能 X 射线吸收法（DEXA）	计算机断层扫描（CT）
优点	容易进行，非侵入性，无损害，费用低	对健康人群和慢性疾病患者均适用，操作简单、非侵入性，操作者之间的变异小，价格相对便宜，相位角可用于预后评估，无放射性	重复性好	可评估第 3 腰椎水平瘦体重；在疾病随访中可纳入常规诊疗，如评估肿瘤患者治疗不同阶段的体成分变化
缺点	可重复性低；与 DEXA 和 BIA 比较检测瘦体重的灵敏度及特异度低；水代谢异常（体液丢失、脱水）或体液潴留（水肿）时不宜使用	水代谢异常（体液丢失、脱水）或体液潴留（水肿）时结果解释需谨慎；BIA 公式在肿瘤患者中没有被证实	可获得性低，操作者需要培训，有放射性，费用高，不能在床旁进行	X 线暴露（较弱），不能在床旁进行，需要特定的软件来评估瘦体重

第四节 临床应用评价

身体组成成分可反映一段时间内的营养摄入、丢失和需要的情况。营养状况低下，如瘦体重丢失，与生存率下降、临床结局及生活质量恶化、肿瘤患者治疗毒性增加有关。大量的临床疾病如肌少症性肥胖和慢性疾病，用现有的方法来检测身体组成成分，如双能 X 射线吸收法、计算机断层扫描、生物电阻抗法，都能定量检测瘦体重的丢失程度，而体重下降及 BMI 仅能简单地反映瘦体重丢失。身体组成成分的测定可以观察营养治疗的效果、为疾病临床治疗及营养治疗提供参考依据、评估它们的疗效及可能的毒性作用。

一、预测临床结局

身体组成成分评估可以定量检测瘦体重的丢失，如体蛋白的丢失。瘦体重、去脂体重指数（fat free mass index，FFMI，经身高校正的 FFM）都可用来评估住院患者的营养状况。研究显示，与年龄、身高、性别匹配的对照组相比，住院患者的 FFM 和 FFMI 显著降低。住院 1~2 天的患者与对照组相比，FFMI：男性，$(18.5 \pm 1.9)\,kg/m^2$ vs. $(19.5 \pm 1.6)\,kg/m^2$；女性，$(15.2 \pm 1.7)\,kg/m^2$ vs. $(16 \pm 1.6)\,kg/m^2$。在许多临床疾病中，FFMI 较低与临床结局相关。有研究显示，入院时 FFMI 较低与住院时间延长显著相关。另外，FFMI 提供的营养评价信息补充了有效的主观全面评定的问卷调查。它是一个比体重丢失超过 10% 或 BMI 低于 $20\,kg/m^2$ 更敏感的住院时间决定因素。

体成分组成与死亡率之间的关系已在许多临床研究中得到报道。如通过测量上臂肌围或通过 CT 检测大腿中部横断面肌肉来评估瘦体重都可以用来预测 COPD 患者的生存时间。用 CT 法检测到的肌少症性肥胖是呼吸系统、胃肠道实体瘤、胰腺癌患者一个独立的生存预测因子。另一个 BIA 指标,相位角也是肿瘤、HIV 感染 / 艾滋病、肌萎缩侧索硬化、老年病、腹膜透析、肝硬化患者的死亡预测因子。瘦体重与肿瘤患者成活率的关系最近得到证实,Stobäus N 等报告,与正常及高瘦体重的患者相比,低瘦体重的化疗患者,其 1 年存活率显著下降(图 19-4-1)。

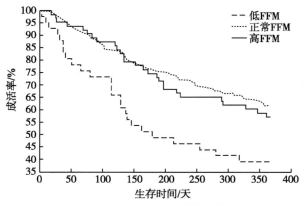

图 19-4-1　肿瘤患者 FFM 与成活率的关系

二、监测反映营养治疗效果

身体组成成分评价法有助于监测手术、神经性厌食、造血干细胞移植、慢性阻塞性肺疾病、重症疾病、肺移植、溃疡性结肠炎、克罗恩病、肿瘤、HIV 感染 / 艾滋病等患者营养治疗的效果。检测瘦体重和脂肪组织的含量可以显示体重的变化到底是由哪部分改变造成的,并能了解其变化的程度。

三、有助于指导优化治疗

身体组成成分分析有助于根据个体瘦体重和 / 或脂肪组织来调整治疗。瘦体重丢失可以降低化疗的耐受性及有效性,它是化疗毒性的一个显著预测因子,对临床结局具有一定影响。因此,对一个瘦体重较低的患者使用与瘦体重正常患者相同剂量的化疗药物会增加化疗毒性;瘦体重丢失应减少化疗药物的剂量。另外,身体组成成分分析可以根据瘦体重情况调整优化营养治疗方案,特别是超重或肥胖的患者。实际上,BMI 较高的患者对炎症的分解代谢反应与 BMI 正常的患者相同,超重或肥胖患者的瘦体重与 BMI 正常患者的瘦体重相似或有轻度增加。如果超重或肥胖患者的能量需求根据他们的实际体重来计算,过度喂养及其相关并发症的发生风险将增加。因此,专家推荐使用间接测热法或根据下列方法计算超重或肥胖患者的能量需求,即每天每千克实际体重 15kcal 或每天每千克标准体重 20~25kcal。但是,这些预测公式在某些疾病状态下是不准确的。在这些情况下,瘦体重的检测有助于调整能量需求的估计(以 kcal/kg 瘦体重来表示),这样更能达到营养治疗的效果。

身体组成评价法在指导疾病特异性治疗和营养治疗,包括使用最佳药物剂量、评估治疗效果及可能的毒性方面具有广泛的应用价值(表 19-4-1)。

表 19-4-1　临床实践中身体组成评价法的应用指征

时间点	目的
诊断时	在慢性疾病包括 COPD、肿瘤患者中筛查瘦体重丢失、恶液质的发生情况 早期启动营养治疗 优化营养治疗方案 评估预后：指标是瘦体重丢失和低相位角（仅 BIA 法有）
治疗开始（如放疗、化疗）	根据瘦体重选择化疗药物剂量 根据治疗反应获得参考值范围 评估预后
病情缓解，维持治疗过程中	筛查营养不足 诊断恶液质 优化营养治疗方案 根据瘦体重调整化疗药物剂量 评估预后 评估瘦体重对治疗的反应
保守治疗阶段（如肿瘤、慢性疾病）	评估预后 评估营养状态对生活质量的影响 帮助确定治疗的持续时间

　　身体组成成分分析可以定量检测一段时间内组织的改变，对于检测瘦体重丢失的灵敏度高于 BMI 和体重减少；而且身体组成成分破坏与生存率下降、临床结局和生活质量恶化、肿瘤患者治疗毒性增加有关。因此，在疾病病程中定期进行身体组成成分评价，不仅有助于对营养不良的筛查，还能指导营养治疗的调整优化，促使营养不良相关并发症发生率和死亡率降低、生活质量改善、医疗费用降低。

参 考 文 献

［1］ BLACKBURN G L, BISTRIAN B R, MAINI B S, et al. Nutritional and metabolic assessment of the hospitalized patient [J]. JPEN J Parenter Enteral Nutr, 1977, 1 (1): 11-22.

［2］ FORSLUND A H, JOHANSSON A G, SJÖDIN A, et al. Evaluation of modified multicompartment models to calculate body composition in healthy males [J]. Am J Clin Nutr, 1996, 63 (6): 856-862.

［3］ WOO J, KWOK T, LAU E, et al. Body composition in Chinese subjects: relationship with age and disease [J]. Arch Gerotol Geriatr, 1998, 26 (1): 23-32.

［4］ WENDY M. KOHRT. Dual energy X-ray absorptiometry: research issues and equipment. emerging technologies for nutrition research [M]. Washington D. C: National Academy Press, 1997: 151-167.

［5］ WANG Q L, Hassager C, Ravn P, et al. Total and regional body-composition changes in early postmenopausal women: age-related or menopause-related？ [J]. Am J Clin Nutr, 1994, 60 (6): 843-848.

［6］ MOISSL U M, WABEL P, CHAMNEY P W, et al. Body fluid volume determination via body composition spectroscopy in health and disease [J]. Physiol Meas, 2006, 27 (9): 921-933.

［7］ JEBB S A, SIERVO M, MURGATROYD P R, et al. Validity of the leg-to-leg bioimpedance to estimate changes in body fat during weight loss and regain in overweight women: a comparison with multi-compartment models [J]. Int J Obes (Lond), 2007, 31 (5): 756-762.

[8] THOMSON R, BRINKWORTH G D, BUCKLEY J D, et al. Good agreement between bioelectrical impedance and dual energy X-ray absorptiometry for estimating changes in body composition during weight loss in overweight young women [J]. Clin Nutr, 2007, 26 (6): 771-777.

[9] CABRE E, DE LEON R, PLANAS R, et al. Reliability of bioelectric impedance analysis as a method of nutritional monitoring in cirrhosis with ascites [J]. Gastroenterol Hepatol, 1995, 18 (7): 359-365.

[10] GRONEMEYER S A, STEEN R G, KAUFFMAN W M, et al. Fast adipose tissue (FAT) assessment by MRI [J]. Magn Reson Imaging, 2000, 18 (7): 815-818.

[11] THIBAULT R, CANO N, PICHARD C. Quantification of lean tissue losses during cancer and HIV infection/acquired immunodeficiency syndrome (AIDS)[J]. Curr Opin Clin Nutr Metab Care, 2011, 14 (3): 261-267.

[12] THIBAULT R, GENTON L, PICHARD C. Body composition: Why, when and for who?[J]. Clin Nutr, 2012, 31 (4): 435-447.

[13] PICHARD C, KYLE U G, MORABIA A, et al. Nutritional assessment: lean body mass depletion at hospital admission is associated with increased length of stay [J]. Am J Clin Nutr, 2004, 79 (4): 613-618.

[14] PISON C M, CANO N J, CHERION C, et al. Multimodal nutritional rehabilitation improves clinical outcomes of malnourished patients with chronic respiratory failure: a controlled randomised trial [J]. Thorax, 2011, 66 (11): 953-960.

[15] ANTOUN S, BARACOS V E, BIRDSELL L, et al. Low body mass index and sarcopenia associated with dose-limiting toxicity of sorafenib in patients with renal cell carcinoma [J]. Ann Oncol, 2010, 21 (8): 1594-1598.

[16] PRADO C M, ANTOUN S, SAWYER M B, et al. Two faces of drug therapy in cancer: drug-related lean tissue loss and its adverse consequences to survival and toxicity [J]. Curr Opin Clin Nutr Metab Care, 2011, 14 (3): 250-254.

[17] Stobäus N, Küpferling S, LORENZ M L, et al. Discrepancy between body surface area and body composition in cancer [J]. Nutr Cancer, 2013, 65 (8): 1151-1156.

[18] MARRA M, SAMMARCO R, DE LORENZO A, et al. Assessment of body composition in health and disease using bioelectrical impedance analysis (BIA) and dual energy x-ray absorptiometry (DXA): a critical overview [J]. Contrast Media Mol Imaging, 2019, 2019: 3548284.

[19] PLAYER E L, MORRIS P, THOMAS T, et al. Bioelectrical impedance analysis (BIA)-derived phase angle (PA) is a practical aid to nutritional assessment in hospital in-patients [J]. Clin Nutr, 2019, 38 (4): 1700-1706.

第二十章 | 人体测量

第一节 概 述

人体测量（anthropometry）包括体重、身高、皮褶厚度以及若干体成分指标等，它们不但受遗传、环境因素的影响，而且与营养状况、体育锻炼有着密切关系。尽管人体测量指标变化并不十分灵敏，但因其操作简便、无创，被广泛应用于营养筛查和营养状况评价。

第二节 操作方法与标准

（一）体重

体重（body weight，BW）不仅能反映人体骨骼、肌肉、脂肪及脏器的发育状况，而且可以间接反映机体营养状况。连续监测和记录体重变化是营养评价中最重要、最简便的方法。体重的测量可受进食、排泄、衣着、测量时间及疾病等多种因素影响，测量时应予以排除。

使用仪器：符合国家标准的电子体重计或杠杆秤，使用前须校正仪器，准确读数。

测量方法：被测者在清晨空腹，排空大小便；穿着内衣裤、赤足自然站立在体重计踏板的中央，保持身体平稳；测量者读数记录，反复测量两次取平均值。记录数据以千克（kilogram，kg）为单位，精确到 0.1kg。

（二）三头肌皮褶厚度

皮褶厚度是通过测定皮下脂肪的厚度来推算体脂的储备和消耗，间接反映能量变化、评价能量摄入是否合适的指标。其中三头肌皮褶厚度（triceps skinfold thickness，TSF）是临床上最常用的测定指标。

使用仪器：采用专用的压力为 $10g/mm^2$ 的皮褶厚度测量仪。使用前须校正，指针调至"0"位。

测量方法：测定点位于上臂背侧中点，即肩峰至尺骨鹰嘴连线中点上约 2cm 处。被测者上臂自然下垂，测量者用拇指和示指将被测部位皮肤连同皮下脂肪捏起（勿夹提肌肉），捏起处两侧皮褶的皮肤须对称,然后用皮褶厚度测量仪在距离手指捏起部位 1cm 处测量其厚度,松开皮褶厚度测量仪卡钳钳柄,使钳尖部充分夹住皮褶,在皮褶厚度测量仪指针快速回落后读数并记录,记录以毫米(mm)为单位,精确到 0.1mm,同一部位反复测量三次取平均值。注意皮褶厚度测量仪应与上臂垂直。

(三)上臂围和上臂肌围

上臂围(mild-arm circumference,MAC)本身可反映营养状况,与体重密切相关,此外可以通过上臂围计算上臂肌围和臂肌面积。这些都是反映肌蛋白储存和消耗程度的营养评价指标。

测量方法:被测者立位,上臂自然下垂,在上臂背侧中点处(肩峰至鹰嘴突连线中点)作记号,用软尺上缘在记号处轻贴皮肤(不可使皮肤变形)测量臂围,其平面与上臂纵轴垂直,反复测量两次取平均值,即为上臂围,误差 <5mm。

上臂肌围(mid-arm muscle circumference,MAMC)和上臂肌面积(arm muscle area,AMA)可通过测量 TSF 和 MAC 后计算得出,公式如下:

$$MAMC(mm) = MAC(mm) - 3.14 \times TSF(mm)$$

$$AMA(mm^2) = \frac{[MAC(mm) - 3.14 \times TSF(mm)]^2}{4 \times 3.14}$$

(四)腰围和腰臀比指数

腰臀比指数(waist-to-hip ratio,WHR)是腰围(waist circumference,WC)和臀围(hip circumference,HC)的比值,是判定中心性肥胖的重要指标。

测量方法:腰围是取被测者髂前上棘和第十二肋下缘连线中点,水平位绕腹一周,皮尺应紧贴软组织,但不压迫,测量值精确到 0.1cm。臀围为经臀部最隆起部位测得身体水平周径。

计算公式:
$$WHR = \frac{腰围(cm)}{臀围(cm)}$$

当男性 WHR>0.9、女性 WHR>0.8 时,可诊断为中心性肥胖。但其分界值随年龄、性别、人种不同而异。

第三节 临床应用评价

(一)体重的评价

1. 按标准体重评价

标准体重也称理想体重(ideal body weight,IBW),是最有利于健康的体重状态。根据不同的生长发育阶段、身高、年龄、性别等采用不同的公式计算。对于成年人,国外常用 Broca 公式:标准体重(kg)= 身高(cm)-100;我国多采用 Broca 改良公式和平田公式进行计算。

Broca 改良公式:标准体重(kg)= 身高(cm)-105

平田公式:标准体重(kg)= [身高(cm)-100] × 0.9

一般按实际体重占标准体重的百分比来评价营养状况,评价标准:80%~90% 为轻度营养不良;70%~79% 为中度营养不良;0~69% 为重度营养不良;110%~120% 为超重;>120% 为肥胖。

2. 按体重改变评价

$$体重改变(\%) = \frac{通常体重(kg) - 实测体重(kg)}{通常体重(kg)} \times 100\%$$

通常将体重改变程度和时间结合起来分析,该指标可在一定程度上反映能量与蛋白质代谢情况,提示是否存在蛋白质-能量营养不良(表 20-3-1)。

表 20-3-1 体重改变的评价标准

时间	中度体重减少	重度体重减少
1 周	1%~2%	>2%
1 个月	5%	>5%
3 个月	7.5%	>7.5%
6 个月	10%	>10%

3. 体重指数(body mass index,BMI)

是目前公认的反映肥胖程度及营养状况的可靠指标。

世界卫生组织(WHO)建议:BMI 正常值为 18.5~24.9kg/m^2;BMI<16kg/m^2 为重度消瘦;16~16.9kg/m^2 为中度消瘦;17~18.4kg/m^2 为轻度消瘦;25~29.9kg/m^2 为超重;BMI ≥ 30kg/m^2 为肥胖,这是以西方人群的研究数据制定的,并不适合亚洲人群。我国成年人的参考标准见表 20-3-2。

表 20-3-2 我国成人体重分类

BMI/(kg/m^2)	分类
BMI<18.5	体重过低
18.5 ≤ BMI<24.0	体重正常
24.0 ≤ BMI<28.0	超重
BMI ≥ 28.0	肥胖

Whitlock G 等研究成员组成的前瞻性研究协作组在对 900 000 名成人的研究中发现,无论男性还是女性,BMI 在 22.5~25kg/m^2 的人群死亡率最低、寿命最长(图 20-3-1、图 20-3-2)。高于这个范围的 BMI 值与严重的临床事件成正相关,BMI 每增加 5kg/m^2,总体死亡率增加 30%(每 5kg/m^2 的危险比为 1.29,95%CI:1.27~1.32),心血管疾病死亡率增加 40%(危险比 1.41,95%CI:1.37~1.45),糖尿病(diabetes mellitus,DM)、肾病、肝脏疾病死亡率增加 60%~120%(危险比分别为 2.16,95%CI:1.89~2.46;1.59,95%CI:1.27~1.99 和 1.82,95%CI:1.59~2.09);肿瘤死亡率增加 10%(危险比 1.1,95%CI:1.06~1.15);呼吸和其他疾病的死亡率

增加 20%（危险比 1.2，95% CI：1.07~1.34 和 1.2，95% CI：1.16~1.25 ］）（图 20-3-1~ 图 20-3-3）。BMI 范围在 22.5kg/m² 以下，BMI 与整体死亡率成负相关，主要是由 BMI 与呼吸疾病和肺癌强烈的负相关引起的。BMI 为 30~35kg/m² 时，平均寿命缩短 2~4 年；BMI 为 40~45kg/m² 时，平均寿命缩短 8~10 年（与吸烟的后果相当）。

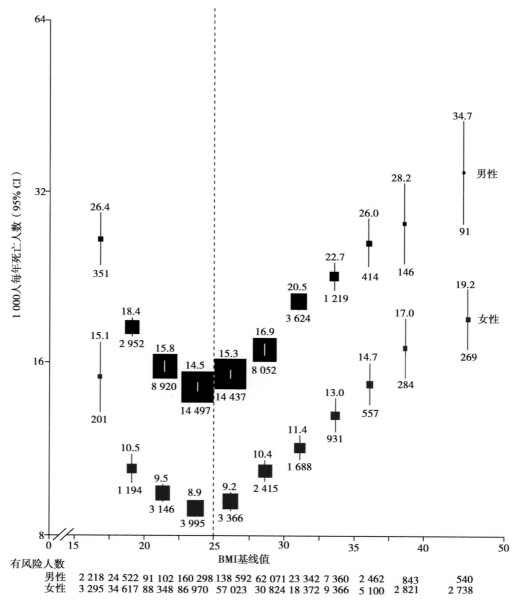

图 20-3-1 男性和女性分别在 BMI 15~50kg/m² 范围内的全因死亡率

BMI. body mass index，体重指数。

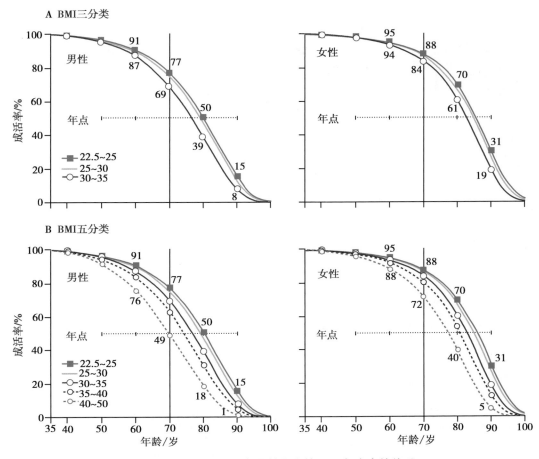

图 20-3-2 西欧 2000 年男性和女性 BMI 与寿命的关系

BMI. body mass index，体重指数。

（二）三头肌皮褶厚度

正常成年男性三头肌皮褶厚度参考值为 8.3mm，正常成年女性三头肌皮褶厚度参考值为 15.3mm。

计算测量值占正常值的百分比，测量值为正常值的 90% 以上为正常；测量值为正常值的 80%~90% 为体脂轻度减少；测量值为正常值的 60%~<80% 为体脂中度减少；测量值为正常值的 60% 以下为体脂重度减少；若 <5mm 表示体脂肪消耗殆尽；如果测量值超过标准值 120% 以上，则为体脂过多。

（三）上臂围和上臂肌围

我国成年男性 MAC 平均值为 27.5cm，女性 MAC 平均值 25.8cm。测量值 > 标准值 90% 为营养正常，80%~90% 为轻度营养不良，60%~<80% 为中度营养不良，60% 以下为严重营养不良。

MAMC 是反映肌肉蛋白质消耗程度的简易评价指标，广泛应用于营养调查或住院患者的营养状况评价。目前我国 MAMC 评价标准的报道较少，但测量值在患者治疗前后可作为营养状况好转或恶化的参考值。美国男性为 25.3cm，女性为 23.2cm；日本男性为 24.8cm，

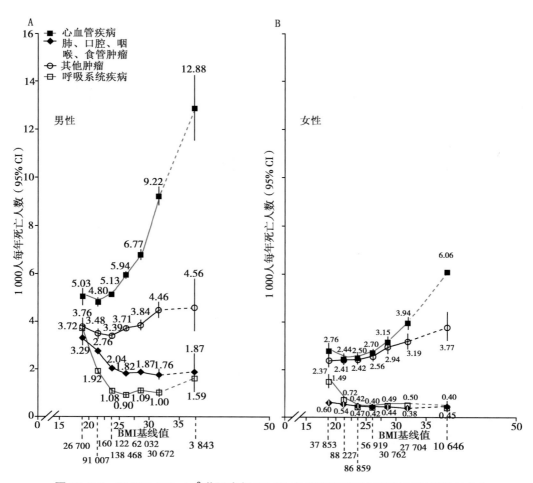

图 20-3-3　BMI 15~50kg/m² 范围内与 35~79 岁主要疾病死亡率的关系（随访 5 年）

BMI. body mass index,体重指数。

女性为 21cm。国内王海明等曾计算 1 532 名 18~24 岁中国成年男性,提出成年男性正常 MAMC ≥ 23.5cm;郭长江测定 1 802 名男性成年军人的 MAC,计算我国男性军人 MAMC 正常参考值范围为 21~26cm。

国内 AMA 正常参考值为 ≥ 44.9cm²,< 44.9cm² 则为缺乏,常用于患者自身对照,判断一段时间内肌肉蛋白的变化。而蛋白质 - 能量营养不良患者有可能在正常范围,使用时应注意。

（四）腰围和腰臀比指数

王文绢等利用 1995—1997 年全国糖尿病流行病学调查资料进行分析,探讨体重指数（BMI）、腰围（waist circumference,WC）、腰臀比指数（waist-to-hip ratio,WHR）对于预测高血压、高血糖患病的实用价值及其诊断建议值,结果发现:① BMI、WC 与血压和血糖的相关性比 WHR 好;② logistic 调整了年龄、性别、职业性体力活动强度、休闲活动强度、文化程度和 DM 家族史后,BMI、WC、WHR 是患高血压、高血糖以及二者聚集重要的预测因子,三者的相对重要性顺序为 BMI > WC > WHR;③ BMI、WC、WHR 三者之间对于高血压和高血糖患病有相加交互作用,尤其以 BMI 与 WC 的交互作用普遍存在;④ BMI ≥ 23kg/m²、≥ 24kg/m²、≥ 25kg/m² 时,RR 在 2.5 左右,从流行病学角度看,RR 值处于暴露因子与疾病关联的中、高度有害范围;⑤男性 WC ≥ 85cm、女性 WC ≥ 80cm 和男性 WC ≥ 90cm、女性 WC ≥ 80cm 时,RR 分别为 2.06~3.08,此时腹部肥胖对高血压、高血糖和二者聚集的 RR 值分别处于中、高度有害;ARP 为 0.515~0.676,PARP 为 0.241~0.431。因此,从公共卫生人群预防的角度综合考虑,预测我国高血压和高血糖的实用价值以 BMI 和 WC 为好。建议以 BMI 为肥胖指标,BMI ≥ 24kg/m² 诊断为超重和肥胖;以 WC 为腹部肥胖指标,男性 WC ≥ 85cm、女性 WC ≥ 80cm 为诊断界值。

　　Mamtani M 等前瞻性研究了 42 个墨西哥裔美国人大家庭中的 808 人,随访了 7 617.92 人年,探讨 BMI 和 WC 预测 2 型糖尿病累积和单独事件发生风险的能力。多因素多变量模型分析显示 WC 既可预测 2 型糖尿病累积发病风险(OR=2.76,P=0.000 2),也可预测 2 型糖尿病将来发病风险(RR=2.15,P= 3.56 × 10⁻⁹),是 2 型糖尿病独立的预测因素,其预测作用优于 BMI。这一组人群的最佳 WC 切点值为 94.65cm(图 20-3-4)。超过这一切点值,空腹血糖、胰岛素、甘油三酯水平升高、高密度脂蛋白胆固醇降低,提示与胰岛素抵抗相关。此外,WC 还特异性、显著性地与胰岛素抵抗的 2 型糖尿病相关(OR=4.83,P=1.01 × 10⁻¹³)。

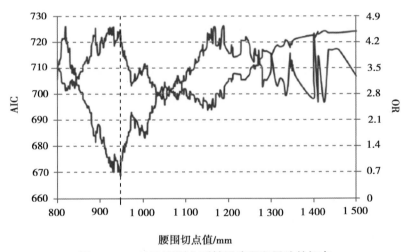

腰围切点值/mm

图 20-3-4　WC 预测 II 型糖尿病累积风险的切点

AIC. akaike information criterion,赤池信息量准则;OR. odds ratio,比值比。

第四节　病　例　报　告

　　患者,女,50 岁。进行性吞咽困难一月余,于 2013 年 9 月 29 日入院。既往 2 年前行舌癌手术,术后放疗。否认高血压、冠心病、糖尿病等特殊疾病史。近 3 个月来,患者健康状况和食欲明显下降,目前仅能进食流质和半流质食物,每日约 600ml,体重明显下降(3 个月前体重 45kg)。

体格检查：体温 36.7℃，脉搏 78 次/min，呼吸 20 次/min，血压 100/60mmHg。身高 158cm，体重 41.5kg。TSF 12.1mm，MAC 19.8cm，腰围 60cm，臀围 80cm。消瘦，慢性病容，精神一般，颌下见陈旧性手术瘢痕，皮肤弹性差，口唇轻度干裂，腹部凹陷，未见胃、肠型，肠鸣音较弱。

辅助检查：胃镜提示距门齿 31cm~36cm 见一结节状肿块，占据食管 1/2 腔，表面糜烂，活检病理提示中分化鳞癌。胃窦黏膜中度慢性活动性浅表性炎，HP（+）。CT 提示既往舌癌手术放疗后，未见明显复发征象。

入院诊断：食管中下段鳞癌。

问题：根据现有资料，患者的营养状况如何？

患者标准体重为 53kg［158（cm）–105=53（kg）］，实际体重占标准体重百分比为 $\frac{41.5}{53}$ × 100%=78.3%，属于中度营养不良。

3 个月内患者体重改变（%）= $\frac{48-41.5}{48}$ × 100%=7.3%，属于中度营养不良。

BMI= $\frac{41.5}{1.58^2}$ kg/m² =16.6kg/m²，属于中度营养不良。

TSF 占正常值的百分比为 $\frac{12.1}{15.3}$ × 100%=79.1%，属于中度营养不良。

MAC 占正常值的百分比为 $\frac{19.8}{25.8}$ × 100%=76.7%，属中度营养不良。

结合病史，该患者存在中度蛋白质 - 能量营养不良，需进行营养治疗，及时纠正。

参 考 文 献

［1］WHO. Obesity: preventing and managing the global epidemic. Report of a WHO Consultation [M]. WHO Technical Report Series 894. Geneva: World Health Organization, 2000.

［2］BLACKBURN G L, THORNTON P A. Nutritional assessment of the hospitalized patient [J]. Med Clin North Am, 1979, 63 (5): 11103-11115.

［3］GRANT J P, CUSTER P B, THURLOW J. Current techniques of nutritional assessment [J]. Surg Clin North Am, 1981, 61 (3): 437-463.

［4］BURGERT S L, ANDERSON C F. An evaluation of upper arm measurements used in nutritional assessment [J]. Am J Clin Nutr, 1979, 32 (10): 2136-2142.

［5］FRISANCHO A R. New norms of upper limb fat and muscle areas for assessment of nutritional status [J]. Am J Clin Nutr, 1981, 34 (11): 2540-2545.

［6］王喜生，殷太安，刘继鹏，等. 人体营养状况的评价方法 [M]. 天津：天津科学技术出版社，1987: 57-56.

［7］吴国豪. 人体组成测定及其临床应用 [J]. 肠外与肠内营养，2002, 9 (1): 56-61.

［8］王海明，王恩美，左晋桐. 上臂肌围等营养标准研究 [J]. 营养学报，1986, 8 (1): 70-74.

［9］郭长江，金宏，蒋与刚，等. 1802 名男性军人营养状况相关体格测量数据的分析 [J]. 军事医学，2013, 37 (4): 291-293.

［10］ 王文绢, 王克安, 李天麟, 等. 体重指数、腰围和腰臀比预测高血压、高血糖的实用价值及其建议值探讨 [J]. 中华流行病学杂志, 2002, 23 (1): 16-19.

［11］ WHITLOCK G, LEWINGTON S, SHERLIKER P, et al. Body-mass index and cause-specific mortality in 900 000 adults: collaborative analyses of 57 prospective studies [J]. Lancet, 2009, 373 (9669): 1083-1096.

［12］ MAMTANI M, KULKARNI H, DYER T D, et al. Waist circumference independently associates with the risk of insulin resistance and type 2 diabetes in mexican american families [J]. PLoS One, 2013, 8 (3): e59153.

第二十一章 | 人体成分生物电阻抗法

第一节 概 述

生物电阻抗法（bioelectrical impedance analysis，BIA）是一种通过电学方法进行人体组成成分分析的技术，于 1985 年首先由 Lukaski HC 等提出，后经众多研究证实。该法能客观、准确地测定人体组成，因此成为目前身体成分分析的常用方法之一。

BIA 可用于测定机体中体脂和瘦体重，细胞内、外液的变化情况等多项内容。其测定原理主要利用人体瘦体重（lean body mass，LBM）和体脂（body fat，BF）的电流导电性差异对身体组成成分进行估测。与其他人体成分测定方法相比，生物电阻抗法具有安全无创伤、结果准确、技术成本和技术难度低、可重复性好等特点，故适用范围广，具有广泛的应用前景。

在医学临床与基础研究中，测量人体成分具有重要的价值。了解人体组成不仅有助于评价机体的营养状况，而且有助于预测某些疾病的发生及预后。故寻求一种简便、有效的测定方法，是临床所期待的。目前，已有利用生物电阻抗原理研制的人体成分分析仪，其体积趋于小巧，便于携带，工作形式有国际标准的四电极片式、脚踏式及手握式，使用简单方便，测定迅速安全，成本低。一些研究证实，身体成分分析仪的测定结果与体密度法、放射性核素稀释法等所得的结果有非常显著的相关性，该法可准确地测定人体组成。有较多的研究认为，BIA 特别适用于大规模筛查，应用于少数特殊人群及患者的精确诊断仍然有待进一步研究、观察。

第二节 操作方法与标准

一、测量方法

目前，随着生物电阻抗技术的发展，其进行人体成分分析的原理及方法不断完善，主要有以下几种：

(一) 全身阻抗法

即用人体总阻抗来评定人体成分的方法。此方法在应用中精度不高,其原因主要与人体形状复杂、四肢与躯干间的横截面积相差很大以及人体成分在机体各部分分布不均匀等因素相关。

(二) 分段阻抗法(segment bioelectrical impedance analysis,SBIA)

在全身阻抗方法的基础上,经进一步发展,提出了分段阻抗法。此法将人体分为三段,即上肢、躯干与下肢,分别测各段的阻抗及人体参数,准确性较全身阻抗法高。

(三) 多频率阻抗法(multi-frequency bioelectrical impedance analysis,MF-BIA)

近年来,多频率阻抗法逐渐受到关注。在多频率生物电阻抗分析中,实际上利用两个或多个频率的测量数据,推算出频率为零和无穷大时的容抗和电阻数值,以获取更多、更准确的阻抗信息,能直接得到人体细胞内、外液体平衡状态的信息,具有重大的临床意义。

二、适应证与禁忌证

(一) 适应证

适用于患者或健康人群,了解疾病治疗效果及健康检查。物理治疗、激素治疗、减肥治疗和康复治疗时,根据病情变化决定是否需要再次测量。

(二) 禁忌证

1. 体重少于 20kg 的学龄前儿童(因不在标准范围内)。

2. 如果受试者是儿童,手、脚太小,不能合适地接触电极,也不能测量。

3. 受试者太重,体重测量的高限是 150kg,超过此重量界限易损坏仪器。

4. 自主活动受限或肢体残疾难以进行测量。只有当手、脚能够与电极接触时才能进行测试。如果受试者年龄较大肢体正常,测量时需他人协助才能与电极接触,此时需辅以厚的手套并从侧面或后面扶持他以保持正确姿势。

5. 不建议带有植入物的人进行检查,因电流会使电子植入物如起搏器功能紊乱。

三、操作方法

人体成分分析仪是利用生物电阻抗原理研制的人体成分分析设备。目前,国内外很多公司都推出了不同型号的人体成分分析仪,均可实现对人体成分的常规性测试和分析。由于其采用的具体测量方法不同以及设备构造的区别,其具体操作方法存在差异,本部分仅以常见人体成分分析仪举例说明。

(一) 测量前准备工作

1. 校正生物电阻抗仪。

2. 所有受检者不能佩戴钥匙等金属制品,并确定体内无植入式电子设备(例如心脏起搏器)、金属或非金属植入物(对生物阻抗测量值有干扰)。

3. 体力活动和体育运动将导致身体成分的暂时性变化,因此受试者测量前不能进行体力活动或体育运动。

4. 确保受试者测量前两小时未进食,未饮大量液体。

5. 测试前要排空大小便,赤足,无出汗。

6. 在常温(25℃)下进行。

（二）测量方法

具体测量时可依据所用人体成分分析仪的使用说明操作。

1. 根据人体成分分析仪电脑程序要求，在操作面板上输入被测人员相关信息。

2. 被测人员手持电极，手掌与手指均匀用力与电极接触，维持轻压直到测试结束。

3. 被测人员足底与电极相连，如其皮肤干燥或变硬，分析时可使用电解液棉纸（湿纸巾）对足底稍微湿润一段时间。分析测量时必须赤足，前脚板合适地踩在前电极上，脚后跟安放在后电板上。

4. 手臂和身体分开，大腿分开；使腋窝尽量少地与身体接触，手部不要接触胯部，分析过程中手臂外展 15° 以上。受试者身体保持放松，分析过程中身体不要过于紧张。

5. 保持上述姿势，1~2 分钟即可完成全部测量，自动打印身体成分结果报告。

四、常见测量项目及临床意义

人体成分分析仪可提供多样性的分析指标，并提出建议值，可供临床参考。

（一）常见测量项目

主要测定项目包括体重（body weight，BW）、体重指数（body mass index，BMI）、瘦体重（lean body mass，LBM）、体脂（body fat，BF）、体脂百分比（percent body fat，PBF%）、身体总水分（total body water，TBW）、腰臀比指数（waist-to-hip ratio，WHR）、基础代谢率（BMR）、矿物质（mineral）等。

（二）临床意义

1. 体重及体重指数

体重及体重指数是营养评定中最简单、最直接的指标，并可反映机体蛋白质热能营养不良以及肥胖等情况。

中国成人体重指数的正常值为 18.5~23.9；BMI 在 24~27.9kg/m^2 范围内为超重；若 BMI ≥ 28kg/m^2 为肥胖。

2. 体脂及体脂百分比

目前国际上采用的男性标准 BF% 为（15 ± 5）%，即 >20% 为肥胖；女性为（23 ± 5）%，即 >30% 为肥胖。

3. 腰臀比指数

腹部脂肪分布以 WHR 表示，我国成年男性一般以 0.75~0.85 为宜，女性以 0.7~0.8 为宜。

4. 矿物质

以无机质占体重的比率来评价，若其值 <3.5%，则可被判断为缺乏无机质。

5. 细胞内、外液

对人体细胞内、外液的测量不仅可以反映人体组织的功能状况，而且可以显示人体细胞的生理状况。

6. 蛋白质和肌肉重量

蛋白质在体内具有多种重要的功能，当人的肌肉比较发达时，肌肉量较大，蛋白质含量相对较高；但在缺乏营养时，却产生类似水肿状态的蛋白质消耗。身体水分增加，体重却几乎没有变化。

第三节　临床应用评价

一、BIA 进行人体成分分析的准确性

近年来,生物电阻抗法迅速发展,BIA 反映人体成分的准确性也日渐提高。许多学者将生物电阻抗法与其他体成分测量方法进行对比研究,以了解它们之间的相关性及一致性并发现其特点。国际上通常使用水下称重法或者双能 X 射线吸收法(dual energy X-ray absorptiometry,DEXA)作为参考方法。

早在 1989 年 Baumgartner RN 等就在 135 名、18~58 岁白人男女志愿者身上,观察了 BIA 与密度测定法的准确性,发现单纯测定上肢长度及电阻抗即可准确预测人体去脂体重(fat-free mass,FFM)及体脂(body fat,BF)百分率,与密度测定法获取的结果高度一致(图 21-3-1)。充分说明了 SBIA 的实用性与准确性。

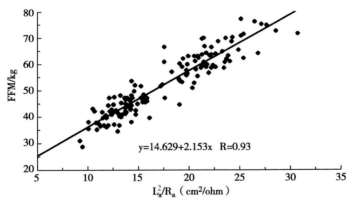

图 21-3-1　密度测定法 FFM 与 SBIA 结果 L_a^2/R_a 的相关性
L_a. arm length,上臂长;R_a. arm resistance,上臂电阻抗。

2003 年 Kamimura MA 等将 BIA 与皮褶厚度(skinfold thicknesses,SKF)测定法、DEXA 进行了比较,用 3 种方法测量 30 例透析患者的体脂量(表 21-3-1,图 21-3-2),三者间无显著差异,说明 BIA 的可靠性。由于 BIA 可能低估男性、高估女性体脂量,因此,对实施对象的性别应该加以考虑。

表 21-3-1　3 种方法测定透析患者的体脂量

方法	全部患者(n=30)	男性患者(n=15)	女性患者(n=15)
SKF	17.7 ± 7.8	14.1 ± 8.3	21.4 ± 5.4
BIA	18.6 ± 9.2	12.6 ± 6.8*	24.6 ± 7.1*
DEXA	18.2 ± 7.9	14.5 ± 7.8	21.9 ± 6.3

注:*$P<0.01$,BIA vs.DEXA。

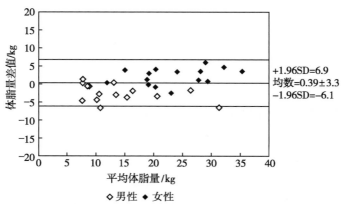

图 21-3-2 BIA 与 DEXA 测得体脂量的 Bland-Altman 作图分析

BIA. bioimpedance analysis，生物电阻抗；DEXA. dual-energy
X-ray absorptiometry，双能 X 射线吸收法。
体脂量差值 =BIA−DEXA；平均体脂量 =（BIA+DEXA）/2。

2011 年 Kaweesak Chittawatanarat 等根据年龄将 2 324 名志愿者分为青年（18~39.9 岁）、中年（40~59.9 岁）及老年（＞60 岁）三组，分别用 BIA、DEXA 及 4C 法（4C, four compartment model，四室模型）检测了志愿者的 FM、FFM、FM 指数、FFM 指数、FM 百分比（percentage FM，PFM）、FFM 百分比（percentage FFM，PFFM），动态观察发现：人体组成成分、MBI、FM 及 FFM 等均随年龄增长而发生动态变化，BIA 对老年人的 PFM 可能高估（图 21-3-3）。

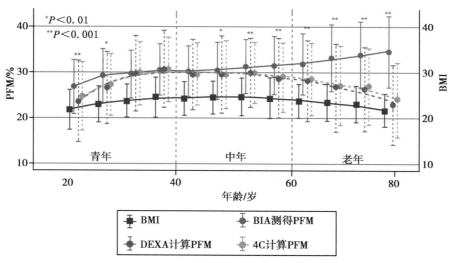

图 21-3-3 BIA、DEXA 及 4C 检测 PFM 的年龄动态比较

BMI. body mass index，体重指数。

但有部分学者认为 BIA 法虽与其他体成分测量方法高度相关，但不能相互替代。2001 年陶晔璇等对 966 名青少年进行体脂测量，其研究结果表明，用 BIA 评价人群超重及肥胖发生率较 BMI 法明显增加，而与腰围法比较则较为接近。而在测量体重过低发生率时，生

物电阻抗法与腰围法均具有良好的真实性及相当强的特异度,但两种方法的灵敏度却较
BMI 法低。2006 年 Hosking J 等对平均年龄为 8.9 岁的 203 名儿童运用生物电阻抗法和双
能 X 射线法进行体脂测量分析,结论显示,对于瘦体重,BIA 法较 DEXA 高估了 2.4%(男生)
和 5.7%(女生),而对于脂肪组织则低估了 6.5%(男生)和 10.3%(女生)。因此其特异度较
DEXA 法更强,但灵敏度低于 DEXA。

二、BIA 在疾病监测中的作用

(一) 研究成果

近年来,BIA 在临床疾病监测中备受重视,并在多领域、多病种中均可见研究成果:

1. 老年 2 型糖尿病患者瘦体重重量与病程长短呈负相关,表明随糖尿病病程的延长,
瘦体重有减少趋势。

2. 用于分析患者颅内压升高代偿期的变化。因颅内的各种病变会引起病变区域的电
阻率发生变化。同时,由于颅内容积代偿作用,病变体积的变化会使颅内容物相对体积发生
改变。这两种因素都将引起颅内区域阻抗改变。

3. 用于分析血液透析患者体液分布异常及其对血压的影响。若透析后测得的患者细
胞外液量(extracellular water, ECW)仍明显高于对照组水平,提示患者血压处于临床上较难
控制的水平。而对于在透析前 ECV% 就已低于正常水平的患者,需警惕透析中发生低血压
相关的不良反应。

4. 用于检测和评价胃动力功能。在胃排空或胃收缩、蠕动时,由于胃的形态、容积及其
内容物组成改变较大,电特性变化非常明显,变化规律与胃动力学状况相对应,相关性强。
采用生物阻抗方法可准确地获取与胃动力学状况相对应的电特性及其变化信息。

5. 用于研究人体体脂成分的测定与肾功能关系。人体体脂成分与血肌酐水平具有良
好相关性,人体水分、蛋白质、无机质、肌肉量等人体成分也同样与肌酐水平关系密切,具有
良好的预测性。

6. 用于检测乳腺癌。癌组织的电阻率低于皮下脂肪组织和结缔组织,高于纤维腺瘤;
正常乳腺组织和良性病变组织(腺病和纤维腺瘤)的电阻率无显著性差异。

(二) BIA 在监测营养不良中的作用

用 BIA 测定癌性恶液质患者机体组成成分,将有助于早期诊断营养不良或癌性恶液
质,及时采取相应的干预措施,改善患者的预后。有研究认为,生物电阻抗尤其是多频节
段电阻抗测定人体组成,在肝病患者能克服因水肿、腹水而造成的体重对人体组成结果
的影响,还可以通过测量 ECW 和细胞内液量(intracellular water, ICW),判断水肿时水
分分布的情况,有助于客观地评价机体的营养状况和能量消耗。可用 BIA 评估严重烧
伤后患者的营养代谢,有研究显示,尽管在治疗中给予充足的能量,但大面积烧伤患者的
瘦体重下降仍很明显。目前使用的多种评价营养状况的方法中,BIA 可以确定早期的营
养不良。

(三) BIA 在预测健康和疾病相关性中的作用

曾强等用 BIA 分析人体脂肪成分与心血管病危险因素的相关性,发现体脂肪率与心血
管风险因子相关,且相关程度高于体重指数和腰臀比指数。与体重指数和腰臀比指数相比,
体脂肪量以及体脂肪率的人体成分测量指标,在判定机体是否肥胖和评估血流动力学和血

液凝集功能方面更加灵敏。研究母体 BIA 与新生儿出生体重关系,发现母体体重的增加与母亲人体成分的组成和改变有关,并且能影响胎儿的生长发育和出生体重,FFM 是新生儿出生体重的一个预测因素。

(四) BIA 在临床使用中的局限

因临床疾病不同,在使用人体成分分析时也存在某些问题。① BIA 在某些疾病测量方面存在局限性。如在肿瘤伴有胸腔积液或腹水、肝硬化腹水的患者中,机体全身水量被低估。对脑卒中患者的脱水状况的估计也存在明显差异。由此认为,对有胸腔积液、腹水及脱水的患者,并不适合采用 BIA。在肾疾病中,BIA 对于复杂身体组成成分的异常有很好的预测作用,但疾病异常本身也会影响测量的真实性。②该方法受环境、月经周期以及潜在的医疗条件差异的影响。因此,不适用于不同人种人群大规模的临床流行病学调查。故这种高精确数据的测量,适合长期的动态检测,但对于仅仅依靠本结果来诊断疾病的状态是不适宜的。

第四节　病　例　报　告

一、病史介绍

患者,女,39 岁,体检发现血糖升高,有血脂异常(混合型)、脂肪肝病史。平素饮食尚可、大小便正常。

二、测量方法和结果

按人体成分分析仪操作方法测定其身体成分,具体见前。

主要测量结果如下:身高 159cm,体重 65.9kg,体脂肪 21.7,骨骼肌 23.9,体重指数 26.1kg/m²(正常值为 18.5~23.9kg/m²),脂肪百分比 33%(正常值为 18%~28%),腰臀比指数 0.86(正常值为 0.75~0.85),健康评分 74(图 21-4-1)。

三、诊断及建议

根据测量结果可见,通过患者体重、体重指数及体内脂肪百分比可判断其为肥胖,其腰臀比指数超过正常上限,可判断其为腹型肥胖。需进行生活方式改善以减轻体重。

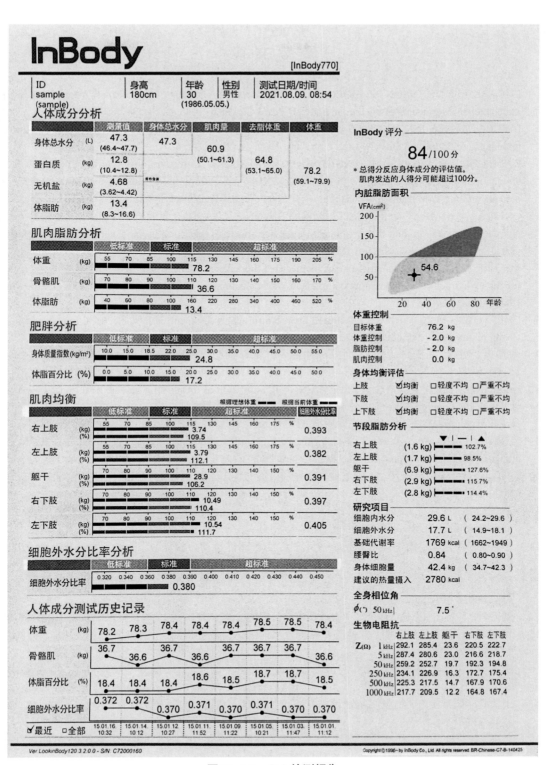

图 21-4-1　BIA 检测报告

参 考 文 献

［1］ LUKASKI H C, JOHNSON P E, BOLONCHUK W W, et al. Assessment of fat-free mass using bioelectrical impedance measurements of the human body [J]. Am J Clin Nutr, 1985, 41 (4): 810-817.

［2］ BAUMGARTNER R N, CHUMLEA W C, ROCHE A F. Estimation of body composition from bioelectric impedance of body segments [J]. Am J Clin Nutr, 1989, 50 (2): 221-226.

［3］ KAMIMURA M A, AVESANI C M, CENDOROGLO M, et al. Comparison of skinfold thicknesses and bioelectrical impedance analysis with dual energy X-ray absorptiometry for the assessment of body fat in patients on long-term haemodialysis therapy [J]. Nephrol Dial Transplant, 2003, 18 (1): 101-105.

［4］ CHITTAWATANARAT K, PRUENGLAMPOO S, KONGSAWASDI S, et al. The variations of body mass index and body fat in adult thai people across the age spectrum measured by bioelectrical impedance analysis [J]. Clin Interv Aging, 2011, 6: 285-294.

［5］ FULLER N J, ELIA M. Potential use of bioelectrical impedance of the whole body and of body segments for the assessment of composition: comparison with densitometry and anthropometry [J]. Eur J Clin Nutr, 1989, 43 (11): 779-791.

［6］ CHERTOW G M, LOWRIE E G, Wilmore D W. Nutritional assessment with bioelectrical impedance analysis in maintenance hemodialysis patients [J]. J Am Soc Nephrol, 1995, 6 (1): 75-81.

［7］ 陶晔璇, 蔡威, 汤庆娅, 等. 不同方法评估人群营养状况作用比较 [J]. 中国临床营养杂志, 2003, 11 (1): 24-27.

［8］ HOSKING J, METCALF B S, JEFFERY A N, et al. Validation of foot-to-foot bioelectrical impedance analysis with dual energy X-ray absorptiometry in the assessment of body composition in young children: the earlybird cohort [J]. Br J Nutr, 2006, 96 (6): 1163-1168.

［9］ TURA A. Noninvasive glycaemia monitoring: background, traditional findings, and novelties in the recent clinical trials [J]. Curr Opin Clin Nutr Metab Care, 2008, 11 (5): 607-612.

［10］ 刘国庆, 肖贵遐, 朱代谟. 生物电阻抗法在颅内压升高代偿期分析中的运用 [J]. 生物医学工程杂志, 2000, 17 (1): 47-49.

［11］ KUHLMANN M K, LEVIN N W. How common is malnutrition in ESRD？ New approaches to diagnosis of malnutrition [J]. Blood Purif, 2008, 26 (1): 49-53.

［12］ 赵舒, 任超世. 生物电阻抗方法——无创检测与评价胃动力功能 [J]. 世界华人消化杂志, 2006, 2 (140): 465-469.

［13］ 吴红梅, 孙晓楠, 王秀明. 人体脂成分的测定与肾功能关系的分析 [J]. 解放军保健医学杂志, 2006, 8 (4): 228-229.

［14］ 刘丹丹, 乌日图, 王超. 基于医学阻抗技术的乳腺癌检测方法 [J]. 电子测量技术, 2008, 31 (4): 60-64.

［15］ 俞永军, 江志伟, 汪志明. 胃肠道肿瘤患者术前人体组成分析的研究 [J]. 肠外与肠内营养, 2005, 12 (6): 349-351.

［16］ 李玉贤. 生物电阻抗技术在肝病患者人体成分测量中的应用 [J]. 肠外与肠内营养, 2006, 13 (4): 240-242.

［17］ 王志远, 王富生. 生物电阻抗法评估严重烧伤后营养代谢 [J]. 南方医科大学学报, 2008, 28 (12): 2247-2249.

［18］ 曾强, 孙晓楠, 吴红梅. 生物电阻抗技术分析人体脂肪成分与心血管病危险因素的相关性 [J]. 中国组织工程研究与临床康复, 2008, 12 (13): 2473-2477.

［19］ 林锦芬, 吴元赭, 王新颖. 母体生物电阻抗分析与新生儿出生体质量关系的研究 [J]. 肠外与肠内营

养, 2008, 15 (3): 161-164.

［20］ 刘寒青, 黎介寿, 江志伟. 胸 / 腹腔积液肿瘤患者机体组成成分的研究 [J]. 肠外与肠内营养, 2004, 11 (2): 97-99.

［21］ KAFRI M W, MYINT P K, DOHERTY D, et al. The diagnostic accuracy of multi-frequency bioelectrical impedance analysis in diagnosing dehydration after stroke [J]. Med Sci Moni, 2013, 19: 548-570.

［22］ SETHAKARUN S, BIJAPHALA S, KITIYAKARA C, et al. Effect of bioelectrical impedance analysis-guided dry weight adjustment, in comparison to standard clinical-guided, on the sleep quality of chronic haemodialysis patients (bedtime study): a randomised controlled trial [J]. BMC Nephrol, 2019, 20 (1): 211.

［23］ BEATO G C, RAVELLI M N, CRISP A H, et al. Agreement between body composition assessed by bioelectrical impedance analysis and doubly labeled water in obese women submitted to bariatric surgery: body composition, bia, and dlw [J]. Obes Surg, 2019, 29 (1): 183-189.

第二十二章 | 体力活动能力评估

第一节 概 述

肌肉是构成人体的重要组织,是人体的蛋白质库,占全身蛋白质总量的60%,通过肌肉的收缩可以引导和控制身体的运动,从而保证人体进行日常生理活动。肌肉减少或消耗是一个老化的生理过程或一种常见的临床病症。肌肉减少症(sarcopenia)最初的定义是肌量减少,而最近的诊断包括3个要素,即肌量减少、肌肉力量(简称肌力)和肌肉功能减退。肌肉力量通过体力活动能力反映。

体力活动能力与患者临床预后密切相关,因此,体力活动能力评估意义重大。评估体力活动能力的方法较多,评估标准较模糊,简繁不一。最常用的包括简易机体功能评估法(short physical performance battery, SPPB)、日常步速评估法(usual gait speed, UGS)、计时起走试验(timed get up and go test, TUG)以及爬楼试验(stair climb power test, SCPT)等。

第二节 简易机体功能评估法

SPPB是美国国家衰老研究院认可的老年人肌肉功能评定方法,应用较为广泛,一共有3项内容,分别是平衡试验、4米定时行走试验及定时端坐起立试验。

一、平衡试验

(一)站姿

该试验要求受试者用3种姿势站立,分别为并脚站立、前脚足跟内侧紧贴后脚踇趾站立、双足前后并联站立(图22-2-1)。受试者可用手臂或其他方式保持平衡,但不能移动足底。当受试者移动足底、抓外物以保

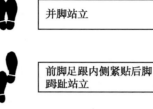

并脚站立

前脚足跟内侧紧贴后脚踇趾站立

双足前后并联站立

图 22-2-1 3种不同姿势站立时脚的位置

持平衡或者时间超过 10 秒时,停止计时。

（二）评分标准

第 1、2 种姿势站立超过 10 秒计 1 分,少于 10 秒计 0 分;第 3 种姿势站立超过 10 秒计 2 分,3 秒~10 秒计 1 分,3 秒以内计 0 分。

二、4 米定时行走试验

（一）试验方法

要求用胶带或其他任何方法在地面标注 4 米的直线距离,测试区域前后保留 0.6 米的无障碍空间。受试者可借助拐杖等工具完成 4 米行走,要求受试者用平常步速,每人走 2 次,以快的一次为准计时。

（二）评分标准

<4.82 秒计 4 分;4.82 秒~6.2 秒计 3 分;6.21 秒~8.71 秒计 2 分;>8.72 秒计 1 分;不能完成计 0 分。

三、定时端坐起立试验

（一）试验目的

定时端坐起立试验可反映受试者的下肢力量、协调性以及平衡能力。

（二）试验方法

受试者坐在距地面约 40cm 的椅子上,椅子后背靠墙。要求受试者双手交叉放在胸部,以最快的速度反复起立 / 坐下 5 次（图 22-2-2）,记录所需时间。

（三）评分标准

≤11.19 秒计 4 分;11.2 秒~13.69 秒计 3 分;13.7 秒~16.69 秒计 2 分;>16.7 秒计 1 分;>60 秒或不能完成计 0 分。

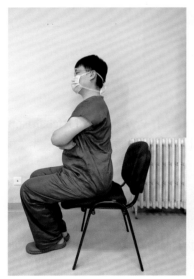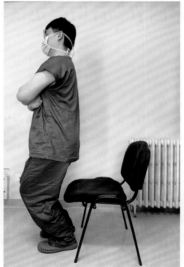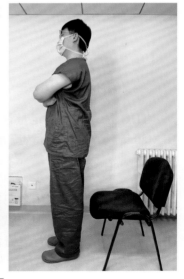

图 22-2-2　定时端坐起立试验动作图示

四、小结

SPPB 是一种肌肉功能的复合测验方法,无论是在研究还是在临床实际应用中都是一种标准方法。SPPB 3 个组合中的每一个单项测试最高分值为 4 分,满分为 12 分。为提高测试的精度,每项测试通常重复测量 2~3 次,取最短时间计分。

第三节　日常步速评估法

一、概述

日常步速评估法(usual gait speed,UGS)能很好地反映机体功能,它属于 SPPB,但是也能作为临床实践和研究中的独立参数,步速低于 0.8m/s 为机体功能下降。广泛用于评价步速最简单的方法是计时步行特定的距离,通常为 6~20m。

二、科研发现

Buchner DM 等首次发现腿部力量与步速之间的非线性关系,此关系解释了生理能力的极小变化如何对虚弱成年人的机体功能有如此大的影响,而极大的生理能力的改变对健康的人群没有或者只有较小的影响,提出日常步速的测定能够预测残疾的发生。Cesari M 等证实:日常步速是健康不良事件(严重的运动限制和死亡率)的预测因素,在其他下肢功能测试(平衡试验和定时端坐起立试验)中表现不佳者也有类似的预后价值。

第四节　计时起走试验

一、概述

TUG 是一种快速定量评定功能性步行能力的方法,1991 年由 Podisadle 和 Richardson 在 Mathias 等"起立—行走"测试(get-up-and-go test)的基础上加以改进而形成。

二、试验方法

TUG 评定方法很简单,只需要一张有扶手的椅子和一个秒表(没有秒表时可用普通带有秒针的手表)。评定时受试者着平常穿的鞋,坐在有扶手的靠背椅上(椅子座高约 46cm,扶手高约 20cm),身体背靠椅背,双手平放扶手。如果使用助行器(如手杖、助行架),则将助行器握在手中。要求受试者从高度约 46cm 的座椅起立,向前直线行走 3 米(图 22-4-1),然后转身走回座椅,转身坐下,计算总时间(以秒为单位)。正式测试前,允许患者练习 1~2 次,以确保患者了解整个测试过程。

三、科研发现

Barry E 等对 TUG 的特异度与灵敏度进行了分析,一共收集了 25 个研究,对其中 10 个可以获得数据的研究进行了 meta 分析,发现其特异度及灵敏度分别为(HR=0.74, 95%CI=0.52~0.88)、(HR=0.31,95%CI=0.13~0.57),曲线下面积 =0.57(图 22-4-2)。在高风险人群中,确定跌倒风险的能力比排除跌倒风险的能力强。他们认为 TUG 不适合单独用于社区老年人群跌倒风险的预测。TUG 预测跌倒风险的切点值为 13.5 秒。时间 >13.5 秒,跌倒风险较高;时间 ≤ 10 秒,活动能力正常;时间 >30 秒,活动能力严重受损,不能独立外出,需要帮助或辅助。但是 TUG 时间与跌倒风险没有线性关系。

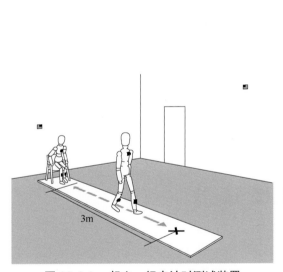

图 22-4-1　起立—行走计时测试装置

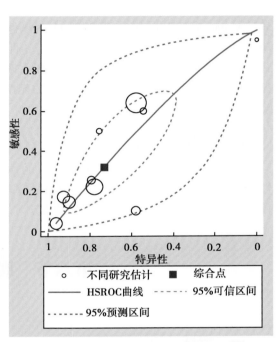

图 22-4-2　Barry E 等综述的 10 个研究的 TUG ≥ 13.5 秒切点预测跌倒风险的特异度与灵敏度层次综合受试者工作特征曲线作图

HSROC. hierarchical summary receive operating characteristic,层次综合受试者工作特征曲线。

第五节　六分钟步行试验

一、概述

六分钟步行试验(six-minute walking test,6MWT)是一项简单易行、安全、方便的运动试验,可以综合评估受试者的全身功能状态,也是生活质量评估的一项重要内容。

二、试验方法

在平坦地面上划出一段 30.5 米的直线距离,两端各置一把椅子作为标志,受试者在其间往返走动,步履缓急根据自己的体力活动能力决定,以尽可能快的速度行走。受试者测试前 2 小时内避免剧烈运动。监测人员每 2 分钟报时 1 次,并记录受试者可能发生的气促、胸痛等不适。当其体力难以支撑时可暂时休息或终止试验。行走 6 分钟后试验结束,监测人员计算受试者步行距离、评估结果。

三、科研发现

Arslan S 等用 6MWT 预测了 43 例慢性心功能衰竭患者的死亡率,发现 6 分钟行走距离 ≤ 300 米者、> 300 米者的 2 年心脏病死亡率有显著差异(79% vs. 7%;$P<0.001$),前者的死亡风险也显著升高($P=0.005$)(图 22-5-1)。

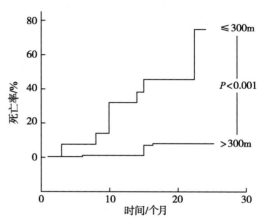

图 22-5-1　6 分钟行走距离的 Kaplan-Meier 生存曲线

四、小结

由于 6MWT 易于实施,具有较好的耐受性,并且可以更贴切地反映日常生活中的活动,目前被广泛应用于临床评估或研究测试。

第六节　爬　楼　试　验

一、概述

爬楼试验(stair climb power test,SCPT)是临床用来测试老年人下肢肌肉力量、功率以及移动能力的方法,受试者用自己感觉舒服的步伐不停顿地攀爬楼梯,以完成任务的时间作为评价指标。

二、试验方法

让受试者爬上一定标准的楼梯,通常为 6~15 个阶梯,楼梯高度为 15~20cm。听到开始口令之后,一步一阶尽快爬完,攀爬期间不允许使用扶手,当双脚踏上最后一个阶梯时,停止计时。测试两次,取时间较短的一次成绩。为追求评价标准的统一,楼梯攀爬功率(stair-climbing power,SCP)逐渐被应用,计算公式如下:SCP(W)= 体重(kg)× 重力加速度(m/s²)× 台阶高度(m)× 台阶数 / 时间(s)。

第七节　功能伸展测试

一、概述

功能伸展测试（functional reach test，FRT）是评估老年人或者残疾患者摔倒风险的临床指标，能较好地反映老年人的躯干肌肉力量，控制能力以及身体动态平衡能力。

二、试验方法

FRT 所需器材为一面墙和一条直尺，直尺高度与肩峰平齐。受试者赤脚以舒服姿势站立，以优利手（国人绝大多数为右利手）手臂靠近带刻度的平衡尺，优利侧臂抬高平伸，紧握拳头，以第 3 掌骨为测量点，记录长度；然后令其在保持身体平衡的情况下尽力向前伸手，在双脚不移动，足底不能抬起以及保持身体平衡的前提下测量手臂前伸的距离。记录这两次第 3 掌骨位置的差值，共测 3 组，取平均值。整个过程中若失去平衡，则该组成绩无效并重测。笔者建议将紧握拳头、第 3 掌骨为测量点改为手掌平伸、以中指尖端位置为测量点，比较身体直立及身体前倾两种情况下中指尖端位置的差值。

三、科研发现

以前伸距离 ≥ 25.4cm 的老年人为正常对照组，将 6 个月内跌倒次数 ≥ 2 次定义为跌倒可能，发现前伸距离在 15.2cm~25.4cm、< 15.2cm 及完全不能前伸者，跌倒的可能性分别为对照组的 2 倍、4 倍、8 倍。

Volkman KG 等将 FRT 应用到青少年，采用单臂或双臂前伸法、测量手指到手指或脚趾到手指的距离，发现身高是最重要影响因素。

第八节　搬　运　测　试

一、概述

搬运测试（lift and reach）属于一种较新的测试手段，使用较少，主要用来反映老年人的上肢肌肉力量、功率以及协调性。

二、试验方法

要求受试者将一个边长为 22.5cm 的立方形盒子［4kg（男性），2kg（女性）］，从桌子上抬起放置在高 32cm 的一个架子上（架子放置在桌面上），然后再将盒子从架子上取下放回原位置（桌子）。持续 30 秒，计算动作重复次数。

第九节 小 结

表 22-9-1 总结了六种评测方法涉及的评测指标及再测信度与效度。

表 22-9-1 六种测试方法涉及的评测指标及再测信度与效度

方法	涉及指标	再测信度	效度
计时起走测试	移动能力和稳定状况	0.99	0.61~0.81
定时端坐起立试验	下肢肌肉力量、平衡和移动能力	0.84~0.92	年龄不同表现有差异
功能伸展测试	体位控制与静态平衡功能	0.81	0.71
日常步速评估法	步态和移动能力	0.78	0.84~0.93
六分钟步行试验	移动能力和功能状况	0.95	0.58
爬楼试验	功能能力	0.96	未见报道

肌肉功能评价的其他方法还有很多,如磁共振成像、表面肌电图、超声成像等。肌肉功能的退化是生命衰老的一种生理表现,是体内多种生命过程变化的结果。除了肌肉本身的老化以外,神经中枢的活动特点、激素的分泌特征和身体的行为改变都可能影响肌肉功能的退化。评价和监测老年人或患者的肌肉功能,为跌倒预防及疾病护理干预措施效果评价提供了试验依据,为患者教育及患者自我教育提供了有说服力的数据。

参 考 文 献

［1］CRUZ-JENTOFT A J, BAHAT G, BAUER J, et al. Sarcopenia: revised European consensus on definition and diagnosis [J]. Age Ageing, 2019, 48 (1): 16-31.

［2］GURALNIK J M, SIMONSICK E M, FERRUCCI L, et al. A short physical performance battery assessing lower extremity function: association with self-reported disability and prediction of mortality and nursing home admission [J]. J Gerontol, 1994, 49 (2): M85-94.

［3］PAVASINI R, GURALNIK J, BROWN J C, et al. Short physical performance battery and all-cause mortality: systematic review and meta-analysis [J]. BMC Med, 2016, 14 (1): 215.

［4］MARSH A P, LOVATO L C, GLYNN N W, et al. Lifestyle interventions and independence for elders study: recruitment and baseline characteristics [J]. J Gerontol A Biol Sci Med Sci, 2013, 68 (12): 1549-1558.

［5］GÓMEZ J F, CURCIO C L, ALVARADO B, et al. Validity and reliability of the short physical performance battery (SPPB): a pilot study on mobility in the colombian andes [J]. Colomb Med (Cali), 2013, 44 (3): 165-171.

［6］FOX B, HENWOOD T, NEVILLE C, et al. Relative and absolute reliability of functional performance measures for adults with dementia living in residential aged care [J]. Int Psychogeriatr, 2014, 26 (10): 1659-1667.

［7］BUCHNER D M, LARSON E B, WAGNER E H, et al. Evidence for a non-linear relationship between leg strength and gait speed [J]. Age Ageing, 1996, 25 (5): 386-391.

［8］CESARI M, KRITCHEVSKY S B, NEWMAN A B, et al. Added value of physical performance measures in predicting adverse health-related events: results from the health, aging and body composition study [J]. J Am Geriatr Soc, 2009, 57 (2): 251-259.

［9］MATHIAS S, NAYAK U S, ISAACS B. Balance in elderly patients: the "get-up and go" test [J]. Arch Phys Med Rehabil, 1986, 67 (6): 387-389.

［10］PODISADLO D, RICHARDSON S. The timed "up & go": a test of basic functional mobility for frail elderly persons [J]. JAGS, 1991, 39 (2): 142-148.

［11］GREENE B R, O'DONOVAN A, ROMERO-ORTUNO R, et al. Quantitative falls risk assessment using the timed up and go test [J]. IEEE Trans Biomed Eng, 2010, 57 (12): 2918-2926.

［12］BARRY E, GALVIN R, KEOGH C, et al. Is the timed up and go test a useful predictor of risk of falls in community dwelling older adults: a systematic review and meta-analysis [J]. BMC Geriatr, 2014, 14: 14.

［13］ARSLAN S, EROL M K, GUNDOGDU F, et al. Prognostic value of 6-minute walk test in stable outpatients with heart failure [J]. Tex Heart Inst J, 2007, 34 (2): 166-169.

［14］RASEKABA T, LEE A L, NAUGHTON M T, et al. The six-minute walk test: a useful metric for the cardiopulmonary patient [J]. Intern Med J, 2009, 39 (8): 495-501.

［15］BEAN J F, KIELY D K, LAROSE S, et al. Is stair climb power a clinically relevant measure of leg power impairments in at-risk older adults？[J]. Arch Phys Med Rehabil, 2007, 88 (5): 604-609.

［16］WEINER D K, DUNCAN P W, CHANDLER J, et al. Functional reach: a marker of physical frailty [J]. Am Geriatr Soc, 1992, 40 (3): 203-207.

［17］DE WAROQUIER-LEROY L, BLEUSE S, SERAFI R, et al. The functional reach test: strategies, performance and the influence of age [J]. Ann Phys Rehabil Med, 2014, 57 (6-7): 452-464.

［18］VOLKMAN K G, STERGIOU N, STUBERG W, et al. Factors affecting functional reach scores in youth with typical development [J]. Pediatr Phys Ther, 2009, 21 (1): 38-44.

［19］HENWOOD T R, TAAFFE D R. Short-term resistance training and the older adult: the effect of varied programmes for the enhancement of muscle strength and functional performance [J]. Clin Physiol Funct Imaging, 2006, 26 (5): 305-313.

［20］韩二涛, 朴刚. 国外老年健身试验评价方法述评 [J]. 大连民族学院报, 2010, 3 (12): 281-283.

［21］DE OLIVEIRA SILVA F, FERREIRA J V, PLÁCIDO J, et al. Stages of mild cognitive impairment and alzheimer's disease can be differentiated by declines in timed up and go test: a systematic review and meta-analysis [J]. Arch Gerontol Geriatr, 2019, 85: 103941.

［22］SAVOIE P, CAMERON J A K, KAYE M E, et al. Automation of the timed-up-and-go test using a conventional video camera [J]. IEEE J Biomed Health Inform, 2020, 24 (4): 1196-1205.

［23］BERGLAND A, STRAND B H. Norwegian reference values for the short physical performance battery (SPPB): the tromsø study [J]. BMC Geriatr, 2019, 19 (1): 216.

第二十三章 ┃ GLIM 及其推广应用

第一节 概　　述

　　无论作为第一诊断(原发性营养不良)还是作为第二诊断(继发性营养不良),其诊断标准一直是困扰营养学界及医学界的难题,究其原因,主要是营养不良的定义不明确。营养不良的定义箩筐里面被人为地塞入了太多的东西,如营养不足、营养过剩、蛋白质缺乏、维生素缺乏或过多、矿物质缺乏或过多等,使营养不良的诊断标准变得五花八门,不可能用同一尺度去衡量不同的东西。营养不良的定义经历了营养不足、营养不足＋营养过剩、宏量营养素不足三个阶段。2015 年 ESPEN 发表专家共识,将营养不良特定为能量及宏量营养素不足,即蛋白 - 能量营养不良(protein energy malnutrition,PEM)。这个定义为统一营养不良的诊断标准提供了可能,更为建立新的营养不良诊断标准开辟了空间。GLIM 就是这个条件下的产物。2016 年美国肠外肠内营养学会、欧洲肠外肠内营养学会、亚洲肠外肠内营养学会及拉丁美洲肠外肠内营养学会组成工作组,探讨统一营养不良的诊断标准,经过多方努力,终于达成一致意见,形成了营养不良的 GLIM,并对外发布。

第二节　GLIM 及其应用研究

一、GLIM

　　GLIM 包括非自主体重丢失、低 BMI、肌肉减少、摄食减少或消化吸收障碍、炎症或疾病负担 5 个参数,根据原因与结果,分为 3 个表型标准(非自主体重丢失、低 BMI 及肌肉减少)和 2 个病因标准(摄食减少或消化吸收障碍、炎症或疾病负担)。诊断营养不良应该至少具备 1 个表型标准和 1 个病因标准(表 23-2-1)。

表 23-2-1 营养不良诊断标准

诊断标准		具体内容
表型标准	非自主体重丢失	6个月内丢失 >5%,6个月以上丢失 >10%
	低 BMI	欧美:70岁以下 <20.0kg/m², 70岁以上 <22.0kg/m²；亚洲:70岁以下 <18.5kg/m²,70岁以上 <20.0kg/m²
	肌肉减少	人体成分分析提示肌肉减少,目前缺乏统一的切点值
病因标准	摄食减少或消化吸收障碍	摄入量 ≤50% 的能量需求超过1周;任何摄入量减少超过2周;存在任何影响消化吸收的慢性胃肠状况
	炎症或疾病负担	急性疾病/创伤,恶性肿瘤,慢性阻塞性肺疾病,充血性心衰,慢性肾衰或任何伴随慢性或复发性炎症的慢性疾病

此外,GLIM还根据表型标准提出了营养不良分期(级),1期/中度营养不良和2期/重度营养不良(表23-2-2)。

表 23-2-2 GLIM 营养不良分期(级)

分期	标准		
	体重丢失	低 BMI	肌肉减少
1期/中度营养不良（至少符合1个标准）	6个月内丢失 5%~10%,6个月以上丢失 10%~20%	70岁以下 <20.0kg/m², 70岁以上 <22.0kg/m²	轻至中度减少
2期/重度营养不良（至少符合1个标准）	6个月内丢失 >10%,6个月以上丢失 >20%	70岁以下 <18.5kg/m², 70岁以上 <20.0kg/m²	重度减少

二、GLIM 的应用研究

GLIM 的诊断标准发布后,全世界掀起了一个 GLIM 研究的热潮,这些研究包括3个方面。

(一) GLIM 诊断标准切点值

GLIM 表型标准里面有两个切点值有待研究,分别是 BMI 及肌肉减少。由于不同地区、国家及人种的 BMI 及肌肉量正常值不同,所以诊断营养不良的切点值也会不同。欧美人总体上的 BMI 及肌肉量最高,非洲人总体上的 BMI 及肌肉量最低,亚洲人介于二者之间,所以其切点值也会如此。日本学者 Maeda K 等对 6 783 例 40 岁及以上患者进行研究发现 70 岁以下及 70 岁以上患者诊断营养不良的理想 BMI 切点值分别为 17kg/m²、17.8kg/m²（图 23-2-1）,并发现以该标准诊断的营养不良患者的院内死亡率显著高于以该标准诊断的无营养不良患者。

(二) 与其他工具的比较研究

GLIM 与现存的营养不良诊断方法与工具的一致性是人们关心的问题。主观全面评定（subjective global assessment, SGA）是临床上使用最广泛的通用型营养不良评估工具,所以,首先要比较 GLIM 与 SGA。Contreras-Bolívar V 等报告 282 例肿瘤患者,平均年龄 60.4 岁,

92.8% 为进展期肿瘤患者(17.7% 为Ⅲ期,75.2% 为Ⅳ期),入院后 24 小时内分别以 SGA 及 GLIM 实施营养诊断,发现营养不良的发生率分别为 81.6%(SGA)及 72.2%、80%(GLIM,依参数不同而异)。无论 SGA 还是 GLIM,诊断为营养不良的患者其 BMI、住院时间、CRP/ 白蛋白比值、白蛋白及前白蛋白显著劣于营养正常者。回归分析发现,6 个月死亡风险与 SGA 诊断的营养不良密切相关(OR=2.73,CI=1.35~5.52,P=0.002),与基于握力、去脂肪体重指数的 GLM 营养不良密切相关(OR=2.72,CI=1.37~5.40,P=0.004;OR=1.87,CI=1.01~3.48,P=0.047),但是与上臂围及上臂肌围无关。研究结果一方面肯定了 GLIM 与 SGA 的一致性,另一方面提示可以将握力作为 GLIM 肌肉减少的替代参数。

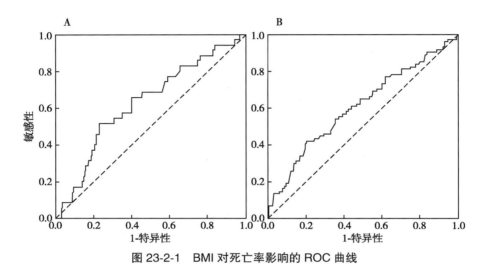

图 23-2-1　BMI 对死亡率影响的 ROC 曲线

(三) 临床结局及预后预测研究

作为一种新型营养不良评估工具,GLIM 对临床结局的预测作用或相关性自然而然是大家关心的焦点。Yilmaz M 等报告 120 例血液肿瘤患者,以 NRS 2002 筛查发现 82% 的患者存在营养不良风险,以 GLIM 发现 25.8% 患者存在营养不良,1 年死亡率为 41.7%,回归分析发现营养不良是独立于年龄、病程以外的高死亡风险因素,提示 GLIM 可以预测死亡风险。Shimizu A 等报告 188 例中风后口咽性吞咽困难的康复老人,平均年龄(78.9±7.7)岁,根据 GLIM,营养不良发生率为 64.8%。与无营养不良的患者相比,营养不良的患者入院时吞咽困难更加严重,营养不良与出院时的吞咽困难评分密切相关。提示 GLIM 可以预测中风后吞咽困难并发症的严重程度及其康复程度。Skeie E 等报告 6 110 例腹部手术患者,依据 GLIM 的 BMI 及肌肉减少诊断标准,手术前营养不良的发生率为 35.4%,其中中度营养不良为 19.7%,重度营养不良为 15.6%。与无营养不良患者比较,营养不良患者有 1.29 倍(95% CI=1.13~1.47)的风险发生严重外科并发症,有 2.15 倍(95%CI=1.27~3.65)的风险出现 30 天死亡。说明 GLIM 的 BMI 及肌肉减少诊断标准对临床预后具有很好的预测作用。

GLIM 之前的营养评估工具几乎都是个人、团队或者一个学会提出的,多数没有学术组织作为支持,更没有任何一个学会全面进行推广应用。而 GLIM 不同,它是由多个世界级学会提出并大力推介的。作为一种营养评估工具,GLIM 得到的关注程度是以前所有的营养评估工具所不具备的。但是,即便如此,并非意味着 GLIM 一帆风顺。GLIM 仍然面临一个巨大挑战，即GLIM不同诊断标准内部之间的一致性问题。根据GLIM的规定，"具备1个表型标准和1个病因标准"即可以诊断营养不良。由于GLIM有3个表型标准和2个病因标准，这样就可以排列组合形成6个不同的营养不良诊断标准，即①非自主体重丢失＋摄食减少或消化吸收障碍；②非自主体重丢失＋炎症或疾病负担；③低BMI＋摄食减少或消化吸收障碍；④低BMI＋炎症或疾病负担；⑤肌肉减少＋摄食减少或消化吸收障碍；⑥肌肉减少＋炎症或疾病负担。同时，由于"非自主体重丢失"有"6个月内丢失>5%或6个月以上丢失>10%"2个不同的解释，"摄食减少或消化吸收障碍"有"摄入量≤50%的能量需求超过1周、任何摄入量减少超过2周、存在任何影响消化吸收的慢性胃肠状况"3种不同的解释，使得GLIM营养不良诊断标准更加复杂多样。从而导致采用不同营养不良诊断标准组合对同一个群体实施营养评估时，极有可能得出高低不同的营养不良发病率，不利于横向比较不同研究的结果。而既往的营养评估工具如SGA、PG-SGA及MNA等则没有这个问题，他们只有一个标准。不过，随着对GLIM研究的深入，相信会解决这些问题。

参 考 文 献

［1］石汉平，许红霞，林宁，等. 营养不良再认识[J]. 肿瘤代谢与营养电子杂志，2015，2 (4): 1-5.

［2］CEDERHOLM T, BOSAEUS I, BARAZZONI R, et al. Diagnostic criteria for malnutrition-an ESPEN consensus statement [J]. Clin Nutr, 2015, 34 (3): 335-340.

［3］CEDERHOLM T, JENSEN G L. To create a consensus on malnutrition diagnostic criteria: a report from the global leadership initiative on malnutrition (GLIM) meeting at the ESPEN Congress 2016 [J]. Clin Nutr, 2017, 36 (1): 7-10.

［4］CEDERHOLM T, JENSEN G L, CORREIA M I T D, et al. GLIM criteria for the diagnosis of malnutrition-a consensus report from the global clinical nutrition community [J]. Clin Nutr, 2019, 38 (1): 1-9.

［5］JENSEN G L, CEDERHOLM T, CORREIA M I T D, et al. GLIM criteria for the diagnosis of malnutrition: a consensus report from the global clinical nutrition community [J]. JPEN J Parenter Enteral Nutr, 2019, 43 (1): 32-40.

［6］JENSEN G L, CEDERHOLM T, CORREIA M I T D, et al. GLIM criteria for the diagnosis of malnutrition-a consensus report from the global clinical nutrition community [J]. JPEN J Parenter Enteral Nutr, 2019, 43 (1): 32-40.

［7］MAEDA K, ISHIDA Y, NONOGAKI T, et al. Reference body mass index values and the prevalence of malnutrition according to the global leadership initiative on malnutrition criteria [J]. Clin Nutr, 2020, 39 (1): 180-184.

［8］CONTRERAS-BOLÍVAR V, SÁNCHEZ-TORRALVO F J, RUIZ-VICO M, et al. GLIM criteria using hand grip strength adequately predict six-month mortality in cancer inpatients [J]. Nutrients, 2019: 11 (9): 2043.

［9］YILMAZ M, ATILLA F D, SAHIN F, et al. The effect of malnutrition on mortality in hospitalized patients with hematologic malignancy [J]. Support Care Cancer, 2019, 28 (3): 1441-1448.

［10］SHIMIZU A, MAEDA K, KOYANAGI Y, et al. The global leadership initiative on malnutrition-defined malnutrition predicts prognosis in persons with stroke-related dysphagia [J]. J Am Med Dir Assoc, 2019, 20 (12): 1628-1633.

［11］SKEIE E, TANGVIK R J, NYMO L S, et al. Weight loss and BMI criteria in GLIM's definition of malnutrition is associated with postoperative complications following abdominal resections-results from a national quality registry [J]. Clin Nutr, 2020, 39 (5): 1593-1599.

第二十四章 ｜ 膳食调查

第一节　概　　述

膳食调查是一种全面了解个体在一定时期内膳食摄入、膳食结构和饮食习惯的重要方法。通过膳食调查可以发现个体或群体在膳食营养方面存在的问题，并提出合理有效的营养改善措施。

第二节　膳食调查方法

膳食调查是指被调查对象一定时间内通过膳食所摄取的食物种类、数量和频次等。调查方法通常采用回顾性和前瞻性两种手段，前者常包括 24 小时膳食回顾法、食物频率法和膳食史法；后者包括食物记录法、化学分析法和记账法。

一、24 小时膳食回顾法

24 小时膳食回顾法（24-hour dietary recalls，简称 24 小时回顾法）是当前最常用的回顾性膳食调查方法之一。调查者通过询问被调查对象过去 24 小时内的食物摄入种类和摄入量，并对其营养成分进行计算和评价。如调查前一日的膳食摄入情况，称一日 24 小时膳食回顾法；连续三天的膳食调查称三日 24 小时膳食回顾法。

24 小时回顾法具有操作简便、节省时间和精力、不影响被调查者日常膳食的特点。该方法可以全面了解被调查者的膳食习惯，在营养流行病学调查研究、慢性疾病研究和住院患者等群体或个体的膳食调查中都有重要意义。24 小时回顾法对调查者的专业性要求较高，调查人员应是具有营养专业背景的人员或经过严格专业培训的营养从业者，并具有良好的沟通能力、掌握膳食询问技巧和保持耐心。但由于食物量的估计是根据被调查者的表达和记忆而做出的判断，准确性往往受到影响。因此，对于年龄在 7 岁以下的儿童或 75 岁以上的老人，可以通过询问其看护人获得膳食摄入情况。

24 小时回顾法要求调查对象回顾并描述从当前最后一餐开始向前推 24 小时内所摄入的所有食物的种类和数量。在调查前做好调查时间、调查表、笔、录音笔及食物模型和图谱等准备工作。调查时通常采用调查对象家用餐具、食物模型或食物图谱等工具进行估算食物的摄入量。调查时最好不要提前通知调查对象什么时候来调查以及调查的内容。这是由于事先通知往往会改变调查者的饮食习惯,出现与日常饮食不符的现象。调查形式可以采取面对面调查和电话调查,前者的应答率和准确率往往较高。

在调查过程中,若调查对象在家就餐,则可以通过耐心询问调查对象每餐一共几人在家就餐、每餐烹调几个菜肴以及每盘菜肴摄入的比例,从而算出调查对象的摄入量。在外就餐时,若是选择套餐,应记录套餐的品牌和规格及完成量;若是多人聚餐,可与在家摄入量进行对比进行换算。对于调味品,尤其是油和盐的使用情况,可以请调查对象进行现场示范日常烹调时使用量。整个调查过程要求调查人员应熟悉调查对象所在地的饮食习惯、市场上各类食品的供应情况和食物重量大小,以及生熟比的转换关系,并采用调查表(表 24-2-1)详细记录不同食物的摄入量。

为了更全面地评估膳食摄入量和种类,一般选用连续的 3 天(包括两个工作日和一个休息日)进行调查。当然,还可以在一年四季不同阶段进行多次 3 天 24 小时膳食回顾,从而可以更加全面地了解调查对象的膳食摄入情况。

表 24-2-1 24 小时回顾法调查表

姓名　　　　性别　　　　年龄　　　　生理状况　　　　劳动强度

进餐时间	食物名称	原料名称	原料编码	原料重量 /g	是否可食部

注:生理状况有正常、孕妇、哺乳期妇女。进餐时间分为早餐、上午零食、午餐、下午零食、晚餐、晚上零食。根据调查目的可以考虑添加进餐地点、制作方法和制作地点等项目。

二、食物频率法

食物频率法(food frequency questionnaires,FFQ)是采用问卷调查的形式获得调查对象在过去的指定时间内经常食用的食物种类和频率,进而评价其膳食营养摄入状况的一种方法。通常根据调查对象每日、每周、每月或每年所食各种食物的次数或种类来进行评价。食物频率法常常用于流行病学调查,以探讨膳食习惯和某些慢性疾病的关系。在实际应用中,根据调查方式不同,常分为定性、半定量和定量等三种食物频率法。

定性食物频率法关注调查对象在特定时期内每种食物所吃的次数,而非食物摄入量。调查时间可以是 1 周、1 个月、3 个月或一年。调查对象应回答从 1 周到 1 年的所列举食物的摄入次数,如:从不吃、偶尔吃、每个月吃 1 次、每周吃 3 次或更多、每天吃。调查表可以由调查员填写,也可以由具有一定文化水平的调查对象进行填写。半定量食物频率法是指调查员在调查时提供食物模型供调查对象评估食物摄入量时参考。定量食物频率法需要调查对象提供膳食摄入量,并分析其膳食营养素摄入量与疾病的关系。定量法需要借助调查员提供的标准的食物份额等外界测量辅助物来评估膳食摄入情况。

食物频率法的问卷设计往往由于所研究食物或营养素的不同、参考时间的长短、设定频率的不同和估算食物份额的不同而有所差异。问卷应该包括食物的名称和食物的频率两方面，即在一定时期内所摄入某种食物的次数。食物名称的选择取决于调查目的。如选择调查对象经常食用的食物时，可以用来评估其综合性膳食摄入状况；当调查某种营养素与疾病的关系时，可以纳入含该营养素丰富的食物。此外，在开始调查前，应评估这一方法在特定条件和特定人群中的有效性，并验证问卷的可行性，以确保所需调查的营养素涉及的食物种类都包含在内。

与其他方法相比，膳食频率法的优点在于能够得到调查对象经常摄入的食物量和频率，可以反映长期膳食模式和某种营养素的摄取情况，并且不受膳食习惯的影响。此外，调查问卷可以由调查对象自行填写，可以提高应答率并降低调查费用。膳食频率法的缺点是需要调查对象回忆过去食物的摄入情况；对食物标准份额大小的估算不同可导致食物摄入量偏差；调查表较为复杂以及时间回顾长久可导致调查对象对食物摄入的评估偏高；目前的膳食习惯可能会影响对过去食物摄入回顾，从而产生调查偏倚；在特殊人群中调查时，可能会由于问卷中缺乏相应的食物而导致该表的广泛适应性存在疑问；调查时间较长（约30~60分钟），有时也是调查对象拒绝接受调查的原因。对于研究人员来说，食物频率问卷表的设计需要经过编制和反复验证，需要消耗大量的时间和精力。

三、膳食史法

膳食史法（diet history questionnaires，DHQ）最初是由 Burke 建立的一种询问法，用来评估调查对象一段时间内的膳食习惯和饮食情况等方面的信息。调查时间通常是指过去的1个月、6个月、1年或更长的时间。膳食史法一般由三个部分组成：日常膳食模式的询问、食物摄入频率的询问和三天的食物记录。第一部分是以家用量具为单位，询问调查对象日常膳食摄入情况和模式；第二部分是用一份含有各种食物的详细食物清单，来分析调查对象整体的膳食模式；第三部分是用调查对象家用量具记录3天食物摄入量。

膳食史法的调查通常关注食物摄入情况，有时也会专门调查某些特定的膳食成分。例如，调查宏量营养素摄入时，不需要关注膳食纤维的摄入量，则不用区分摄入的是杂粮面包还是白面包，只需要评估摄入量多少即可。对于食物重量的估计，可以采用家用量具、食物模型或者食物图谱进行估计，同样也可以采用称重法进行核对。

膳食史法可以得到调查对象摄入食物的频率和数量，以及有关食物制备方法的资料和饮食习惯，常常与定量的食物频率法的调查方法和结果相类似。该方法通常被广泛用于营养流行病学研究中，尤其是在调查食物消耗种类多及因季节更迭而使得膳食变化较大时，膳食史法往往可以更全面地了解居民膳食摄入状况，并且具有适用样本量大、费用低和人力资源少等优点。

与电话调查的24小时回顾法的数据进行比较时，膳食史法得到的营养素摄入量的估计值偏高。此外，膳食史法对调查者的专业性要求较高，往往需要有营养背景、一定的工作经验和交流技巧的营养工作者，并要经过专业和认真的培训后才能进行膳食调查。该方法要求调查对象能够对日常生活中摄入食物的种类和重量有一定的判断。值得一提的是，回顾时间越长，此法的准确性越低。

四、食物记录法

食物记录法即称重法,是指运用日常的测量工具对食物量进行称重或估计,进而评估调查对象当前各类食物摄入情况的一种调查方法,常被当作膳食营养摄入的标准。该法通常由调查对象或看护人(如儿童、老年人或特殊人群的看护人)在一定时间内完成调查。若调查对象是群体,调查时间可以短至3天。对于季节变化不明显、食物种类少的地区,往往1天的调查即可。如每天食物种类变化较大,就要考虑增加调查天数来获得可靠的膳食摄入情况,但一般不超过1周,以免时间较长会使调查对象疲倦而放弃调查。此外,由于不同季节、不同地区的人群膳食摄入往往存在差异,因此有必要在不同季节分次调查,从而提高准确率。一般可以一个季节一次,或者春冬和秋夏各进行一次。调查对象的样本量和人群选择应该具有足够的代表性。

调查员应经过严格的培训,掌握食物记录的方法、食物的名称、烹调方法、摄入量和生熟比等。在正式调查前,调查员应对调查对象进行指导。调查对象在每餐食用前记录食物的名称、种类和重量,在进餐结束后对剩余部分进行再次称重,从而可以计算出每餐次的食物摄入量。再由调查员根据食物的生熟比进行换算,从而得到各类食物的生重摄入量。对于三餐之外的点心和加餐,同样需要称重记录。但是当称重会影响膳食摄入量和进餐习惯时,可以选择对食物的量进行描述。尤其是在外就餐时,由于食物的种类多,且进行食物的称重会对其他人造成影响,因此只能依靠调查对象的描述来估算食物摄入量。在每次调查结束时,调查员应仔细核对,并及时编码和录入,必要时与调查对象沟通确认。

食物记录法的优点在于能够对食物进行称重,获得可靠的食物摄入量,因此可准确地计算各类营养素的摄入量。两天及以上的膳食调查可以提供个体膳食或摄入情况的变化。当然食物记录法同样存在一些缺点,如在外就餐或就餐过于复杂使得食物描述的准确性降低;由于称重法较为繁琐,会给调查对象带来很多麻烦,当记录天数较长时,可能会出现低报的现象,甚至是拒绝合作。因此,该法不适合长期调查,也不适合大规模调查。

五、其他方法

(一)记账法

记账法也称日记法,是最早也是最常用的方法,通过对食物进行称重,计算每人每日各种食物的平均摄入量,经常应用在家庭和集体。记账法由调查对象或研究者记录一定时期内的食物消耗总量,研究者通过计算这一时期内的进餐人数,可计算出每人每日各种食物的平均摄入量,以及提供调查对象的膳食习惯和膳食结构等。在账目记录和人数统计精确的情况下,记账法能够得到相当准确的膳食营养摄入状况。

记账法可以调查较长时期的膳食,具体时间根据研究者目的而定,如1个月或更久,还可在全年不同季节进行多次调查。有些研究是为了了解慢性疾病与饮食的关系,调查时间可以长达一年。此外,该方法还具有耗费人力少、较少依赖记账人员的记忆、食物遗漏少和经过短期培训即可掌握的优点。当然,该方法同样存在一定的缺点,如账单中一般不记录多少是剩余的、多少是喂给动物的、多少是因为变质或其他原因而被丢弃的。另外,该法无法了解每个调查对象之间的个体差异,因此不适合个体调查。

（二）化学分析法

化学分析法不仅可以得到调查对象食物的摄入量,还可以通过实验室检测获得食物营养成分含量,尤其是一些在食物成分表中无法找到的营养素,而这些营养素往往与一些特殊疾病有关。最常用的方法是双份菜法,即一份用于食用,而另外一份则作为样品用来分析,两份在数量和质量上一定要保持一致。双份菜法要求调查对象密切配合,负责制备食物的人员则必须记住调查对象摄入的食物量,以便再次烹调相同的菜肴。另一种做法则是收集研究期间所消耗的各种未加工的食物或从当地市场上购买相同食物,作为检测样品。这种做法的优点是容易收集食物样品,缺点是收集的样品与实际的摄入量在数量和质量上会不一致。几种传统膳食调查法比较见表 24-2-2。

表 24-2-2　传统膳食调查法比较

调查方法	优点	缺点	应用
24 小时膳食回顾法	操作简单,省时、省物、省人	主观,回忆误差	家庭和个人
食物频率法	调查对象负担轻,应答率高,简单;可长期调查	问卷设计复杂,量化不明确,容易遗漏	个人,膳食模式,调查与慢性疾病的关系
称重法	准确	费时、费力,依从性差,不适合大规模和长期调查	家庭、个人、团体
化学分析法	精确	费时、费力、费钱,对烹调人员要求高	科研、治疗膳食

六、膳食调查新方法

随着互联网、计算机、手机的普及应用,新的膳食调查方法也随之涌现。既可通过进餐前使用手机拍摄的图像记录膳食,也可采用线上膳食调查平台、计算机软件或手机 App 记录膳食摄入,还有通过智能卡或传感技术来进行膳食摄入的记录与调查。

与传统技术相比,这些新方法的接受度较高,尤其是在中青年和儿童中具有独特的优势,但是其准确性尚有待进一步的探讨。在未来的膳食调查中,应结合研究者的目的和研究对象的情况来选择膳食调查方法。

第三节　膳食调查结果评价

在膳食调查结束后,应根据调查目的进行评价,如分析调查对象的膳食摄入量是否可以满足其能量和各种营养素的需求、某种营养素与疾病的关系等,还可以分析膳食结构、膳食模式等。

一般情况下我们主要评价调查对象的能量、宏量营养素和微量营养素的摄入情况,以及与某些疾病的相关性。根据调查对象的身高、体重、体力活动和疾病情况等计算出的能量需求,与实际摄入量进行比较评价。在评价能量的同时,应关注构成能量的蛋白质、脂肪和糖类这三大营养素的比例分布情况。对于蛋白质不仅要关注摄入量,还要关注质量及优质蛋白质和非优质蛋白质的构成。维生素和矿物质的评价可以借助膳食软件进行计算,并与推荐量进行比较。

在对调查对象进行评价时,应当注意实际摄入量和标准推荐量都只是估算结果,对个体只是一个参考,应谨慎给出评价和建议。必要时可联合体格检查和生化检查进行综合评价,以评估能量和各类营养素的摄入量。

通过膳食调查可以得到调查对象谷类、蔬菜、水果、肉禽鱼虾、蛋类、奶及奶制品、豆及豆制品和油脂的摄入量。将实际摄入量与《中国居民膳食指南》中不同种类食物的推荐量进行比对,根据差异进行评价和建议。

第二十五章 ｜ 生命质量评价

第一节 概 述

随着疾病谱的改变,心脑血管疾病、恶性肿瘤等慢性非传染性疾病成为威胁人类生存的主要疾病。传统的健康指标,如患病率和病死率、疗效评价指标等,不能反映人类全部健康状况。由个体主观报告的疾病及治疗对患者功能和良好适应的影响正日益受到关注,这种主观评价的可靠性也不断得到改善。生命质量评价全面评价疾病及治疗对患者造成的生理、心理和社会生活等方面的影响。它不仅关心患者的存活时间,还关心患者的存活质量;它不仅考虑客观的生理指标,还强调患者的主观感受;它不仅用于临床结局评价,还用于康复保健和卫生决策。

一、生命质量的发展和概念

生命质量(quality of life,QoL)又称生存质量、生命质量、生活素质、生活品质等。最初用于社会学领域,由美国经济学家加尔布雷思(J.K.Galbraith)在 1958 年提出,主要用一些社会环境和生活环境的客观指标,如收入与消费水平、受教育程度、就业率、人均住房面积等,来评价一个国家或地区人口的生命质量和家庭个体的生命质量。

1948 年,Karnofsky 和 Burchenal 用机能状态量表评价了肿瘤患者化疗后的身体机能。20 世纪 70 年代末开始在医学领域积极探索疾病及治疗对生命质量的影响,形成了健康相关生命质量(health-related quality of life,HRQOL)的概念。1976 年普利斯特曼(Priestman)等用线性模拟自我评估量表评价乳腺癌患者化疗前后的健康感觉、情绪、活动水平、疼痛、恶心、食欲、家庭事务能力、社会活动和焦虑水平。1977 年医学索引(Index Medicus,IM)第一次用 quality of life 作为医学主题词,收入 MeSH(medical subject headings)。1985 年美国食品药品监督管理局在接受新药时要求同时递交药物对患者生命质量和生存时间影响的资料。1992 年出版了《生命质量研究杂志》*Quality of Life Research*,1994 年成立了国际生命质量研究协会(International Society for Quality of Life Research,ISOQOL),召开一年一度的国际会议,推动生命质量领域在概念、评价工具、基础研究与临床应用等方面深入发展。随着生命质量评价工具和相关研究文献的迅速增长,伴随国际药物临床试验和全球化卫生政策的调整,跨文化生命质量研究得以不断发展,HRQOL 逐渐成为健康状况评价的一个重要方面。

研究者普遍认为,疾病给患者的日常生活带来生理、心理和社会生活等方面的损害,这种损害会影响个体对生活的满意度。生命质量体现了个体对疾病损害的反应。生命质量是一种患者报告结果(patient-reported-outcomes,PROs),区别于实验室检查、临床医师评价和照料者报告,补充了传统评价指标的不足,有利于患者参与治疗决策。因此,生命质量是一种个体的主观评价,许多学者将个人生活、工作的安全感、满足感或幸福感与生命质量相关联。沃克(Walker)认为,生命质量是指人的身体和心理特征及由此而确定的个人行为功能状态,它描述个人的执行功能并从中得到满足的能力,强调生命质量的身体、心理、社会特征和个人的功能状态。卡茨(Katz)认为,生命质量是完成日常生活活动、社会交往活动和追求个人爱好的能力,是个体对生活环境的满意程度和对生活的全面评价,包括认知、情感、行为方面。1997 年 WHO 将生命质量定义为在不同的文化背景和价值体系中,生活的个体对他们的生活目标、愿望、标准及所关心事情有关的生存状况的主观体验,即主观幸福程度是由个人生命质量决定的。对生命质量的概念,以下几点是比较公认的:①它是一个多维的概念,包括身体机能、心理功能、社会功能等;②主观的评价指标(主观体验)应由被测者自己评价;③有文化依赖性,必须建立在一定的文化价值体系下;④反映了个人期望与实际的生活状况之间的差距,差距越大,生命质量就越差。

HRQOL 是指在伤病、医疗干预、老化和社会环境改变影响下的个人健康状态,以及与其经济、文化背景和价值取向相联系的主观满意度。健康状态和主观满意度构成了 HRQOL 的主要内容。在医学领域,HRQOL 关注的不仅为是否患病和衰弱,还有人们在躯体、精神及社会生活中是否处于一种完好的状态;体现了单纯生物医学模式向生物 - 心理 - 社会综合医学模式的转变,能够更全面地反映健康状况。

生命质量是康复医学中针对患者康复工作最重要的方面,在患者疾病转归后,应更加关注其功能恢复和生命质量的保持与提高;用于临床研究,评价慢性疾病患者生存期的生命质量;除患者之外,还涉及普通人群、健康人群等。

二、生存质量、生活质量和生命质量的层次性

生存质量,主要面向患者,其内涵可界定为患者对其疾病和相关治疗所产生的在躯体、心理社会地位和作用上的影响的主观认知和体验。生活质量,主要面向没有疾病的普通人群,是社会学和预防保健医学研究的主要内容;其内涵可界定为人类对其生活的自然、社会条件和状况(物质和精神文化)的主观评价和体验。生命质量,不但强调前二者,而且还看重自身价值的实现和对社会的作用(表 25-1-1)。

表 25-1-1　生存质量、生活质量和生命质量的区别

质量	需求层次	需求内容	研究对象	主要应用领域
生存质量	底层	生理(食、睡、性)	患者	医学
生活质量	中层	生理、安全、爱与隶属、尊重	普通人群	社会学
生命质量	高层	生理、安全、爱与隶属、尊重、自我实现	患者、普通人群	医学与社会学

三、生命质量的构成因素

阿隆森（Aaronson）认为生命质量是一个多维的概念，主要包括机能状态、心理和社会的良好状况、健康意识、疾病及治疗的相关症状。莫拉雷斯（Morales）认为生命质量主要由 4 个方面组成：生理和职业功能、心理状态、社会互动状况、经济状况或因素。费雷尔（Ferrell）提出了生命质量的四维模式结构，即身体健康状况、心理健康状况、社会健康状况和精神健康状况。霍伦（Hollen）等认为生命质量的研究范围包括生理、功能、心理、社会、精神（表 25-1-2）。WHO 生命质量包括生理状况、心理状况、独立能力、社会关系、生活环境、宗教信仰与精神寄托 6 个领域，涉及 24 个方面。

表 25-1-2　霍伦的生命质量的研究范围

生理（physical）	功能（functional）	心理（psychological）	社会（social）	精神（spiritual）
病症状	活动水平	情绪良好	社会关系	生活意义
治疗副作用	认知状态	情绪压抑	工作角色	宗教问题
压抑表现	角色状态		业余休闲	
	性功能		财政状况	

对生命质量的不同理解导致了生命质量构成的差异。但绝大多数研究者认同生命质量的构成因素包括生理（症状、疼痛）、功能（活动）、家庭良好适应、精神、治疗满意度、对未来的取向、性及亲密行为、社会功能和职业功能。

四、生命质量评价的目的

①生命质量评价不具体关注患者某一方面或身体某一特定结构的功能状况，而是对患者总体结局的综合性评价，有助于了解患者的健康状况，以及疾病、外伤、高龄所引起的健康状况的变化（包括躯体、心理和社会功能等方面），着重体现患者自身的主观感受；②有助于了解影响患者健康的主要因素，通过分析生命质量与损伤或残疾程度之间的关系，有助于发现问题，明确引起障碍的主要原因；③根据评价结果，可以制订更加有效的康复干预方案，从而显著提高残疾人或慢性疾病、老年患者的康复疗效，改善患者的生命质量；④在康复治疗过程中有助于了解各项指标的变化，获得患者主观评价的重要信息，更全面地评价康复治疗的效果，为调整康复计划和后续治疗提供依据；⑤有利于综合评价和比较各种康复干预措施的疗效；⑥收集与患者健康有关的功能状态、良好适应性和其他重要资料，根据这些信息，有利于医疗卫生管理者比较不同卫生服务的成本和效益从而优化医疗资源的使用、指导临床医师选择最佳治疗方案从而改善临床结局、帮助临床研究者评价新的治疗方案和技术等。

总的来说，生命质量评价的目的是了解患者的综合健康状况、疾病对患者生命质量的影响、发现导致障碍的原因、确定患者的需求，并根据评价结果确定康复治疗的各阶段目标和总的治疗目标，以及在治疗过程中指导康复治疗计划的调整，收集与患者康复有关的资料，进行科学研究等。

第二节 生命质量的测量工具

生命质量评价的重要工具就是生命质量量表。一种是统一界定生命质量的各个方面，发展一个代表不同人群共性的多维量表，根据需要附加一个较短的特异问卷来评价特定人群的生命质量。另一种是限定只测量某一层次的生命质量，这样可在较少的工作量下解决实际问题，而且在相同限定条件下，不同群体间研究也具有可比性。

一、分类

（一）根据评价目的分类

根据评价目的，可分为鉴别量表（discriminative scale）、预测量表（predictive scale）和评估量表（evaluation scale）。

（二）根据具体用途分类

根据具体用途，可以分为一般健康问卷（commonly health questionnaire）、疾病专门化问卷（ailment specialization questionnaire）、部位专门化问卷（part specialization questionnaire）、治疗专门化问卷（treatment specialization questionnaire）、卫生服务专门化问卷（health service specialization questionnaire）。

（三）根据评价对象分类

根据评价对象，可以分为普适性量表、疾病专用量表和领域专用量表。

1. 普适性量表

也称通用性量表。适用于所有人群，包括健康人群及不同疾病类型人群。其优点是：①适用于多种疾病，可以明确影响生命质量的其他相关因素；②适用于多病种、不同条件下的研究；③便于资料的收集与管理。其缺点是：①某些疾病部分患者因伴有不同程度的认知、语言或心理障碍，会影响评价结果，如果排除这部分患者，将会失去一大部分检测对象；②个别量表会出现封底效应（floor effect）或封顶效应（ceilng effect），影响评价的准确性；③内容的有效性，如脑卒中患者常见的问题是交流障碍，而众多量表中只有疾病影响量表（sickness impact profile，SIP）含有这方面的内容。

2. 疾病专用量表

针对特殊人群或特定疾病的生命质量量表，包括反映特殊人群特征或症状等疾病特异的内容。这些内容都是患者自述的生理症状和身体方面存在的问题，如疼痛、出血、瘙痒、虚弱、体重下降、视力下降、听力下降等，而不是组织或生化改变。其优点是：①量表内容针对性强，各领域普适性强的量表更能反映各类疾病的功能特点；②完成量表耗时短，不易因患者疲劳或注意力不集中而影响评价结果；③适用于患者自答、当面访问、电话访问和书信访问等形式。有些疾病专用量表为近几年研制而成，其缺点是：①还未经大量研究使用，其信度和效度尚未得到完全证实；②缺乏使用国的文化调适；③部分条目的语句不一定能真实地描述患者的反应。

3. 领域专用量表

侧重研究生命质量某一领域的量表,专注于评估影响患者某一方面生命质量存在的问题。

领域专用量表在研究某一领域时比较方便,但其评价结果不能说明总的生命质量状况。临床应用中,要结合实际情况选择合适的生命质量量表。

二、生命质量量表

(一) 生命质量量表的内容

生命质量评价有助于了解影响患者生命质量的主要因素。生命质量评价的内容通常包括生理状态(活动受限、体力适度、角色受限)、心理状态(情绪反应、认知功能)、社会功能状态(社会交往、社会融合、社会接触、亲密关系、社会资源、机会)、主观判断与满意度(满意度与幸福感、对健康总的感受),针对疾病的量表还包括疾病特征与治疗等内容。生理、心理和社会功能状态是生命质量的重要内容。任何一种疾病或损伤都会导致这 3 个方面功能的改变。主观判断与满意度评价反映了个体对健康状态的自我评价,是生命质量的综合指标。

通常所说的基本日常生活活动能力包括穿衣、进食、洗澡、上厕所、室内走动等 5 项指标,这是康复评价最常用的指标。

(二) 生命质量量表的构成

生命质量量表一般包括条目、维度、领域和总量表 4 个层次。

条目是量表最基本的构成元素,所有条目的集合称条目池。条目的准确性和正确性在很大程度上决定了量表的好坏。条目又分为线性条目、等级条目、两分类条目、累积性条目、描述性条目,根据需要选择不同的条目形式。

方面由若干反映同一特征的条目构成,如生理职能、活力、抑郁、焦虑等。是领域的再分类,又称维度或次领域。

领域由若干密切相关的方面构成,是生命质量中一个较大的功能部分,如生理领域、心理领域等。若干领域构成一个完整的量表。

(三) 生命质量量表的性能要求

好的生命质量量表应具有较好的真实性、可靠性、可行性。信度、效度、反应度和可解释性是评价量表性能的基本指标。

真实性是指量表是否测定了你所要测定的问题,由此得出的结果是否不存在偏倚而且是有意义的。它要求量表的内容效度、结构效度和标准效度(与已有的标准检测结果的一致程度)要符合一定的要求,强调了量表的有效性。

可靠性是指量表能否区分你所关心问题的不同状态、预后预测或在不同时间能否反映状态的变化。信度和反应度反映了量表的可靠性。信度是指量表检测结果反映非随机误差引起的变异程度;反应度是指量表检测生命质量随时间变化的能力和程度。常用的信度评价方法有内部一致性信度、复测信度、评价者间信度和折半信度。反应度一般采用效应量或与某种外部标准相比较的方法。例如,从专业知识上讲,某病在治疗前后各功能状态会发生较大变化,如果量表没有反映出这种变化,说明反应度不佳。

可行性是指你的测量工具应用起来是否方便实用、是否容易被人接受。在决定一个测量工具是否成功时,可行性是一个最基本的因素。可解释性是指解释量表分数意义的难易程度,反映了量表的可行性。

此外,对量表的全面考评还包括对量表的应答负担、调查方式和文化适应性进行分析比较。一般要求量表的回收率和完成率达到 85% 以上,同时完成量表时间最好控制在 20 分钟内。信度、效度、反应度和可解释性等特性随着样本的不同而改变,研究人群发生变化需要重新评价量表的性能。

生命质量量表经过性能检验,其统一和标准化的检查和评分方法使得评价结果更具科学性,并可以对不同患者、不同疗法及不同的医疗机构之间的评定结果进行比较分析。

(四) 生命质量量表的文化适应性

目前大部分生命质量测评工具都产生于并应用于英语或法语国家。由于文化差异,不能将西方的量表翻译过来直接使用,而要进行适当的调整,使之适应于中国的文化背景,并经过性能测试后才能使用,即汉化。汉化步骤主要包括翻译和回译、文化调适和等价性考察。

本国自行开发的量表,如果应用于不同的亚文化人群,也要考虑文化适应性问题。

(五) 生命质量评价方法及优缺点

在实施生命质量评价的过程中,按照评价的目的和内容不同可选择不同的方法(表 25-2-1)。这些方法是在生命质量研究过程中使用过的,侧重点不同,适用条件也不同。目前,标准化的量表评价法是主流。

表 25-2-1　生命质量评价方法及优缺点

分类	优点	缺点	举例
访谈法(分为结构型和非结构型)	灵活易用; 应用范围广; 资料可靠; 深层了解	访谈需专门的技巧; 主观性强; 费时费力; 结果分析较难	日常工作中使用
观察法	资料真实; 及时反映患者情况; 获得无法用语言表达的信息; 可重复性好	结果受主观影响; 仅反映表面现象; 不适合大范围使用	适用于特殊患者:植物人状态、精神病患者、老年痴呆患者、或危重病患者
主观报告法	数据单一,易分析处理	可靠性较差	可作为其他方法的补充
症状定式检查法	限于疾病症状或治疗毒副作用的评价		鹿特丹症状定式检查[*]
标准化的量表评价法(分为自评法和他评法)	客观性强;可比性好;程序易标准化和易于操作		是临床、科研常采用的方法,如医疗结局研究简表

注:*Rotterdam symptom checklist,RSCL。

(六) 生命质量的动态性

生命质量评价是指被评价对象在一定时点上的生命质量表现。健康或疾病是一个连续变化且不能截然区分的状态,生命质量随时间推移显示出平衡、改善和下降的状态。老年人随着生理功能的显著退化,会逐渐降低对于功能状态的期望;慢性疾病患者在长期病程中也面临适应疾病的必要性。某种疾病患者通常比健康者的健康评价高,残障者似乎设法用某种方式弥补缺陷。成功的补偿可能来源于对"变化了的环境"重新调整期望值。调整需要的时间长短因个体和疾病类型及严重度而异。这种生命质量自我评价的变化,包括改变内在标准、价值观和 HRQOL 内容的重构,称生命质量的"反应转移"(response shift)。在生命质量评价中识别和评估反应转移,可以帮助理解生命质量的变化,更准确地反映疾病和治疗对患者的影响。

政策制定者面临的问题是:首先,不同人群存在不同的评价标准,那么谁的评价应给予较高权重?如果采用健康者的评价标准,那么功能障碍的严重性可能会被高估。相反地,如果采用患者的标准,疾病严重度可能被低估。其次,同一个体的疾病经历距离现时的远近会有不同的健康评价,那么采用何时的评价?

(七)常用的生命质量评价量表

可根据被检测者的具体情况,以及检测目的,如评价临床疗效或科学研究等,选择不同的量表。现列举几种常用量表以供参考。

1. 普适性量表

常用的生命质量评价的普适性量表主要有良好适应状态指数、健康状况调查简表 SF-36(the short form-36 health survey, SF-36)、世界卫生组织生命质量量表 -100、欧洲生存质量量表(EuroQoL five-dimension questionnaire, EQ-5D)等。

(1)良好适应状态指数:1976 年卡普尔(Kaplan)提出良好适应状态指数(quality of well-being index, QWB)。死亡的生命质量为"0",功能与感觉的良好状态为"1","1~0"反映生命质量状态。QWB 量表能概括各种功能或症状水平,是一个从正向角度反映患者特定健康状态效用的量表。

QWB 量表包括两个部分,第一部分是有关患者日常生活活动方面的内容,包括移动(mobility, MOB)、生理活动(physiological activity capability, PAC)和社会活动(social activity capability, SAC)3 个方面,每个方面下设 3~5 个等级描述;第二部分包括 21 个症状及健康问题综合描述(complex, CPX),几乎包括了所有疾病可能出现的问题。按公式综合所有评价指标的权重值,得出对生命质量的评价(W)。计算公式为:

$$W=1+MOB+PAC+SAC+CPX$$

某年轻人,因感冒发烧而卧床两天,不能驾车上班,经评价其 MOB4 级(对应权重值 -0.062),PAC 1 级(-0.077),SAC3 级(-0.061),CPX 符合症状 11(-0.257),计算他这两天的 QWB 值。W=1+MOB+PAC+SAC+CPX=1-0.062-0.077-0.061-0.257=0.543

(2)健康状况调查简表:又称简化 36 医疗结局研究量表,是美国波士顿健康研究所在医疗结局研究量表(medical outcomes study, MOS)的基础上开发出来的。该量表主要用于检测 14 岁以上普通人群的生命质量评价,共包括 36 个条目,8 个领域(躯体功能 10 项、生理职能 4 项、身体疼痛 2 项、一般健康状况 6 项、活力 4 项、社会功能 2 项、情感职能 3 项、精神健康 5 项)。该量表可比较直观、全面地反映人群的健康状况,易于管理和操作。

SF-36 是目前世界上公认的具有较高信度和效度的普适性生命质量量表之一。患者对 8 个领域所包含问题的回答情况给出初得分,然后进行一定的转换得到终得分,终得分为 0~100,可以用于维度间的相互比较,分越高状态越佳,用于评价过去一年内健康改变。换算公式如下:终得分 = [(实际得分 - 理论最低初得分)/(理论最高初得分 - 理论最低初得分)]×100。

(3)世界卫生组织生命质量评价量表:1991 年世界卫生组织(WHO)生命质量研究项

目建立,这是在 WHO 领导下建立的独一无二的国际合作项目,它是生命质量研究进程中的里程碑。该项目较著名的成果是世界卫生组织生命质量量表(WHOQOL-100)及其简表(WHOQOL-BREF),是 WHO 组织 20 多个国家和地区共同研制的跨国家、跨文化并适用于一般人群的量表。

WHOQOL-100 包含 100 个条目,覆盖了生理(①疼痛与不适;②精力与疲倦;③睡眠与休息)、心理(④积极感受;⑤思想、学习、记忆和注意力;⑥自尊;⑦对身材与相貌的感受;⑧消极感受)、独立性(⑨行动能力;⑩日常生活能力;⑪ 对药物及医疗手段的依赖性;⑫ 工作能力)、社会关系(⑬ 个人关系;⑭ 所需社会支持的满足程度;⑮ 性生活)、环境(⑯ 社会安全保障;⑰ 住房环境;⑱ 经济来源;⑲ 医疗服务与社会保障:获取途径与质量;⑳ 获取新信息、知识、技能的机会;㉑ 休闲娱乐活动的参与机会与参与程度;㉒ 环境条件:污染/噪声/交通/气候;㉓ 交通条件)和精神支柱/宗教和个人信仰(㉔ 精神支柱/宗教和个人信仰)等6 个领域 24 个方面。

WHO 在 WHOQOL-100 的基础上发展了世界卫生组织生命质量简表 WHOQOL-BREF。简表保留了原始量表的全面性,具有较好的内部一致性、良好的区分效度和结构效度。它的各个领域的得分与 WHOQOL-100 量表相应领域的得分具有较高的相关性,为测量生命质量提供了一种方便、快捷的工具。内容包括生理、心理、社会关系、环境及综合评价等 5 个领域的 26 个条目(表 25-2-2)。每一项的被选答案分 5 个等级,如"很不满"至"很满意","很差"至"很好"。中文版本附加两个问题:家庭摩擦问题、食欲问题。适用于生存质量是众多变量之一的大型研究。

表 25-2-2　WHOQOL-BREF 量表的结构

Ⅰ.生理领域	14. 个人关系
1. 疼痛与不适	15. 所需社会支持的满意程度
2. 精力与疲倦	16. 性生活
3. 睡眠与休息	Ⅳ.环境领域
4. 行动能力	17. 社会安全保障
5. 日常生活能力	18. 住房环境
6. 对药物及医疗手段的依赖性	19. 经济来源
7. 工作能力	20. 医疗服务与社会保障:获取途径与质量
Ⅱ.心理领域	21. 获取新信息、知识、技能的机会
8. 积极感受	22. 休闲娱乐活动的参与机会与参与程度
9. 思想、学习、记忆和注意力	23. 环境条件(污染、噪声、交通、气候)
10. 自尊	24. 交通条件
11. 对身材和相貌的感受	Ⅴ.总的健康状况与生活质量
12. 消极感受	25. 您对自己的健康状况满意度?
13. 精神支柱	26. 您怎样评价自己的生活质量?
Ⅲ.社会关系领域	

在实际应用中,当一份问卷中有 20% 的数据缺失时,该份问卷无效。如果一个领域中有不多于两个问题条目缺失,则以该领域中另外条目的平均分代替该缺失条目的得分。如果一个领域中有多于两个条目缺失,那么就不再计算该领域的得分。但是社会关系领域除外,该领域只允许不多于一个问题条目的缺失。

(4)欧洲生存质量量表:是欧洲生命质量组织发展起来的一个简易通用型生命质量自评量表,目前已有 100 多个正式的语言版本。该量表由两部分构成:第一部分,应答者回答在移动性、自我照顾、日常活动、疼痛或不适、焦虑或压抑等 5 个方面存在问题的程度;第二部分,应答者在视觉模拟尺度(visual analogue scale,VAs)上标记他们总的健康感觉。该量表可补充疾病专门化问卷或其他通用型问卷,也可在卫生经济学评价和人群健康调查中单独使用。

2. 疾病专用量表

(1)恶性肿瘤患者生活功能指数(funtional living index cancer scale,FLIC):由加拿大学者施佩尔(Schipper)等研制,包括 5 个领域,22 个条目。FLIC 量表从肿瘤患者日常生活中可能面临的问题入手,较全面地描述了患者的活动能力、角色功能执行能力、社会交往能力、情绪状态、症状和主观感受等。心理方面着重表现对死亡的恐惧和对健康的忧虑等,对疾病和治疗的描述着重围绕眩晕、疼痛等症状。FLIC 量表广泛应用于肿瘤患者临床疗效的评价,尤其适用于预后较好的肿瘤患者,如乳腺癌、子宫颈癌等。

每个条目的回答均在一条 1~7 的线段上划记,根据所划的位置即可得到条目得分,最后将所属条目的得分相加。

(2)慢性疾病治疗功能评价系统(functional assessment of chronic illness therapy,FACIT):由美国结局研究与教育中心的塞拉(Cella)等研制。该系统是由一个评价肿瘤患者生命质量共性部分的一般量表(共性模块)FACT-G 和针对一些特定肿瘤、慢性疾病、治疗和症状的特异模块构成的量表群。第 4 版的 FACT-G 由 27 个条目构成,分为 4 个维度:生理状况(7 条)、社会/家庭状况(7 条)、情感状况(6 条)和功能状况(7 条)。如乳腺癌的量表 FACT-B 由 FACT-G 和乳腺癌的特异模块(9 个条目)构成,慢性疾病治疗相关疲劳功能评估 FACIT-F 包含 FACT-G 和评价疲劳的 13 个条目。

(3)肿瘤患者生命质量评价量表 EORTC QLQ 系列:欧洲肿瘤研究与治疗组织(European Organization for Research and Treatment of Cancer,EORTC)研制的肿瘤患者生命质量评价量表 QLQ 系列是由针对所有肿瘤患者的核心量表(共性模块)QLQ-C30 和针对不同肿瘤的特异性条目(特异模块)构成的量表群。第 3 版的 QLQ-C30 由 5 个功能维度(躯体、角色、认知、情绪和社会功能)、3 个症状维度(疲劳、疼痛、恶心呕吐)、1 个总体健康维度和 6 个单一条目(呼吸困难、食欲减退、睡眠障碍、便秘、腹泻和经济状况)组成。每一个维度包含 2~5 个条目,整个量表共 30 个条目。在此基础上增加不同肿瘤的特异条目(模块)即构成不同肿瘤的特异量表,目前已开发出肺癌、乳腺癌、头颈部癌、直肠癌等多个特异性模块,如 QLQ-H & N35 由 QLQ-C30 和针对头颈肿瘤的 35 个条目构成。该量表系列已翻译成多国语言版本,应用于多国肿瘤临床试验,对不同肿瘤人群、治疗效果和健康变化敏感。

3. 领域专用量表

健康人能轻易完成的日常生活活动(activity of daily living,ADL)对有明显功能障碍的残疾者则较困难。慢性疾病后恢复期的患者可能因无力完成日常生活活动而丧失自尊心、自信心,进而严重影响患者的生命质量。日常生活活动能力评定(evaluation of daily living activity)能全面准确地了解患者日常生活的基本能力及功能障碍对其日常活动的影响,为有针对性地进行康复训练提供科学依据,以帮助患者尽快回归社会。

日常生活活动的主要内容:①自理方面包括进食、穿衣、个人卫生、如厕;②运动方面包括床上运动、转移、行走、交通工具的使用;③家务劳动方面包括购物、炊事、洗衣、打扫卫生、使用家具及家用电器、安排家庭财务等;④交流方面包括理解、表达、阅读、听广播、看电视、书写、打电话、使用电脑等;⑤社会认知方面包括记忆、解决问题、社会交往等。

ADL 分为基础性日常生活活动(basic activities of daily living,BADL)和工具性日常生活活动(instrumental activities of daily living,IADL)。BADL 又称躯体性日常生活活动(physical activities of daily living,PADL),是指人们为了维持基本的生存、生活而每天必须反复进行的活动,包括进食、更衣、个人卫生等自理活动和转移、行走、上下楼梯等身体活动。BADL 反映较粗大的运动功能,评价目的为确定患者是否需要长期护理,适用于较重的残疾者,常用于住院患者。常用的 BADL 标准化量表有 Barthel 指数、PULSES 评价(physical condition、upper limb functions、lower limb functions、sensory components、excretory functions、mental and emotional status,六个方面内容的英语缩写组成 PULSES 一词)、Katz 指数(又称 ADL 指数)、功能独立性评定(functional independence measure,FIM)、Kenny 自理评定(Kenny selfcare evaluation)等。

IADL 是指人们为了维持独立的社会生活所需完成的较高级活动,包括购物、炊事、洗衣、交通工具的使用、处理个人事务、休闲活动等,体现人的社会属性的一系列活动。IADL 反映较精细的功能,评价目的为决定老年人可否独立生活,适用于较轻的残疾者,常用于社区残疾者及老年人。常用的 IADL 标准化量表有功能活动问卷(functional activities questionnaire,FAQ)和快速残疾评定量表(rapid disability rating scale,RDRS)。

4. 我国自主研制的量表

我国生命质量的研究工作始于 20 世纪 80 年代中期,起初是将国外已经开发的、比较成熟的量表翻译过来应用,如 SF-36 量表的中文版由浙江大学主持研制;WHO 生命质量量表中文版由中山大学主持研制。但生命质量是有文化依赖的,必须建立在一定的文化价值体系下,如国外对宗教信仰、个人隐私、性生活等较重视,中国人比较重视饮食文化、家庭和职业稳定等。因此,研制和应用具有中国文化特色的生命质量量表十分必要。

(1)中国人生命质量普适性量表(35-item QOL questionnaire,QOL-35):由中国医学科学院阜外医院流行病学研究室研制,由总体健康和生命质量、生理功能、独立生活能力、心理功能、社会功能、生活条件等 6 个领域和 1 个反映生命质量变化的条目组成,共 35 个条目。适用于中国普通人群生命质量评价。

(2)肿瘤患者和慢性疾病患者生命质量量表系列:肿瘤患者生命质量量表系列(quality of life instruments for cancer patients,QLICP)和慢性疾病患者生命质量量表系列(quality of life instruments for chronic diseases,QLICD)由昆明医科大学公共卫生学院研制。

(3)2 型糖尿病患者生命质量量表(quality of life scale for patients with type Ⅱ diabetes mellitus,DMQLS):由中南大学流行病与卫生统计学教研室研制,包含疾病、生理、社会、心理、满意度等 5 个维度共 87 个条目,生理、社会、心理、满意度 4 个维度构成正常成年人群共性量表,疾病维度构成 2 型糖尿病患者特异量表。

三、生命质量评价的应用

生命质量评价已广泛应用于临床医学、预防医学、药学和卫生管理学等领域,研究对象包括各年龄普通人群及患者群。

(一)人群健康状况的监测

普通人群的生命质量评价采用普适性量表,用于了解普通人群的综合健康状况,或者作为一种反映社会经济和医疗卫生的综合指标比较不同国家、地区、民族人群的生命质量和发展水平,以及对其影响因素进行研究。SF-36 量表、WHOQOL 量表和 EQ-5D 量表都经常用于普通人群的健康状况评价。

生命质量的评价还可用于某些特殊人群,以了解其健康状况及其影响因素,从而有针对性的解决一些问题。如随着人口老龄化的发展,老年人问题愈显重要,针对老年人的功能状况所进行的生命质量评价研究对推动老年疾病的研究发挥重要作用。

1992 年韦尔(Ware)等应用 SF-36 量表调查了美国人的健康状况,得到了美国人分年龄、性别的健康正常值;1993 年詹金逊(Jenkinson)等在英国进行了同样的调查,得到了英国人分性别、年龄、社会阶层的健康正常值;1996 年沃森(Watson)等报告了在澳大利亚的全国调查,得到了各年龄、性别人群的健康正常值。1998 年德国全国健康调查(包括使用 SF-36 量表),与 1994 年比较,老年组的维度分数上升,提示 4 年来老年人健康状况改善。2008 年我国采用 EQ-5D 量表调查 12 万 15 岁以上城市和农村居民,分年龄、性别建立了普通人群常模,提供了量表在不同社会经济地位和患者群中的效度。

(二)疾病负担的评估——肿瘤与慢性疾病患者生命质量评价

生命质量评价既可作为国家和地区的卫生成果指标,也可用于监测小组患者或个体的动态变化。通过研究人群生命质量及其影响因素,可以帮助确定卫生工作的重点人群和重点措施。

波士顿健康研究机构的医疗结果研究调查组在生理和/或精神疾患严重程度不等人群中进行了 SF-36 量表评价。病情较轻的慢性患者(包括无合并症的高血压)归入"轻病组";病情严重患者(如充血性心力衰竭、慢性阻塞性肺疾病和/或进展性糖尿病)归入"重病组";精神障碍患者(如抑郁症)归入"精神障碍组"。结果显示,"重病组"与"轻病组"相比,生理健康方面(包括生理功能、生理职能、躯体疼痛和总体健康)得分低,但心理健康方面差别则小得多。"轻病组"与"精神障碍组"相比,精神健康、情感职能、社会功能和活力等方面的差别较大。"重病组"及"精神障碍组"8 个方面的得分均低于"轻病组"。

特殊人群的生命质量评定,通过了解其健康状况及其影响因素,有助于解决某些相关问题。如评价超重或肥胖者的生命质量有利于进行体重管理。

(三)临床试验中的重要检测指标

近年来,生命质量评价已成为临床试验的重要检测指标,用于比较不同医疗干预的疗效。美国食品药品监督管理局自 1985 年起将生命质量用于新药评价,2009 年建议将患者报告结果指标用于医疗产品的功能评价。

(四)预防性干预与临床治疗方案的评价与选择

传统的健康状况指标如病死率和平均期望寿命等曾是评价卫生服务效果的主要指标。近年来,不同干预措施对患者功能和良好适应的影响正越来越多地受到重视。如菲利普斯

（Phillips）等应用 SF-36 量表分别在术前、术后 1 个月、术后 6 个月调查 100 名心脏病患者，评价心脏瓣膜移植术的效益，结果显示，术前患者 8 个方面分数均低于正常值，术后 6 个月，除生理职能和情感职能外，其余方面得分均等于或高于正常值。

临床医学实践中，有关治疗方法的选择多以医师的知识和经验判断为基础，而很少顾及患者的感受。HRQOL 评价可帮助医师判断具体治疗方案或预防康复措施的实施对患者生命质量的影响或者是否改善了患者的生命质量。

通过评价患者在不同干预措施中的生命质量，为临床医师选择不同的预防、治疗、康复措施提供参考依据。如为了预防高血压患者心、脑、肾等器官并发症的发生，对患者进行药物治疗是必要的。布尔比特（Bullpitt）等观察了 477 例高血压患者采用不同降压药的治疗作用和不良反应，从而帮助临床医师选择合适的药物。苏格贝尔（Sugarbaker）等对 26 名肢体肉瘤患者进行了生命质量评价，其中 9 名截肢，17 名保留肢体。比较发现，两组患者总的生命质量没有差异，但保留肢体患者的情绪行为、自我照顾和活动、性功能的损害较截肢患者更严重（表 25-2-3）。因此，从生命质量评估的角度发现保留肢体并不优于截肢，从减少复发的角度出发，更应考虑截肢。

表 25-2-3　肢体肉瘤患者截肢与保留肢体的生命质量比较

评价内容	截肢	保留肢体	P 值
情绪行为	3.60	11.2	<0.05
自我照顾和活动	2.45	24.5	<0.01
性功能	0.40	3.50	<0.01

注：低分表示生命质量较好。

（五）进行成本 - 效益分析，为卫生资源配置的决策提供依据

对卫生部门来说，最大的效益是给人群带来更多的生存年数和更好的生存质量。用质量调整生命年（quality-adjusted life year，QALY）和生命质量效用值等作为评价指标，称成本 - 效益分析。可以为合理分配卫生资源提供依据。

1. 质量调整生命年

长期失能或卧床的患者，从他（她）的生存时间中扣除不完善部分，即健康生存时间。生命质量评价提供了衡量健康生存时间的方法，如质量调整生命年，其公式为：$E=\sum(W_k \cdot Y_k)$。用生命质量评价方法得出各种功能状态或不健康状态的效用值（参考尺度 0~1，0 表示死亡，1 表示完全健康）作为权重，W_k 为处于 k 状态的生命质量权重值，Y_k 为处于 k 状态的年数，再计算各种状态下的生存年数。例如，某养老院全体老人的平均寿命是 71.6 岁，其中健康生活了 65.2 岁，非卧床活动受限生活了 4.5 年（生命质量权重值为 0.59），卧床功能丧失生活了 1.9 年（生命质量权重值为 0.34）。该养老院老人的质量调整生命年为 68.5 年，因功能丧失使人均健康寿命损失 3.1 年（表 25-2-4）。

2. 生命质量效用值

通过接受某治疗患者和未接受该治疗患者作配对研究，便可比较相同生存时间内的生命质量差异。目前，医学界用每拯救 1 个质量调整生命年所需要的费用（成本）作为生命质

量效用值（COST/QALY），即单位成本所带来的效益。表 25-2-5 为冠心病预防的成本 - 效益分析。

表 25-2-4　质量调整生命年计算表

状态	Y_k	W_k	$W_k \cdot Y_k$
健康	65.2	1.00	65.2
非卧床功能丧失	4.5	0.59	2.7
卧床功能丧失	1.9	0.34	0.6
总计	71.6		68.5

注：$E=65.2+2.7+0.6=68.5$（年）；健康寿命损失：$71.6-68.5=3.1$（年）。

表 25-2-5　冠心病三种预防措施的成本 - 效益分析

措施	COST/QALY
戒烟	<180 美元
控制高血压	≤1 700 美元
控制血脂水平	≥1 700 美元

四、生命质量研究中需注意的问题

（一）选择合适的量表

在进行生命质量评价时，要根据研究目的确定研究对象、选择合适的量表。量表的选择应注意以下问题：①根据研究目的、目标人群及量表本身的特点，有针对性地选用适宜、应用比较广泛的量表；②使用较成熟的量表，量表应具有可测量性、灵敏度高、接受范围广、理解性强的特征；③注意不同数据采集过程中的技巧；④在引进国外量表或编制新量表时，均需对量表进行信度、效度的检验；⑤应用国外量表时应注意量表的本土化和民族化等的跨文化修订问题。

建立新的量表是一个复杂的工程，包括确定概念、筛选条目、考评及修订量表等过程（图 25-2-1）。①明确研究对象及目的：明确目标人群、制定的量表类型及使用目的；②建立研究工作组：由医师、研究者、患者和家属等组成议题小组和核心工作组，分别收集与目标人群生命质量有关的信息，研制量表；

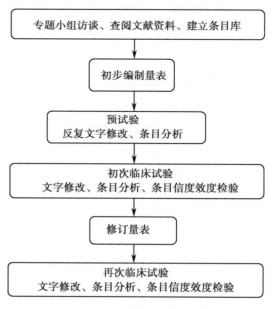

图 25-2-1　生命质量新量表的编制

③由核心工作组确定概念,包含哪些领域和维度及其含义;④核心工作组通过对访谈内容的整理分析(归类、合并和筛除等),设计条目,构成条目池;⑤确定条目的形式及回答选项:多采用线性计分法和等级计分法,线性条目适用于一些反映心理感受和社会功能状态的问题,等级条目适用于测量客观功能状态和行为;⑥条目的要求:文字简单扼要、问题清晰明确、答案详尽且互相独立,尊重被评价者的尊严和隐私;⑦条目分析及筛选:对各条目进行考察和预试验,包括考察条目的困难度、反应分析、辨别力、独立性和代表性等;⑧量表的计分方法:常用两种综合方法,即直接累加和加权累加,得到的初评分有时需要计算转化以消除条目多少的影响,同时使得分在相同的范围内取值以便于比较;⑨试用与修改:初始量表可以在小样本目标人群中试用,根据试用结果修改初始量表;⑩评价量表的性能:是否适用于目标人群。

(二) 确定样本量

生命质量评价包含多个领域、维度和条目,可借鉴多变量分析的样本量估计方法。肯德尔(Kendall)提出一个粗糙的准则:样本量可取变量数的 10 倍,至少是 5~10 倍。必要时可用多变量多组比较的样本量估计法。如果获取样本比较困难,则以维度、领域甚至总量表作为分析变量。保证分层分析时每层都有足够的样本量。

(三) 研究对象的依从性

依从性是检测中一个很重要的问题。选择简短量表、从患者角度出发设计评价过程及亲友等相关人员的支持配合有助于提高依从性。由于生命质量评价主要是基于个体的主观感受,因此生命质量评价不能由代理者(如家庭成员、亲属、照料者、护士和医师等)代替患者完成。但年幼、年老、病重或者精神疾病患者不能自行完成时,代理者评价可提供一定的参考。

(四) 生命质量资料的统计分析

1. 生命质量资料的特点

生命质量的分析,需先进行很多的过渡性预处理,如量化计分、逆向指标的正向化等。生命质量包括多个领域,每个领域又分为多个维度和条目,因此,生命质量资料是一种多指标多终点的资料。

2. 生命质量资料的分析

生命质量资料的分析可概括为 3 大类:同一时点的横向分析、不同时点的纵向分析,以及生命质量与客观指标的结合分析。

横向分析用以比较某个时点不同特征组的生命质量。纵向分析可以比较同一组人群不同时点的生命质量。生命质量与客观指标的结合分析具有取长补短、综合衡量患者的健康状况的作用,尤其是与生存时间的结合分析具有重要意义。

3. 生命质量分值的意义

不同量表的评估结果以及同一量表不同维度的分值不能直接进行比较。在分析结果时,除了统计学检验结果,还要综合考虑生命质量变化的临床意义、量表的信度和反应度。

第二十六章 | 常见肿瘤营养相关状况诊断标准

营养相关状况（nutrition-related conditions, NRC）是欧洲临床营养与代谢学会（原欧洲肠外肠内营养学会, ESPEN）提出的一个名词，指与营养或营养治疗密切相关的疾病的总称，主要包括营养不良（营养不足）、肌肉减少症、衰弱、超重和肥胖、微量营养素异常和再喂养综合征。恶液质可以理解为一种特殊类型的营养不良，是伴有炎症的慢性疾病相关性营养不良。

在实际临床工作中，肿瘤患者更为常见的营养相关状况为营养不良、恶液质、肌肉减少症及体重丢失，它们是肿瘤患者的常见并发症，既相互独立，又相互联系。

第一节　营　养　不　良

一、营养不良

2015 年 ESPEN 专家共识提出了全新的营养紊乱（nutrition disorder）概念，并将营养紊乱分为营养不良（malnutrition）、微量营养素异常（micronutrients abnormalities）及营养过剩（overnutrition）3 类。

营养不良与营养不足（undernutrition）同义，是营养摄入或摄取（吸收）不足导致的人体成分和体细胞块（body cell mass）改变（无脂肪块减少, decreased fat free mass），进而引起体力和智力下降，疾病临床结局受损的状态。营养不良特指三大宏量营养素（糖类、脂肪及蛋白质）或能量与蛋白质摄入不足或吸收障碍造成的营养不足，即通常所称的蛋白质-能量营养不良（protein-energy malnutrition, PEM），可由饥饿、疾病或衰老单独或联合引起。最新营养不良定义不再包括原来的微量营养素异常（不足或过剩）及营养过剩。根据是否合并疾病，将营养不良分为疾病相关营养不良（disease-related malnutrition, DRM）（如结核病营养不良）和饥饿相关营养不良；根据是否伴有炎症反应，将 DRM 又分为伴有炎症的营养不良（如肿瘤营养不良）和没有炎症的营养不良（如神经性厌食营养不良）。

肿瘤相关性营养不良（cancer-related malnutrition）简称肿瘤营养不良，是一种慢性疾病相关营养不良(chronic disease-related malnutrition,cDRM),特指肿瘤本身或肿瘤各相关原因,如抗肿瘤治疗、肿瘤心理应激导致的营养不足,是一种伴有炎症的营养不良。中国抗癌协会肿瘤营养专业委员会对 2.3 万例患者进行调查,数据显示:我国三级甲等医院住院肿瘤患者的中、重度营养不良发病率达 58%,如果加上轻度营养不良,发病率则为 79.4%,食管癌、胰腺癌、胃癌营养不良发生率最高。其发病情况除了与肿瘤分期、种类、部位密切相关外,还具有明显的人口学背景特征,老年人高于非老年人,无医疗保险者高于有保险者,低教育者高于高教育者,部分肿瘤的营养状况还表现出明显的性别差异、地区差异、职业差异。

二、营养不良的诊断

营养不良的诊断方法有多种,最为简便的是以体重及 BMI 来诊断营养不良,具体如下,①标准体重:实际体重为标准体重的 90%~109% 为适宜,80%~89% 为轻度营养不良,70%~79% 为中度营养不良,60%~69% 为重度营养不良;② BMI:不同种族、不同地区、不同国家的 BMI 诊断标准不尽一致,中国 BMI 诊断标准是 $<18.5kg/m^2$ 为低体重(营养不良)、$18.5~23.9kg/m^2$ 为正常、$24~27.9kg/m^2$ 为超重、$\geq 28kg/m^2$ 为肥胖。

临床上,常用营养评估量表来诊断营养不良。常用的营养评估量表主要有 3 种:主观全面评定(subjective global assessment,SGA)、微型营养评定(mini-nutritional assessment,MNA)及患者参与的主观全面评定(patient-generated subjective global assessment,PG-SGA)。SGA 是一种通用型营养评估工具,MNA 是老年人首选的营养评估工具,而 PG-SGA 是肿瘤患者特异性营养评估工具。

SGA 通过对 8 个参数进行调查,得出营养状况的定性评估(表 26-1-1)。

表 26-1-1　SGA 评估表

参数 / 分级	A 营养良好	B 轻中度营养不良	C 重度营养不良
近期体重改变	无 / 升高	减少 5%~10%	减少 >10%
摄食变化	无	减少	不进食或低能量流食
胃肠道症状	无或间断偶尔	轻微恶心、呕吐	严重呕心、呕吐
活动能力改变	无减退	能下床活动	卧床
应激反应	无或轻度	中度	重度
肌肉消耗	无	轻度	重度
三头肌皮褶厚度 /mm	正常(>8.0)	轻度减少(6.5~8.0)	重度减少(<6.5)
踝部水肿	无	轻度	重度

注:上述 8 项参数中,多数(5 项以上)属于 A、B、C 时,则分别可以定性为营养良好、轻中度营养不良或重度营养不良。

MNA 有新版 MNA^R 及新版 MNA-SF 两个版本,分别以积分进行营养状况诊断。新版 MNA^R 评分分级标准:MNA ≥ 24,表示营养状况良好;$17 \leq$ MNA ≤ 23.5,表示存在发生营养不良的危险;MNA<17,表示有确定的营养不良。新版 MNA-SF 评分标准:12~14 分,营养正常;8~11 分,有营养不良的风险;0~7 分,营养不良。

PG-SGA 有定性评价及定量评价两个方法,比较而言,定量评价更加易于操作。根据患者 PG-SGA 得分将患者分为如下四类:0~1 分,无营养不良;2~3 分,可疑或轻度营养不良;4~8 分,中度营养不良;≥9 分,重度营养不良。临床实际工作中,以 PG-SGA≥4 分作为诊断营养不良的切点值。PG-SGA 目前已经成为国家卫生行业标准。

最近,GLIM 提出了一个新的营养不良诊断方法,新标准包括 3 个表型标准(非自主体重丢失、低 BMI 及肌肉减少)和 2 个病因标准(摄食减少或消化吸收障碍、炎症或疾病负担)。诊断营养不良应该至少具备 1 个表型标准和 1 个病因标准(表 23-2-1、表 23-2-2)。

此外,GLIM 还根据表型标准提出了营养不良分期(级),1 期/中度营养不良和 2 期/重度营养不良(表 23-2-2)。

第二节 恶 液 质

恶液质是以骨骼肌量持续下降为特征的多因素综合征,伴随或不伴随脂肪组织减少,不能被常规的营养治疗逆转,最终导致进行性功能障碍。其病理生理特征为摄食减少、代谢异常等因素综合作用引起的蛋白质及能量负平衡。恶液质是营养不良的特殊形式,伴有炎症的慢性疾病相关营养不良就是恶液质,经常发生于进展期肿瘤患者,也可以见于早期肿瘤患者。

肿瘤恶液质诊断标准为:①无节食条件下,6 个月内体重丢失 >5%;② $BMI<20kg/m^2$(欧美人)、$BMI<18.5kg/m^2$(中国人)和任何程度的体重丢失 >2%;③四肢骨骼肌指数(appendicular skeletal muscle index)符合肌肉减少症标准(男性 <7.26,女性 <5.45)和任何程度的体重丢失 >2%。国内郭澄教授团队采用血清和尿液代谢组学分析差异代谢物,构建了一个全新的肿瘤恶液质即时诊断数学方程:$Log(P)=-400.53-481.88\times log(肌肽)-239.02\times log(亮氨酸)+383.92\times log(乙酸苯酯)$。≥544 诊断为恶液质,275~544 为恶液质前期,≤275 无恶液质,准确率达 94.64%,AUC 高达 0.991,约登指数为 0.895。值得广泛推广应用。

按照病因,恶液质可以分为两类,①原发性恶液质:直接由肿瘤本身引起;②继发性恶液质:由营养不良或基础疾病导致。按照病程,恶液质分为三期,即恶液质前期、恶液质期、恶液质难治期(表 26-2-1)。恶液质的正确分期对于恶液质的诊断和精准治疗非常重要,按照病程分期在临床上难以操作,基于此于世英教授团队发明了一个快速诊断恶液质的分期评分表(cachexia staging score,CSS)(表 26-2-2)。累积计分 0~2 分,为无恶液质;累积计分 3~4 分,为恶液质前期;累积计分 5~8 分,为恶液质期;累积计分 9~12 分,为恶液质难治期。与传统方法相比,CSS 临床区分能力更强,预后预测更准,操作更简便。

表 26-2-1 恶液质分期

分期	诊断标准
恶液质前期	体重减轻≤5%；厌食和代谢改变
恶液质期	体重减轻>5%； BMI<18.5kg/m²（中国人）和体重减轻>2%； 肌肉减少和体重减轻>2%； 常常有食物摄入减少/系统性炎症
恶液质难治期	不同程度的恶液质； 分解代谢增强、对治疗无反应的癌性疾病； 低体力活动能力状态评分； 预期生存期<3个月

表 26-2-2 恶液质分期评分表

参数	评价标准	计分
6个月内体重丢失	体重稳定或增加	0
	体重丢失≤5%	1
	5%<体重丢失≤15%	2
	体重丢失>15%	3
SARC-F	0	0
	1~3	1
	4~6	2
	7~10	3
ECOG PS	0	0
	1~2	1
	3~4	2
食欲下降(0~10)	0~3	0
	4~6	1
	7~10	2
化验异常：① AlB<35g/L；② WBC>10×10⁹/L；③ Hb<120g/L（男）、Hb<110g/L（女）	全部正常	0
	一项异常	1
	一项以上异常	2

注：SARC-F.questionnaire strength，assistance with walking，rising from chair，climbing stairs and falls，力量、行走、起身、爬楼及跌倒问卷；AlB.albumin，白蛋白；ECOG PS.Eastern cooperative oncology group performance status，东部肿瘤协作组体力活动能力状况评分；Hb.hemoglobin，血红蛋白；WBC.white blood cell，白细胞。

第三节　肌肉减少症

2010年欧洲老人肌肉减少症工作组（European Working Group on Sarcopenia in Older People，EWGSOP）将肌肉减少症定义为：进行性、广泛性的骨骼肌质量及力量下降，以及由此导致的身体残疾、生活质量下降和死亡等不良后果的综合征。2019年欧洲老人肌肉减少症工作组更新了肌肉减少症的定义：肌肉减少症是一种可能增加跌倒、骨折、身体残疾、死亡不良后果（adverse outcomes）可能性的进行性、全身性骨骼肌疾病（skeletal muscle disorder）。肌肉减少症是源于不良肌肉变化（adverse muscle changes）、跨越终身的一种肌肉疾病或肌肉功能不全（muscle failure），常见于老年人，也可以发生于生命早期。与2010年定义相比，2019年定义更加强调肌肉力量或功能，把肌肉力量下降（low muscle strength）看成是最重要的决定因素，取代了2010年的肌肉数量（简称肌肉量）减少，因为研究发现肌肉力量比肌肉数量具有更好的不良预后预测能力。肌肉数量和肌肉质量下降可以诊断肌肉减少症，肌肉力量下降（体力活动能力下降）则是严重肌肉减少症的表现。肌肉质量是指肌肉结构和组成成分的显微镜和肉眼观察到的变化。

肌肉减少症是一种多因素疾病，病因按重要性排列如下：老化、疾病（如器官功能障碍、恶性肿瘤、骨关节炎、神经系统疾病）、不活动（久坐行为、体力活动不足）及营养紊乱（营养不足、药物相关性厌食、营养过剩）。根据发病原因，肌肉减少症可以分为原发性肌肉减少症及继发性肌肉减少症，前者特指年龄相关性肌肉减少症（老化肌肉减少），后者包括活动、疾病（如肿瘤）及营养相关性肌肉减少症。原发性肌肉减少症并不必然合并营养不良，营养不良患者也不一定存在肌肉减少。肌肉减少症的具体标准见表26-3-1。

表 26-3-1　2019 年 EWGSOP 肌肉减少症的诊断标准

符合第 1 条，可以考虑肌肉减少症的诊断，可能是肌肉减少症；第 1 条加上第 2 条中的任何一条，可以确诊为肌肉减少症；符合下面 3 条标准，为严重肌肉减少症
1. 肌肉力量下降
2. 肌肉质量下降或数量减少
3. 体力活动能力下降

肌肉减少症筛查用 SARC-F 问卷或 Ishii 筛查工具；肌肉力量用握力或起坐实验（chair stand/rise test，5 次坐起）；肌肉数量或质量用 DXA 测量四肢骨骼肌指数（appendicular skeletal muscle mass，ASMM），或用 BIA 测量全身骨骼肌指数（whole-body skeletal muscle mass，SMM）或 ASMM，或用 CT 或 MRI 测量第 3 腰椎肌肉横切面面积；体力活动能力用步速测量，或用简易机体功能评估法（short physical performance battery，SPPB）、计时起走试验（timed-up-and-go test，TUG）、400 米步行试验测量。相关切点值见表 26-3-2。

表 26-3-2 2019 年 EWGSOP 肌肉减少症的诊断切点值

试验		男性	女性
肌肉力量	握力	<27kg	<16kg
	起坐试验	起立 5 次 >15s	
肌肉数量	ASM	<20kg	<15kg
	ASM/ 身高 ^{2}	<7.0kg/m^2	
体力活动能力	步速	≤0.8m/s	
	SPPB	≤8 分	≤8 分
	TUG	≥20s	≥20s
	400 米步行试验	不能走完或者 ≥6 分钟完成	不能走完或者 ≥6 分钟完成

不同种族、不同国家人群肌肉量和功能差异很大,给肌肉减少症的诊断带来了困难。上海余震教授团队在国际上率先找出了适合中国人的肌肉减少症 CT 诊断标准切点值:骨骼肌面积,男性为 40.8cm^2/m^2,女性为 34.9cm^2/m^2;骨骼肌密度,男性为 38.5HU,女性为 38.6HU。该诊断标准已在肿瘤、危重症等患者中得到很好的应用。

第四节 体 重 丢 失

体重丢失率的计算方法为:$\dfrac{原来体重 - 现在体重}{原来体重} \times 100\%$。正常成年人的体重维持动态平衡,体重增加或丢失不超过 2%。体重丢失(weight loss)特指非自主情况下的躯体重量下降。6 个月内体重非自主丢失 >2% 定义为体重丢失。肿瘤条件下的体重丢失是典型的非自主性躯体重量减少。体重丢失是营养不良、恶液质的一个重要征象与组成部分。研究发现,肿瘤患者体重丢失 >2.4%,就可以显著缩短生存时间,被认为是恶液质前期;>5% 即可以诊断恶液质。因此,在临床研究时,常常以 >2.4% 定义体重丢失。在排除自主性因素(如节食、运动、减肥等)和良性疾病(如糖尿病、甲状腺功能亢进等)后,体重丢失还常常提示肿瘤复发与转移,因此,肿瘤患者应该密切而动态地观察自己的体重。每月一次、最好每两周一次定期称量自己的体重,建议早晨起床、排空大小便后,空腹、穿单衣称重并记录。

分析体重丢失时,要注意 3 个因素,即丢失的量、丢失的时间及丢失的成分。体重丢失量越大、时间越短,对机体的影响越大;丢失的成分为肌肉时,后果比脂肪丢失更加严重。与良性疾病相比,肿瘤患者有更多的肌肉丢失,图 26-4-1 模式化地描述了不同情况下的体重丢失成分。

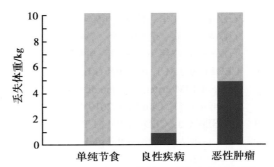

图 26-4-1 不同情况下的体重丢失成分模式图

黄色代表脂肪,红色代表肌肉,图中的红色部分占比并不代表实际数值,而仅仅是一个模式图。

　　体重丢失率、人体成分特别是瘦体重变化是评价营养不良、恶液质治疗效果的最佳参数,观察恶液质的治疗效果时,在众多的评价指标中,应该特别关注上述两个参数。Martin L等报告,8 160 例不同分期肿瘤患者的平均体重丢失为 9.7%,平均 BMI 为 24.4kg/m²,体重丢失率、BMI 可以准确预测肿瘤患者的生存时间,并各分为 0~4 五个等级(表 26-4-1)。体重稳定者、BMI ≥ 25kg/m² 者生存时间最长,体重丢失越多、BMI 越低,生存时间越短;1 级患者的平均生存时间为 14.6 个月,2 级患者 10.8 个月,3 级患者 7.6 个月,而 4 级患者只有 4.3 个月,与 1 级患者相差 3.4 倍。尽管这个 BMI 分级可能不适合中国肿瘤患者,但是体重丢失分级值得我们学习和借鉴。

表 26-4-1　肿瘤患者体重丢失及 BMI 分级

分级	体重丢失率	BMI/(kg/m²)
0 级	± 2.4%	≥ 28.0
1 级	2.5%~5.9%	25.0~27.9
2 级	6.0%~10.9%	22.0~24.9
3 级	11.0%~14.9%	20.0~21.9
4 级	≥ 15.0%	<20.0

参 考 文 献

［1］ CEDERHOLM T, BARAZZONI R, AUSTIN P, et al. ESPEN guidelines on definitions and terminology of clinical nutrition [J]. Clin Nutr. 2017, 36 (1): 49-64.

［2］ CEDERHOLM T, BOSAEUS I, BARAZZONI R, et al. Diagnostic criteria for malnutrition-an ESPEN consensus statement [J]. Clin Nutr. 2015, 34 (3): 335-340.

［3］ SOBOTKA L. Basics in clinical nutrition [M]. 4th ed. Iran: Galen, 2012.

［4］ SONG C, CAO J, ZHANG F, et al. Nutritional risk assessment by scored patient-generated subjective global assessment associated with demographic characteristics in 23 904 common malignant tumors patients [J]. Nutr Cancer, 2019, 71 (1): 50-60.

［5］ 石汉平,凌文华,李薇.肿瘤营养学 [M].北京:人民卫生出版社,2012.

［6］ 石汉平,李薇,齐玉梅,等.营养筛查与评估 [M].北京:人民卫生出版社,2014.

［7］ 石汉平,张晓伟,李薇,等.肿瘤患者主观整体营养评估 [S]. WS/T 555—2017.

［8］ CEDERHOLM T, JENSEN G L, CORREIA MITD, et al; GLIM core leadership committee; GLIM working group. GLIM criteria for the diagnosis of malnutrition-a consensus report from the global clinical nutrition community [J]. Clin Nutr, 2019, 38 (1): 1-9.

［9］ JENSEN G L, CEDERHOLM T, CORREIA MITD, et al. GLIM criteria for the diagnosis of malnutrition: a consensus report from the global clinical nutrition community [J]. JPEN J Parenter Enteral Nutr, 2019, 43 (1): 32-40.

［10］ FEARON K, STRASSER F, ANKER S D, et al. Definition and classification of cancer cachexia: an international consensus [J]. Lancet Oncol, 2011, 12 (5): 489-495.

［11］ BARACOS V E, MAZURAK V C, BHULLAR A S. Cancer cachexia is defined by an ongoing loss of skeletal muscle mass [J]. Ann Palliat Med, 2019, 8 (1): 3-12.

［12］ YANG Q J, ZHAO J R, HAO J, et al. Serum and urine metabolomics study reveals a distinct diagnostic model for cancer cachexia [J]. J Cachexia Sarcopenia Muscle, 2018, 9 (1): 71-85.

［13］ ZHOU T, WANG B, LIU H, et al. Development and validation of a clinically applicable score to classify cachexia stages in advanced cancer patients [J]. J Cachexia Sarcopenia Muscle, 2018, 9 (2): 306-314.

［14］ CRUZ-JENTOFT A J, BAEYENS J P, BAUER J M, et al. European working group on sarcopenia in older people. sarcopenia: European consensus on definition and diagnosis: report of the European working group on sarcopenia in older people [J]. Age Ageing, 2010, 39 (4): 412-423.

［15］ CRUZ-JENTOFT A J, BAHAT G, BAUER J, et al. Sarcopenia: revised European consensus on definition and diagnosis [J]. Age Ageing. 2019, 48 (1): 16-31.

［16］ SAYER A A, SYDDALL H, MARTIN H, et al. The developmental origins of sarcopenia [J]. J Nutr Health Aging, 2008, 12 (7): 427-432.

［17］ SAYER A A, SYDDALL H E, MARTIN H J, et al. Falls, sarcopenia, and growth in early life: findings from the Hertfordshire cohort study [J]. Am J Epidemiol, 2006, 164 (7): 665-671.

［18］ 陈梅梅, 石汉平. 肌肉功能评价方法 [J]. 肿瘤代谢与营养电子杂志, 2014, 1 (3): 49-52.

［19］ MOHD NAWI S N, KHOW K S, LIM W S, et al. Screening tools for sarcopenia in Community-Dwellers: a scoping review [J]. Ann Acad Med Singapore, 2019, 48 (7): 201-216.

［20］ ZHUANG C L, HUANG D D, PANG W Y, et al. Sarcopenia is an independent predictor of severe postoperative complications and long-term survival after radical gastrectomy for gastric cancer: analysis from a large-scale cohort [J]. Medicine (Baltimore), 2016, 95 (13): e3164.

［21］ HUANG D D, ZHOU C J, WANG S L, et al. Impact of different sarcopenia stages on the postoperative outcomes after radical gastrectomy for gastric cancer [J]. Surgery, 2017, 161 (3): 680-693.

［22］ CHEN X Y, LI B, MA B W, et al. Sarcopenia is an effective prognostic indicator of postoperative outcomes in laparoscopic-assisted gastrectomy [J]. Eur J Surg Oncol, 2019, 45 (6): 1092-1098.

［23］ FEARON K, STRASSER F, ANKER S D, et al. Definition and classification of cancer cachexia: an international consensus [J]. Lancet Oncol, 2011, 12 (5): 489-495.

［24］ MARTIN L, SENESSE P, GIOULBASANIS I, et al. Diagnostic criteria for the classification of cancer-associated weight loss [J]. J Clin Oncol, 2015, 33 (1): 90-99.

［25］ MARTIN L. Diagnostic criteria for cancer cachexia: data versus dogma [J]. Curr Opin Clin Nutr Metab Care, 2016, 19 (3): 188-198.

［26］ CRAWFORD J. What are the criteria for response to cachexia treatment？[J]. Ann Palliat Med, 2019, 8 (1): 43-49.